# Demenz

## Rat und Hilfe
## für Angehörige

# Demenz

## Rat und Hilfe für Angehörige

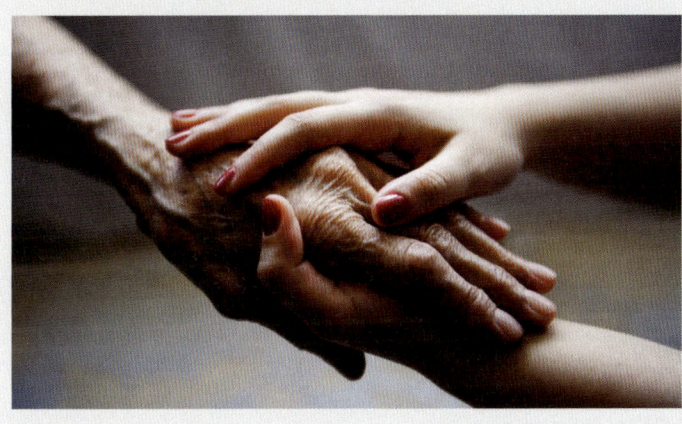

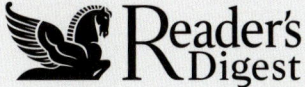

Reader's Digest

# Vorwort

Die Diagnose Demenz löst Sorge, Angst und lähmende Verunsicherung aus – nicht nur bei dem Betroffenen, sondern auch bei Angehörigen und Freunden. Denn die Krankheit trifft den Menschen in seinem Innersten, in seiner Persönlichkeit. Sie radiert die Vergangenheit aus, zerstört das Leben in der Gegenwart und raubt zusätzlich die Zukunft. Sie verändert wie kaum eine andere Erkrankung das Leben der Betroffenen und in der Regel auch das ihrer Angehörigen. Ohne Unterstützung sind viele überfordert.

Kein Wunder, dass Demenz zu einer der gefürchtetsten Diagnosen überhaupt gehört. Zwar gibt es bislang noch keine Heilung, jedoch kann der Verlauf mit einer frühzeitigen Therapie hinausgezögert werden. Ebenso lässt sich mit liebevoller Betreuung das Fortschreiten der Krankheit aufhalten und vor allem die Lebensqualität erhalten.

In den einzelnen Kapiteln finden Sie Informationen, Ratschläge, Hilfestellungen für jede Phase der Demenz. Sie erfahren, welche Vorsorgemaßnahmen möglichst früh ergriffen werden sollten und wie Angehörige mit belastenden Gefühlen umgehen können. Am Ende jedes Kapitels stehen Fragen und Antworten, die häufig bei Angehörigen auftreten.

Das umfangreiche Stichwort- und Adressverzeichnis gibt Ihnen schnell die gesuchte Auskunft.

Das Leben mit Demenz ist schwer, es für alle etwas einfacher zu machen, ist das Ziel dieses Ratgebers.

# Inhalt

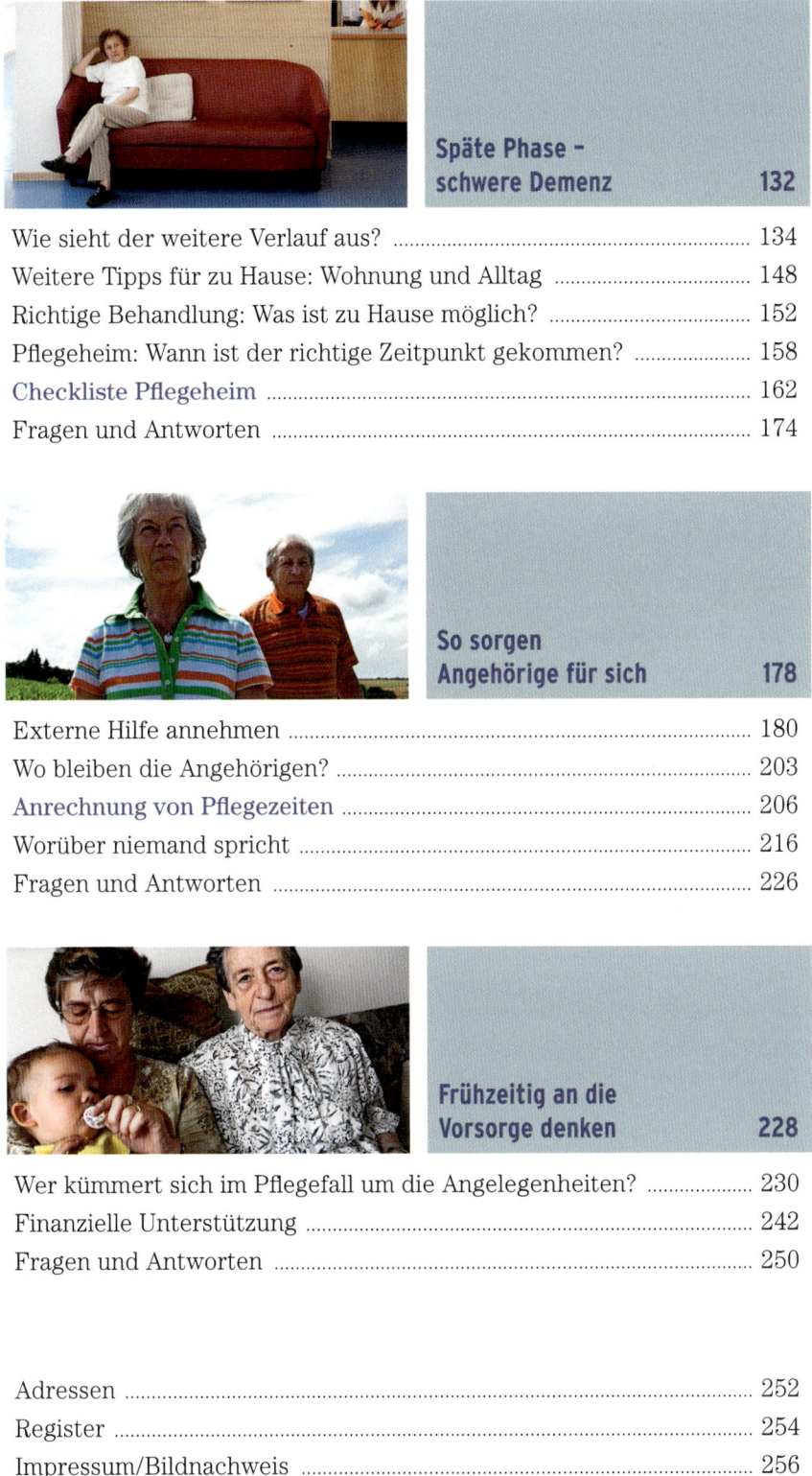

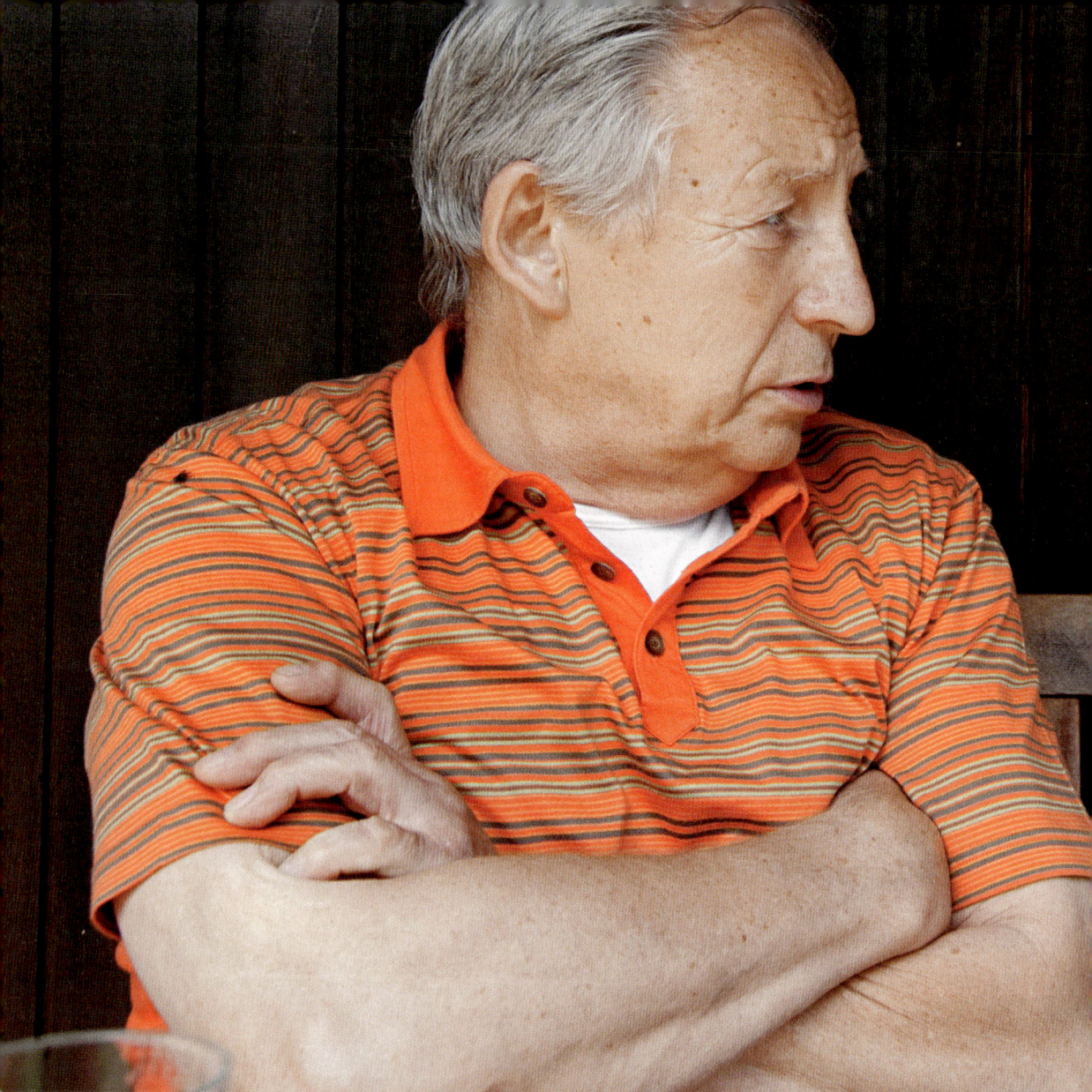

Was einst nur eine kleine Gruppe Hochbetagter betroffen hat, ist mittlerweile ein Thema für viele Menschen weltweit. Wie entsteht eine Demenz, kann die Krankheit vorhergesagt werden, und welche Therapien gibt es?

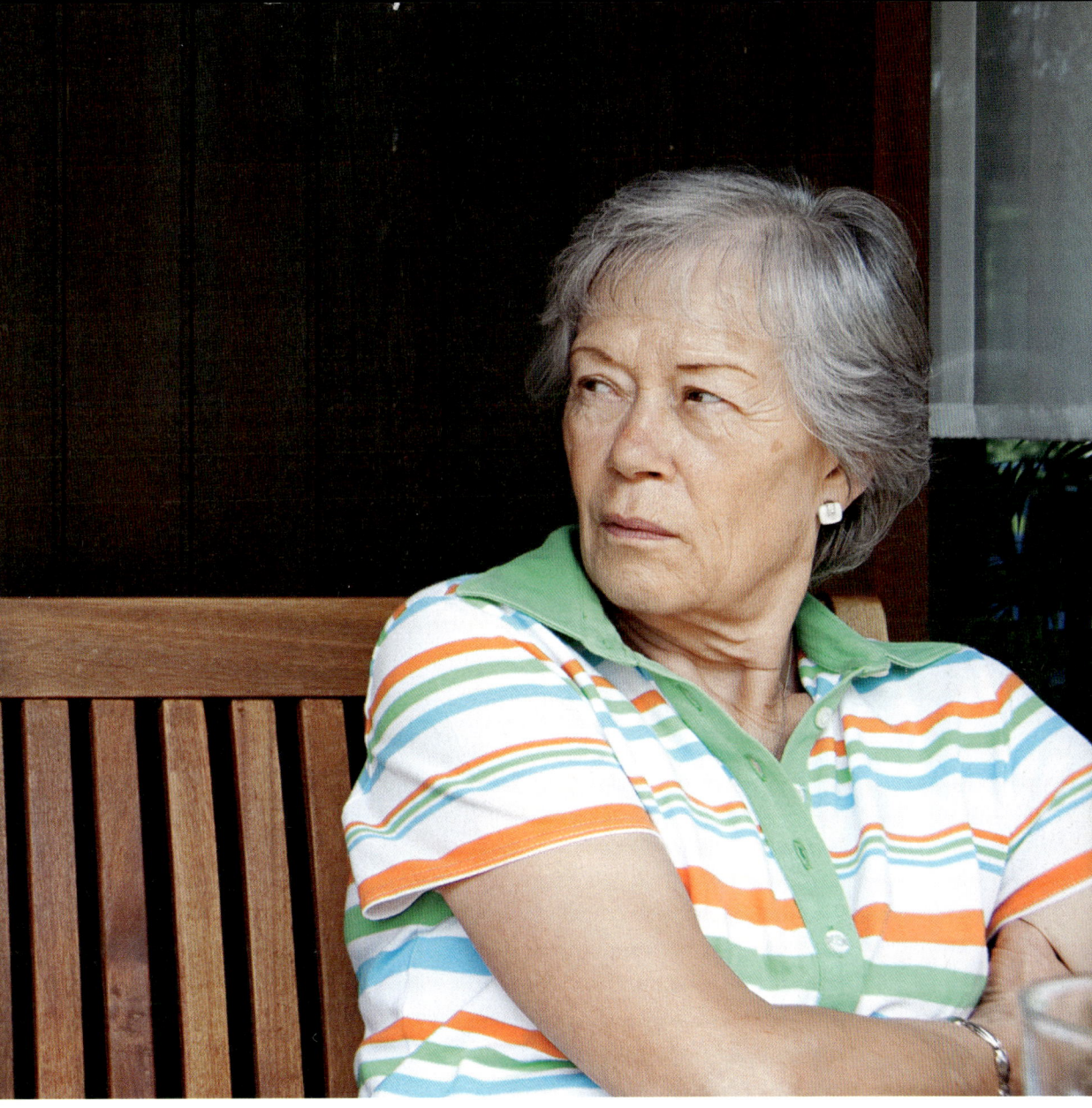

# Eine Krankheit und
# ihre Geschichte

# Was bedeutet Demenz für uns?

Haben Sie auch schon einmal Ihre Schlüssel verlegt
oder den Namen eines Nachbarn vergessen?
Stehen Sie manchmal am Geldautomaten und wissen
die Geheimnummer der Bankkarte nicht mehr?

## Demenz – eine Frage des Alter(n)s?

Oft wird ein solcher „Ausrutscher" mit der lapidaren Bemerkung „Alzheimer
lässt grüßen" heruntergespielt. Recht leicht und unbedacht gehen uns
mittlerweile solche Aussagen über die Lippen. Die Angst, irgendwann im
Alter Verstand und Selbstkontrolle zu verlieren, lässt uns unter Umständen
zynisch werden. Kein Wunder, denn die Gefahr ist aufgrund der gestiegenen
Lebenserwartung nicht unberechtigt.

Zur Angst trägt auch die beunruhigende Prognose der Internationalen
Vereinigung der Alzheimer-Krankheit (Alzheimer's Disease International,
kurz ADI) bei, nach der im Jahr 2015 weltweit 46,8 Millionen Menschen
an einer Demenz litten, davon in Deutschland etwa 1,6 Millionen. Bei etwa
zwei Dritteln von ihnen besteht eine Alzheimer-Krankheit, daneben andere
Demenzformen. Laut Experten der Deutschen Alzheimer Gesellschaft
wird die Zahl der Demenzkranken hierzulande jedes Jahr um etwa 40 000
ansteigen und sich damit bis 2050 ungefähr verdoppeln. Allerdings gibt
es in jüngsten Studien erste Hinweise darauf, dass das Erkrankungsrisiko
in den letzten Jahren etwas geringer geworden ist: Ursachen für diesen
vermuteten Rückgang könnten eine bessere Gesundheitsversorgung und
gesünderer Lebensstil sein. Möglicherweise wird die Zahl der Dementen in
20 Jahren also nicht ganz so hoch ausfallen, wie bisher geschätzt. Dennoch
werden vor allem die westlichen Länder aufgrund der zunehmenden Alterung in den kommenden Jahrzehnten deutlich mehr demente Menschen zu
versorgen haben, was entsprechend höhere Kosten für die Gemeinden und
das Gesundheitssystem bedeutet.

Denn: Hauptgrund für die starke Zunahme der Demenz ist das höhere
Lebensalter der Bevölkerung. Die steigende Lebenserwartung ist Segen

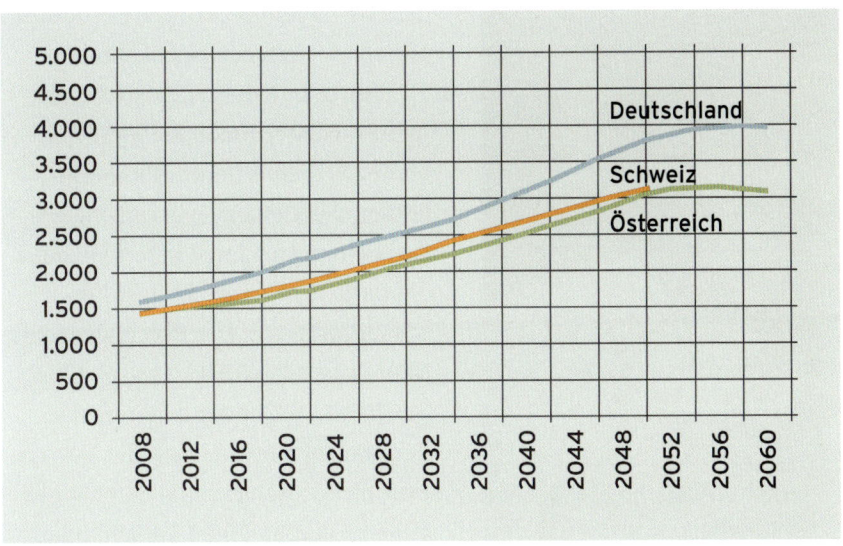

Entwicklung der Demenzkranken je 100 000 Einwohner in Deutschland, der Schweiz und Österreich in den nächsten Jahrzehnten.

und Fluch zugleich. Segen, weil die Medizin es uns erlaubt, immer älter zu werden; Fluch, weil mit zunehmendem Alter das Demenzrisiko zunimmt und es noch keine Mittel gegen die Krankheit gibt. Obwohl der jüngste bisher bekannte Alzheimer-Patient mit 27 Jahren erkrankte und mit 33 starb, handelt es sich bei der Demenz um eine klassische Alterskrankheit, die jenseits der 80-Jahre-Schwelle ihren Häufigkeitsgipfel erreicht: Sind unter den 65-Jährigen lediglich knapp 2 % und unter den 75-Jährigen 6 % betroffen, zeigen sich die Symptome bei den 85-Jährigen bereits bei jedem Fünften. Im Alter von über 90 Jahren verliert sogar jeder dritte Mensch seine kognitiven, emotionalen und sozialen Fähigkeiten, also seine Gedächtnisleistung, sein Gefühl und seine Fähigkeit zur Teilnahme am Gemeinschaftsleben.

# Eine kurze Geschichte der Demenzforschung

Es verwundert deshalb nicht, dass in der Antike und im Mittelalter, als die durchschnittliche Lebenserwartung aufgrund hoher Säuglingssterblichkeit und infolge verheerender Seuchen bei 30 Jahren lag, die Demenz weitestgehend unbekannt war. Gleichwohl stammt der Begriff „dementia" aus dem Jahr 40 n. Chr., als der römische Gelehrte Aulus Cornelius Celsus (um 25 v. – 50 n. Chr.) in seinen medizinischen Schriften erstmals diese Bezeichnung (von lat. „de" = weg von und „mens" = Verstand) für den Zustand anhaltender Sinnestäuschungen verwendete und auch umfassend schilderte,

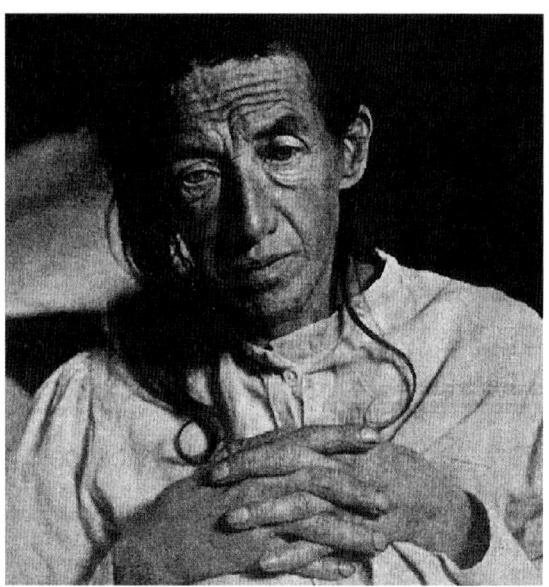

Auguste Deter hieß die Patientin, die dem Arzt Alois Alzheimer 1901 aufgefallen war.

dass Gedächtnisleistungen bei älteren Menschen reduziert sein können.

1797 prägte der französische Arzt und Psychiater Philippe Pinel (1745 bis 1826) die bis heute gültige Definition der Demenz in ihrem vollen Erscheinungsbild und lieferte damit die Basis für weiterführende Forschungsarbeiten. Der Psychiater und Neurologe Arnold Pick (1851–1924) beschrieb 1892 unter anderem den Zusammenhang zwischen der Verkümmerung des Gehirns und den mit der Demenz verbundenen Sprach- oder Verhaltensstörungen. Und eben zu dieser Zeit begann auch der Psychiater und „Nervenarzt" Alois Alzheimer (1864–1915), die anatomischen und physiologischen Veränderungen nach dem Tod der Patienten zu untersuchen.

Mit seiner Patientin Auguste Deter schrieb der damalige Chefarzt der „Städtischen Irrenanstalt" in Frankfurt am Main Medizingeschichte. Er dokumentierte den Krankheitsverlauf der mit 51 Jahren noch relativ jungen Frau, die bei ihrer Einweisung im Jahr 1901 kaum mehr Fragen beantworten konnte, orientierungslos war und ein seltsam unruhiges Verhalten an den Tag legte. Erstmals notierte Alzheimer die für die Krankheit typischen Symptome: „Abnehmen des Gedächtnisses (…), zweckloses Herumwirtschaften in der Wohnung (…), schien sich nicht mehr auszukennen (…), versteht manche Fragen nicht (…), lässt beim Schreiben Buchstaben aus."

Nur fünf Jahre später stirbt die Frau „total verblödet" mit 55 Jahren. Nach ihrem Tod untersucht Alzheimer das Gehirn der Verstorbenen und stößt auf einen eindeutigen Befund: Über die ganze Hirnrinde verstreut waren Milliarden Nervenzellen zugrunde gegangen.

Anfangs interessierte sich niemand für „die eigenartige Krankheit der Hirnrinde". Erst viele Jahre nach dem Tod von Alois Alzheimer fanden seine Erkenntnisse Beachtung: In den 1970er-Jahren sorgte die US-amerikanische Schauspielerin Rita Hayworth (1918–1987) mit den Symptomen für Schlagzeilen. Jetzt erinnerte man sich wieder an die nach ihrem Entdecker benannte Alzheimer-Krankheit. Bis zu diesem Zeitpunkt war die Fachwelt der Überzeugung, dass es sich um unterschiedliche Krankheiten handeln müsse, wenn junge und alte Menschen an Demenz erkrankten.

Der darauf einsetzende Forschungsboom stellte 1984 die weltweit gültigen Kriterien für die Diagnose „Morbus Alzheimer" (von lat. „Morbus" = Krankheit) auf. Mit 50 bis 70 % Anteil ist sie die häufigste Demenzform weltweit (einige Wissenschaftler sprechen sogar von bis zu 80 % Anteil). Es handelt sich um eine eigenständige Krankheit, die, von Ausnahmen abgesehen, vorwiegend alte Menschen betrifft. Dagegen wird die früher den Senioren zugeschriebene arteriosklerotische Demenz (bei der die Blutgefäße des Gehirns geschädigt sind) heute als vaskuläre, das heißt gefäßbedingte Demenz bezeichnet; sie ist mit 20 % Anteil die zweithäufigste Demenzform. Sowohl die Alzheimer- als auch die vaskuläre Demenz können ineinander übergehen oder auch gleichzeitig nebeneinander existieren. Etwa 15 % der Patienten leiden unter beiden Formen (siehe S. 61).

## Die ganze Familie ist betroffen

Charakteristisch für alle Demenzformen ist die fortschreitende Verschlechterung des Krankheitszustandes der Betroffenen, die unausweichlich in den Pflegefall führt. In den Industriestaaten ist die Demenz sogar die

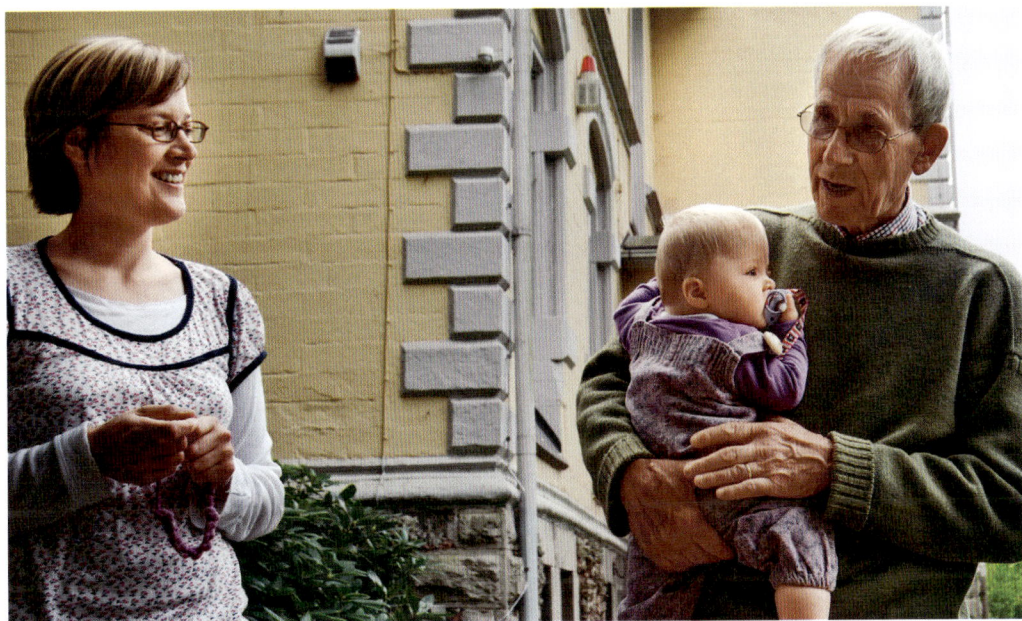

Zu Beginn einer Demenz nehmen die Kranken noch regen Anteil am Familienleben, wie hier dieser ehemalige Ingenieur, der sein Enkelkind sicher im Arm hält.

häufigste Ursache für eine häusliche Pflege, die in erster Linie von den Angehörigen geleistet wird.

Dabei verrichten diese oft einen Vollzeitjob, der angesichts der Kosten für einen Heimplatz die öffentlichen Kassen zwar enorm entlastet, die Betroffenen jedoch meist überlastet: Hinter der Fassade eines scheinbar intakten Familienlebens leiden viele Angehörige an Stress, Überforderung, psychischer und körperlicher Erschöpfung. Neuere Studien haben gezeigt, dass über die Hälfte der pflegenden Angehörigen nicht nur an einem „Burn-out-Syndrom" (Ausgebranntsein), an Erschöpfungsdepressionen oder Angstzuständen leiden, sondern dass auch ihre Lebenserwartung deutlich sinkt.

Aus diesem Grund werden eine umfassendere Unterstützung von Angehörigen und Erkrankten sowie neue Wohnkonzepte, Betreuungsmöglichkeiten und Pflegeformen benötigt.

## Andere Länder als Vorbild

Angesichts der wachsenden Problematik haben die Niederlande bereits im April 2008 beispielgebend einen völlig neuen Weg beschritten: Mit der Siedlung „De Hogewey" in Weesp, in der Nähe von Amsterdam, wurde für bisher etwa 160 Demenzpatienten im fortgeschrittenen Stadium ein eigenes Dorf gegründet. Supermarkt, Friseur, Theater, Café und Restaurant ermöglichen den Kranken ein Leben unter ganz normalen Bedingungen. Die Dementen werden in kleinen Wohngemeinschaften rund um die Uhr professionell betreut. Das von Experten als derzeit „bestes Pflegekonzept"

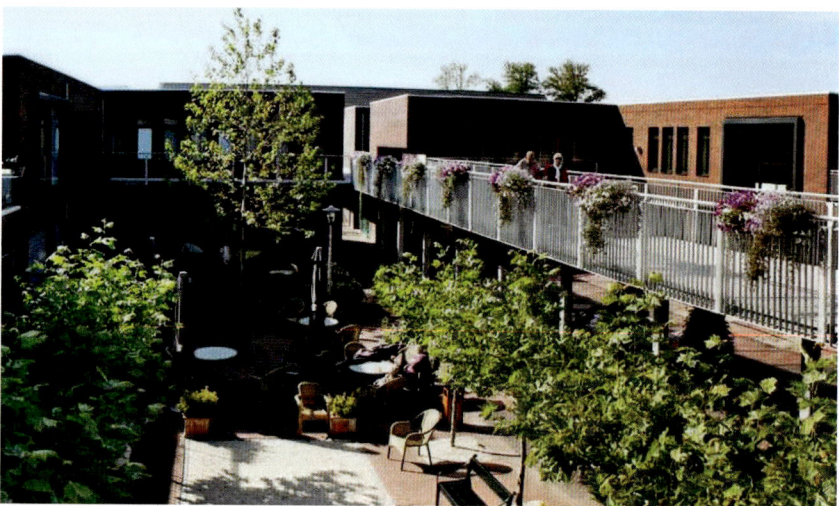

Demenzsiedlung in Hogewey in den Niederlanden.

bezeichnete und bewährte Modell wird von der Pflegeversicherung bezahlt. Auch in Deutschland wurde die Idee eines Zusammenlebens ohne „Anstaltscharakter" mit dem 2014 eröffneten Demenzdorf „Tönebön am See" bereits realisiert; weitere Einrichtungen sind geplant.

Auch wenn sich vermehrt Befürworter für eine Nachahmung finden, täuscht dies nicht darüber hinweg, dass die Versorgung und Behandlung von Erkrankten hierzulande eher „mangelhaft" ist. Das hängt auch damit zusammen, dass es erst vereinzelt „Memory-Kliniken" (Demenzzentren mit Schwerpunkt Diagnose und Forschung) gibt.

Laut einer Studie der Uni Marburg werden nur 10 % der Erkrankten mit modernen Diagnoseverfahren untersucht, und weniger als die Hälfte erhält die zur Verfügung stehenden Medikamente. Diese können die Krankheit zwar nicht heilen, aber ihr Fortschreiten verlangsamen und die Lebensqualität für alle Beteiligten länger sichern.

Nach dem Vorbild von England, Frankreich, Norwegen und Schottland, die Rahmenbedingungen und Konzepte für Alzheimer-Kranke bereits definiert und konkret umgesetzt haben, soll nun auch in Deutschland die Situation Demenzkranker und ihrer Familien verbessert werden, etwa durch den Einsatz spezialisierter multiprofessioneller Teams. So wurde in England die Therapie in die Hand spezialisierter multiprofessioneller Teams aus Pflegedienst, Therapeuten, Psychologen, Sozialarbeitern, Seelsorgern sowie Mitgliedern der Krankenkassen und Fachverbänden gegeben. Die Maßnahmen in Frankreich streben mehrere Ziele an, wie etwa die frühzeitige Diagnose durch Entwicklung regionaler Expertenzentren und eines Netzes von spezialisierten Arztpraxen. Hierzu gehört auch der Zugang zu den nötigen Medikamenten und die komplette Übernahme der Behandlungskosten durch die Krankenkassen sowie die Betreuung im privaten Haushalt um professionelle Hilfe bezahlen zu können.

# Jeden kann es treffen

Spätestens nach der Erkrankung des US-amerikanischen Expräsidenten Ronald Reagan (1911–2004), der ehemaligen britischen Premierministerin Margaret Thatcher (1925–2013) oder des chinesischen Physik-Nobelpreisträgers Charles Kao (geb. 1933) weiß man, dass die Krankheit weder vor den Mächtigen noch vor den Intelligenten dieser Welt Halt macht. Selbst Menschen, die ihr Gedächtnis durch Rollenlernen ständig trainierten, wie die Schauspieler Inge Meysel (1910–2004), Karlheinz Böhm (1928 bis 2014) oder Charles Bronson (1921 bis 2003), bleiben nicht verschont.

In jedem Erkrankten steckt jedoch ein Mensch, der nach der Diagnose mit vollem Bewusstsein „die Reise in den Sonnenuntergang seines Lebens" (Zitat Ronald Reagan) antritt. Das Bild vom hinfälligen, zum Siechtum verdammten Menschen macht traurig und lässt verzweifeln – insbesondere wenn es einen selbst oder einen Nahestehenden trifft.

Gunter Sachs (1932–2011), deutscher Fotograf und Playboy der 1960er-Jahre, wählte lieber den Freitod, als ein Krankheitsstadium zu erreichen, das seiner Meinung nach fremdbestimmt und deshalb nicht mehr lebenswert war. Er hatte nicht glauben wollen, dass es durchaus noch ein Leben mit Demenz geben kann, das über längere Zeit mit hoher Lebensqualität und relativ großer Selbstständigkeit schöne und glückliche Momente beschert. „Der Verlust der geistigen Kontrolle über mein Leben wäre ein würdeloser Zustand, dem ich mich entschlossen habe, entschieden entgegenzutreten." (Zitat aus seinem Abschiedsbrief) Ernst Albrecht (geb. 1930), ehemaliger Ministerpräsident von Niedersachsen und Vater der derzeitigen deutschen Bundesarbeitsministerin Ursula von der Leyen, zeigt, dass nicht alles vorbei sein muss, wenn jemand an Alzheimer erkrankt ist. Fünf Jahre nach Diagnose versicherte er seinen zahlreichen Gästen: „Ich bin dankbar für mein ganzes Leben!"

# Wie entsteht eine Demenz?

Was genau passiert im Gehirn, wenn ein Mensch sein
Gedächtnis und seine Fähigkeit zu lernen verliert?
Eine Einteilung in die Demenzformen aufgrund der
Ursachen gibt auch Klarheit über Heilungschancen.

Bei einer Demenz werden Nervenzellen
und Zellkontakte für die Signalübertragung zunehmend zerstört, wodurch Lernfähigkeit, Orientierung, Auffassungsgabe,
Erinnerung bzw. Gedächtnis, Urteilsvermögen, Sprache und damit auch die für
das alltägliche Leben notwendigen
Fähigkeiten immer weiter verloren
gehen. Auch Änderungen der Persönlichkeit sind typisch für eine Demenz.

Grundsätzlich wird zwischen der
primären und der sekundären Demenz
unterschieden.

Eine **primäre Demenz** liegt vor,
wenn das Gehirn direkt, also primär,
betroffen ist. Diese Form der Demenz
ist nicht heilbar. Man unterscheidet hier

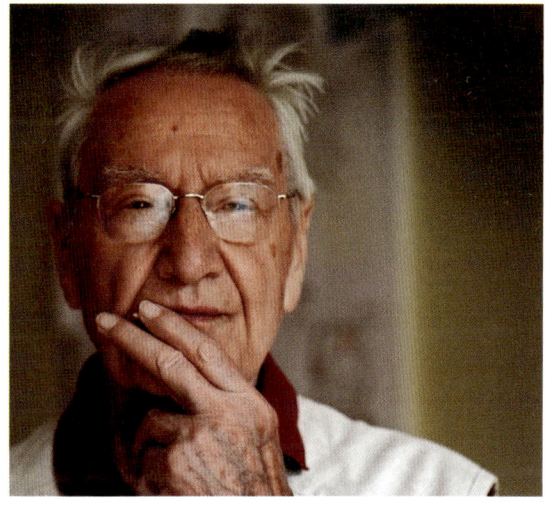

Acht Jahre nach Beginn der Erkrankung ist der
ehemalige Sprachwissenschaftler dauerhaft auf
Hilfe angewiesen.

zwei Formen: Bei der neurodegenerativen Erkrankung Alzheimer-Demenz
sterben (degenerieren) die Nervenzellen (Neuronen) im Gehirn. Die andere
Form ist die vaskuläre (gefäßbedingte) Demenz, die durch Durchblutungsstörungen des Gehirns hervorgerufen wird. Oft gibt es auch Mischformen.

Bei den **sekundären Demenzen** ist das Gehirn nur als Folge einer
anderen zugrunde liegenden Erkrankung betroffen, beispielsweise Stoff-
wechselkrankheiten, Mangelzustände, Hirntumor etc. Diese Grunderkrankung beeinträchtigt die Funktionsfähigkeit des Gehirns, sodass es zu einer
Demenz kommt. Indem die Grundkrankheit behandelt wird, können auch
die demenziellen Auswirkungen gemildert oder geheilt werden.

Demenzen können sehr viele verschiedene Ursachen haben, die jedoch
alle eine Zerstörung von Gehirnstrukturen zur Folge haben. Obwohl viele

Details in Bezug auf die Entstehung der Alzheimer-Demenz bekannt sind, ist bisher noch immer nicht in allen Einzelheiten geklärt, warum so viele Gehirnzellen absterben. Nachfolgend erfahren Sie, welche Ursachen für diese Zerstörung von Gehirnzellen infrage kommen.

## Amyloidablagerungen im Gehirn

Typisch für die Alzheimer-Demenz sind spezielle Ablagerungen im Hirngewebe. Diese finden sich schon früh im Verlauf in einem Hirngebiet mit sehr dicht gepackten Nervenzellen, dem Nucleus basalis Meynert. Hier wird der Nervenbotenstoff Acetylcholin in größeren Mengen gebildet; durch die Schädigung steht dieser wichtige sogenannte Neurotransmitter immer weniger zur Verfügung (s. unten). Eine Form der Ablagerungen namens Amyloidplaques beinhaltet spezielle Bruchstücke (Beta-Amyloid) eines größeren Proteins (Eiweiß). Diese schädlichen Ablagerungen nehmen fortlaufend zu und zerstören Nervenzellen und damit deren Funktion. Das Gehirn schrumpft, was in Hirn-Scancs bei mittelschwerer und schwerer Demenz deutlich zu erkennen ist.

## Bildung von Neurofibrillen

Ein weiteres Merkmal einer Demenz vom Alzheimer-Typ ist das Entstehen von Eiweißfasern. Dabei verdrehen sich in den Nervenzellen Eiweißstoffe (Tau-Proteine) zu Faserbündeln (Neurofibrillen). Tau-Proteine sind am Transport von Nährstoffen durch die Nervenzellen zu den Verknüpfungsstellen beteiligt. Bricht dieser Stofftransport zusammen, sind die Nervenverknüpfungen nicht mehr funktionsfähig, das heißt, Signale und Informationen können nicht weitergeleitet werden.

Die Veränderungen beginnen im Schläfenlappen und im Scheitellappen des Gehirns. Im Schläfenlappen liegt das Riechhirn, das Geruchseindrücke verarbeitet. Wenn Sie also feststellen, dass Ihr Angehöriger immer schlechter riechen kann, sollten Sie dieses mögliche Frühsymptom einer Alzheimer-Erkrankung auf jeden Fall dem Arzt mitteilen.

## Botenstoffe im Ungleichgewicht

Nervenzellen im Gehirn produzieren verschiedene Botenstoffe (sogenannte Neurotransmitter), die für die Signalübertragung im Gehirn unterschiedliche Funktionen haben.

**Acetylcholin** wird vor allem im Hirnnervenkern Nucleus basalis Meynert produziert, der sehr ausgeprägte Verbindungen zur Großhirnrinde und zum Hippocampus aufweist. Die durch Acetylcholin getragenen

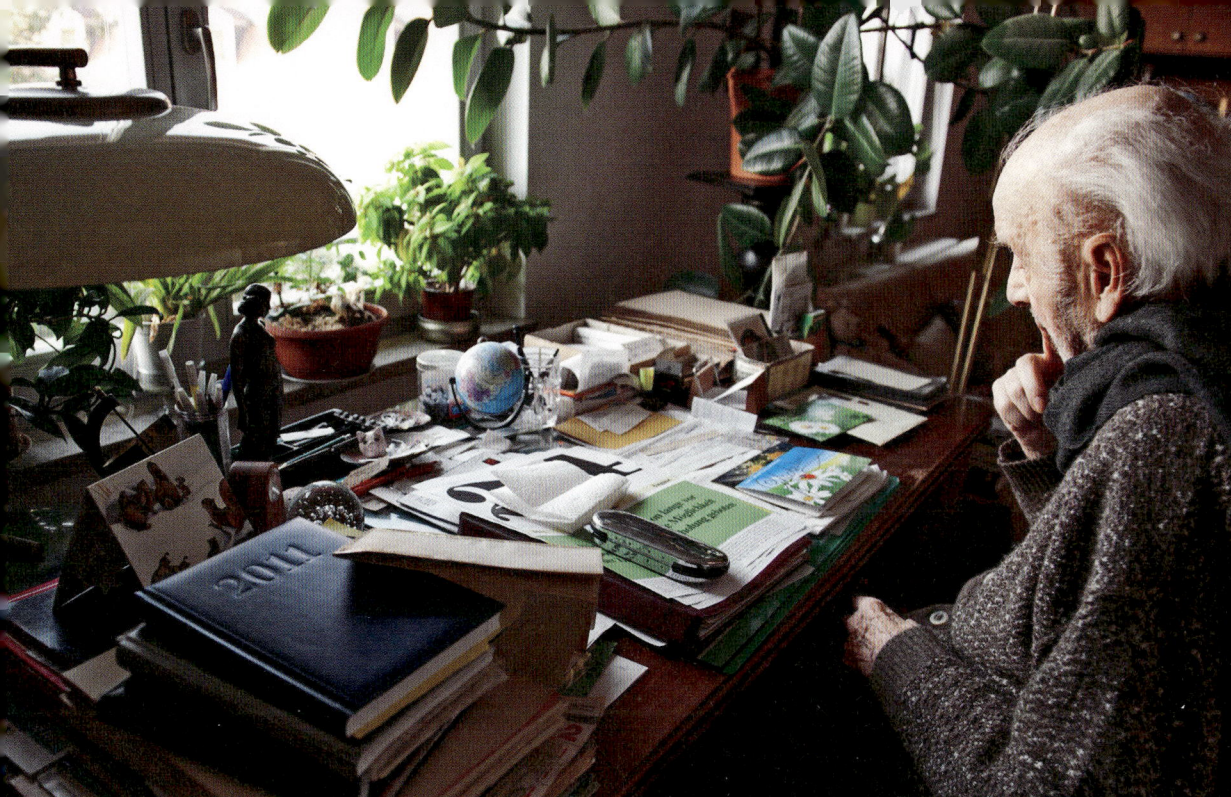

Der Schreibtisch ist bei diesem ehemaligen Professor für Bauingenieurswesen die Verbindung zu einer untergehenden Welt. Er leidet an fortgeschrittener Demenz. Er lebt in einem Pflegeheim, wo ihn seine Tochter, die am gleichen Ort wohnt, auch mitbetreut.

Nervensignale sind u. a. bedeutsam für Gedächtnis, Lernen und Aufmerksamkeit. Da bei einer Demenz diese Strukturen zunehmend zerstört werden und die Konzentration des Acetylcholin sinkt, treten beim Betroffenen Lern- und (Kurzzeit-)Gedächtnisprobleme auf.

**Glutamat** ist wie Acetylcholin für Gedächtnisfunktionen verantwortlich. Es spielt insbesondere im Hippocampus eine Rolle und wird an sogenannte NMDA-Rezeptoren gebunden. Die Freisetzung und Aufnahme ist bei Demenz vom Alzheimer-Typ gestört, sodass im Gehirn zu viel davon vorhanden ist. Unabhängig davon, ob ein Nervensignal eintrifft, ist dann im synaptischen Spalt zwischen zwei Nervenzellen, in den der Botenstoff bei einer Signalübertragung erst ausgeschüttet wird, stets Glutamat vorhanden: Daher werden Nervensignale schlechter weitergeleitet. Die Nervenzellen sind ständig überreizt und verlieren ihre Funktion.

**Serotonin** reguliert die Stimmung und hilft dabei, Impulse zu kontrollieren. Fehlt Serotonin, können Depression, Angst oder Unruhe bei dem Erkrankten auftreten.

**Noradrenalin** reguliert ebenfalls die Stimmung; zu wenig Noradrenalin führt zu Depression, zu viel macht reizbar und ruft unangemessene heftige Reaktionen hervor.

## Verknüpfungen gehen verloren

Die Bildung von Plaques und Neurofibrillen hat zur Folge, dass Verknüpfungen bzw. Synapsen (Kontaktstellen) zwischen Nervenzellen verloren gehen und diese nicht mehr miteinander kommunizieren können. Im Gehirn mit seinen etwa 100 Billionen Synapsen und 100 Milliarden Gehirnzellen können Informationen jedoch zunächst auch auf anderen Wegen zum Ziel geleitet werden, falls eine Verbindung zum Beispiel aufgrund einer Plaque-Bildung ausfällt. Doch das Gehirn kann solche Verluste nur in einem bestimmten Ausmaß ausgleichen. Nach Überschreiten einer Grenze machen sich allmählich Gedächtnisstörungen und viele andere demenzielle Ausfälle bemerkbar.

## Tipps für Angehörige

Eine sekundäre Demenz lässt sich häufig rückgängig machen, indem die Grunderkrankung, die die Demenzsymptome verursacht, behandelt wird. Dazu ist eine sorgfältige Erstdiagnose entscheidend.

- Begleiten Sie Ihren Angehörigen bei Verdacht auf eine Demenzerkrankung, und sprechen Sie offen mit dem Arzt – vor allem, wenn es um Alkoholmissbrauch geht.
- Klären Sie den Arzt über die Ernährung des Betroffenen auf: Ernährt er sich rein vegetarisch, hat er über längere Zeit zu wenig Obst, Gemüse und Ballaststoffe zu sich genommen?
- Wirken Sie darauf hin, dass der Kopf des Betroffenen mithilfe bildgebender Verfahren wie Computertomografie (CT) und Magnetresonanztomografie (MRT) untersucht wird. Sie zeigen, ob Durchblutungsstörungen, Hirntumore oder Schädel-Hirn-Verletzungen vorliegen.

## Durchblutungsstörungen verhindern Sauerstofftransport

Bei Störungen im Fettstoffwechsel, wie sie zum Beispiel bei einem Diabetes auftreten können, bilden sich an den Wänden der Blutgefäße Ablagerungen aus Kalk und Fetten – es kommt zur Arteriosklerose (Arterienverkalkung). Vor allem in den kleinsten Gefäßen ist dadurch der Blutfluss behindert und die betroffenen Bereiche erhalten nicht mehr genügend Sauerstoff und Traubenzucker. Die Ablagerungen können sich auch spontan ablösen und mit dem Blutstrom in das Gehirn gespült werden. Verstopfen sie dort kleinste Gefäße, kommt es zu einem Hirninfarkt (einer Form des Schlaganfalls), das heißt, ein Teil des Gehirns wird nicht mehr durchblutet, und Gehirnzellen sterben ab. Schon nach wenigen Minuten kommt es zu unumkehrbaren Schädigungen. Solche Hirninfarkte können auch „still", also unbemerkt ablaufen.

## Zu wenig Schilddrüsenhormone

Als Folge einer Schilddrüsenunterfunktion tritt ein Mangel an Schilddrüsenhormonen auf. Dieser bewirkt, dass die geistige Leistungsfähigkeit, wie Aufmerksamkeit, Gedächtnis und Sprache, langsam abnimmt. Eine Behandlung mit Schilddrüsenhormonen wirkt dieser Ursache für die Demenzerscheinungen entgegen und kann die Störungen rückgängig machen.

## Vitamin-B$_{12}$-Mangel

Wenn die Aufnahme des Vitamins B$_{12}$ im Darm gestört ist, können Demenzsymptome auftreten. Zuständig für die Aufnahme des Vitamins ist der Intrinsic Factor, eine Substanz, die im Magen hergestellt wird. Bei Magen-Darm-Erkrankungen wie Morbus Crohn steht der Intrinsic Factor nicht in ausreichendem Maß zur Verfügung, sodass Vitamin B$_{12}$ nur unzureichend aus der Nahrung (zum Beispiel in Fleisch, Fisch, Milch) aufgenommen wird. Weitere Gründe für einen Vitamin-B$_{12}$-Mangel können eine streng vegetarische Ernährung oder eine Mangelernährung sein, wie sie häufig bei älteren Menschen auftritt (siehe S. 67).

## Alkoholmissbrauch

Exzessiver Alkoholmissbrauch, der regelmäßig und über mehrere Jahre stattfindet, hat fast immer schwerwiegende Organerkrankungen und Störungen der Körperfunktionen zur Folge – und wirkt sich auch auf das Gehirn aus. Ist die Hirntätigkeit massiv eingeschränkt, spricht man von einer Alkoholenzephalopathie, also einer Erkrankung des Gehirns (von lat. cephalos = Gehirn). Es treten zum Beispiel Störungen auf, die den Alzheimer-Symptomen ähneln, wie Beeinträchtigung von Gedächtnis, Denkvermögen, Aufmerksamkeit und der räumlichen Orientierung. Auch ein Vitamin-B$_{1}$-Mangel, an dem alkoholkranke Menschen häufig leiden, kann eine Ursache für Verwirrtheitszustände sein.

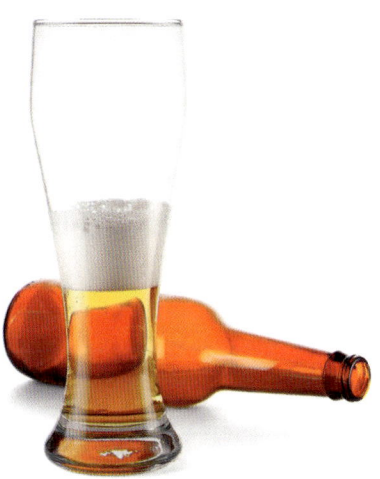

Durch zu viel Alkohol werden die Leber und auch das Gehirn geschädigt.

## Hirntumore und Schädel-Hirn-Verletzungen

Jede Art von Hirntumor (sowohl bösartige als auch gutartige), insbesondere ein langsam wachsender, kann zur Demenz führen. Demenzsymptome können sich jedoch auch bei gutartigen, langsam wachsenden Hirntumoren im Stirnhirnbereich und im Schläfenhirnbereich entwickeln. Eine weitere

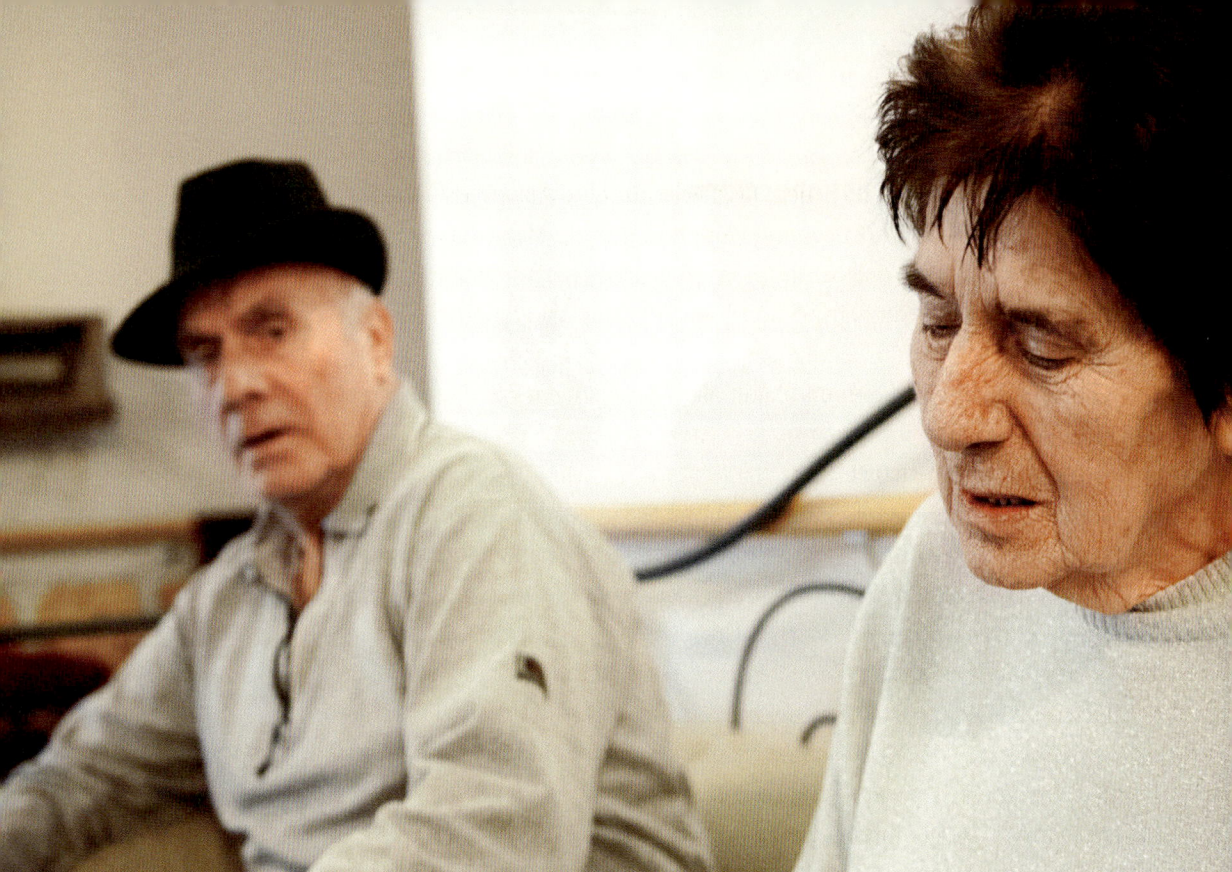

Diese beiden von der Krankheit Betroffenen haben sich in der Pflegeeinrichtung kennengelernt und verstehen sich jetzt als Paar.

Ursache für geistige Leistungsschwächen bis hin zu schwersten Demenzformen können schwere Hirnverletzungen oder Hirnblutungen sein.

## Ungesunde Lebensführung

Risikofaktoren für Herz-Kreislauf-Erkrankungen wie Fettstoffwechselstörungen, ein zu hoher Cholesterinspiegel im Blut, Bluthochdruck, Bewegungsmangel, Übergewicht und Rauchen erhöhen das Risiko, eine vaskuläre Demenz zu entwickeln. Sie gefährden die Durchblutung des Gehirns. Ist eine Demenz Folge von Gefäßschäden, lassen sich die Symptome oft durch eine Therapie der Grundkrankheit bessern.

## Diabetes mellitus

Menschen, die an der Zuckerkrankheit (Diabetes mellitus) leiden, haben ein deutlich höheres Risiko als Gesunde, dement zu werden. Diabetes mellitus und seine Begleitkrankheiten wie Bluthochdruck, Fettstoffwechselstörungen, Übergewicht und Depression tragen insbesondere zu einer Schädigung der Blutgefäße bei und greifen daher auch die Hirngefäße an. Diabetiker erkranken dadurch etwa viermal häufiger als Gesunde an einer vaskulären Demenz, aber auch das Risiko für eine Alzheimer-Demenz ist etwa doppelt so hoch. Da ein Zuckerkranker sehr genau auf seine Symptome und Einstellung der Insulindosis achten muss, ist die Therapie besonders schwierig, wenn der Betroffene zusätzlich geistig abbaut.

## Vorübergehende Ursachen

Verwirrung, Gedächtnisverlust und fehlende Orientierung können vor allem bei älteren Menschen auch durch starken Flüssigkeitsverlust, etwa im Rahmen eines Magendarminfekts auftreten. Das Gleiche gilt für Menschen, deren Kochsalzkonzentration im Blut zu stark abgesunken ist (beispielsweise als Folge einer übermäßigen Therapie mit Diuretika [„Wassertabletten"]. Störungen von Mineralstoffen im Blut, etwa Kalzium, können ebenfalls Beschwerden bedingen, die wie eine Demenz wirken. Auch Personen, die abhängig von Beruhigungs- oder Schlafmitteln sind, können ähnliche Symptome entwickeln. Bei neu aufgetretenen Problemen ist es daher entscheidend, alle möglichen Ursachen zu untersuchen. Die genannten Störungen nämlich lassen sich gut beheben, was die „Demenz" heilt.

## Eher selten: Vererbung

Bei den meisten Demenzerkrankungen spielen genetische Veranlagungen offenbar keine Rolle. Nur 2 % aller Demenzen vom Alzheimer-Typ sind erblich bedingt, d.h. es finden sich genetische Ursachen. Die Betroffenen haben Mutationen (genetische Veränderungen) auf bestimmten Chromosomen und erkranken weit vor dem 60. Lebensjahr an Demenz.

### Das rät der Arzt

Wenn Ihr Angehöriger oder Bekannter über einen längeren Zeitraum aggressiver und reizbarer als sonst ist, er außerdem verwirrter und "schusseliger" wird, sollten Sie an eine Demenzerkrankung denken. Sprechen Sie den Betroffenen vorsichtig darauf an, und versuchen Sie, gemeinsam mit ihm zu einem Arzt zu gehen.
- Der Arzt wird die Vorgeschichte erheben, um festzustellen, ob sonstige Ursachen vorliegen,
- untersuchen, ob vaskuläre Erkrankungen vorliegen,
- weitere Tests durchführen, die Klarheit schaffen können.

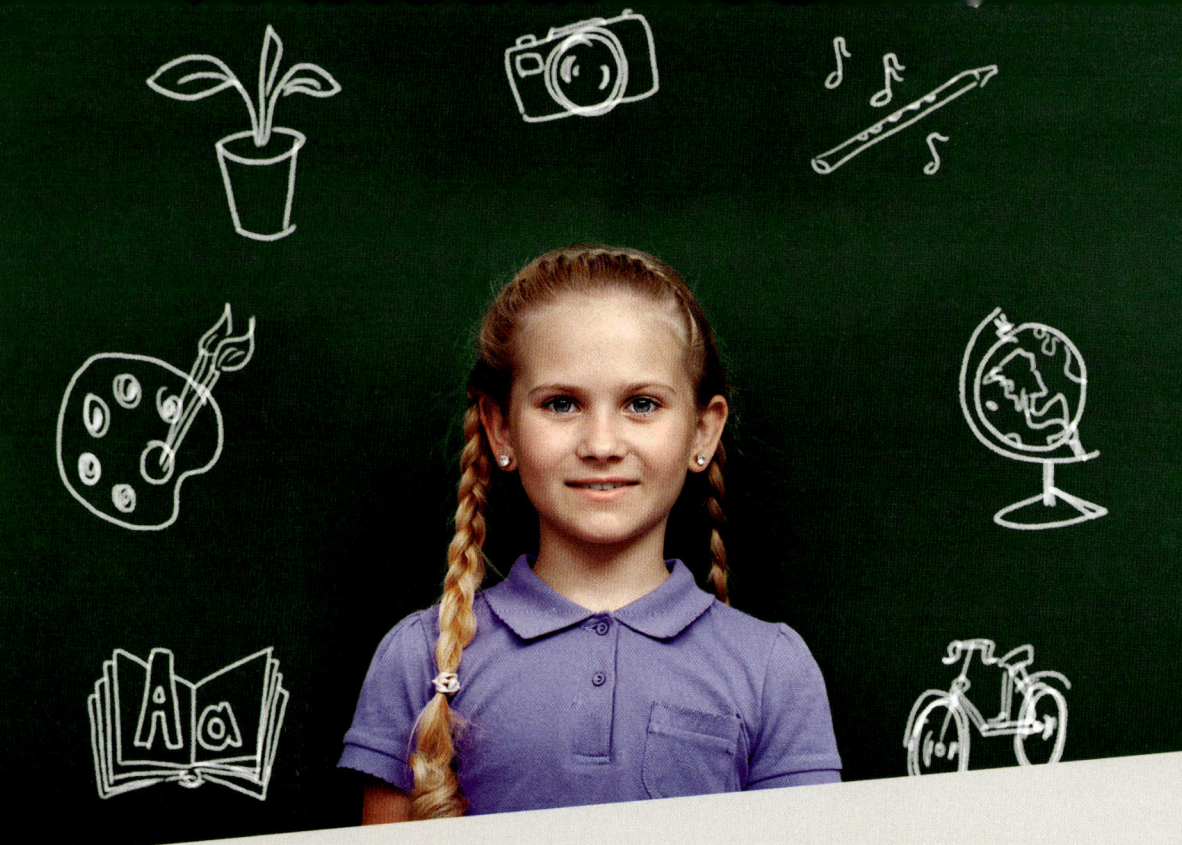

# Wie entsteht das Gedächtnis?

Lernen und Gedächtnis hängen eng miteinander zusammen. Lernen bezieht sich auf den Erwerb von motorischen Fähigkeiten oder von Informationen, Gedächtnis auf deren Anwendung. Einen Großteil unseres Lernens verwenden wir darauf, Bewegungen wie Greifen, Laufen, Sprechen zu erlernen. Bei einer Demenz werden Bereiche des Gehirns zerstört, sodass geistige Fähigkeiten wie Orientierung, Auffassung, Rechnen, Lernfähigkeit, Urteilsvermögen und Sprache, aber auch Alltagsaktivitäten wie Ankleiden und Essen beeinträchtigt sind.

Das Gedächtnis ist die Fähigkeit des Nervensystems, Informationen zu speichern, zu ordnen und abzurufen. Im Allgemeinen gelangen die Gedächtnisinhalte über drei Stufen in das Gedächtnis:

- **Im sensorischen Gedächtnis** werden neue Eindrücke und Informationen für Millisekunden bis Sekunden gespeichert; nicht alle Informationen erreichen die anderen Gedächtnisspeicher.
- **Im Arbeitsgedächtnis (Kurzzeitgedächtnis)** verbleiben Eindrücke nur für einige Sekunden bis Minuten, maximal 1 bis 2 Stunden, danach werden sie gewissermaßen überschrieben.

**In das Langzeitgedächtnis** gehen die Informationen aus dem Kurzzeitgedächtnis durch Wiederholen über und können über Jahre erinnert werden. Gerade aus diesem Gedächtnis „schöpfen" viele Demenzerkrankte bis zum Schluss: Sie können Gedichte, die in der Kindheit gelernt wurden, immer noch auswendig aufsagen und erinnern sich an weit zurückliegende Ereignisse. Die anderen Gedächtnisarten treten dagegen immer mehr in den Hintergrund.

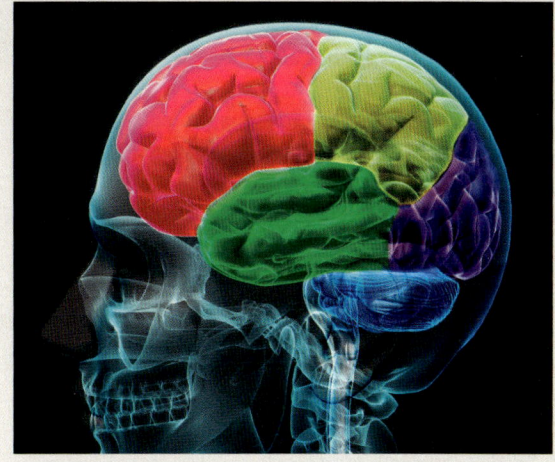

Das Arbeitsgedächtnis ist im Stirnlappen des Großhirns angesiedelt, das Langzeitgedächtnis in unterschiedlichen Bereichen der Großhirnrinde.

Das Großhirn ist unterteilt in Stirnlappen (rot), Schläfenlappen (grün), Scheitellappen (gelb) und Okzipitallappen (lila). Darunter schließt sich das Kleinhirn (blau) an.

Das Langzeitgedächtnis hat verschiedene Funktionsbereiche. Beispielsweise sind Wissen und Ereignisse, die der Mensch bewusst wiedergeben kann, im sogenannten deklarativen Gedächtnis (Wissensgedächtnis) niedergelegt. Koordiniert wird dieses Gedächtnis durch den Hippocampus im rechten Schläfenlappen. Dieser spielt auch eine wichtige Rolle beim Lernen. Er überführt zum Beispiel beim Lernen den Gedächtnisinhalt vom Arbeits- in das Langzeitgedächtnis. Im Schläfenlappen findet auch die sehr wichtige zeitliche und örtliche Verknüpfung von Informationen statt.

Beim Lernen verändern sich die Verbindungen zwischen den Nervenzellen des Gehirns langfristig. Die Nervenzellen besitzen Fortsätze (Axone), die sich baumartig verzweigen. Die Enden der Verzweigungen, die sogenannten Synapsen, können an der Zellwand einer anderen Nervenzelle andocken und so eine Verbindung herstellen.

Der Gedächtnisinhalt spiegelt sich beispielsweise in der Anzahl der Verknüpfungen oder in der Anzahl der Rezeptormoleküle wider.

## Plastizität ist Trumpf

Während des Lernprozesses können zwischen den Nervenzellen Verknüpfungen neu entstehen. Diese Art der Anpassungs- und Lernfähigkeit des Gehirns bezeichnet man als Plastizität. Auch die Wirksamkeit der Signalübertragung mittels Botenstoffen kann sich verändern.

# Lässt sich eine Demenz verhindern?

Je älter man wird, desto höher wird das Risiko, an einer Demenz zu erkranken. Zu Recht stellt sich die Frage, ob es vorbeugende Maßnahmen gibt, die diese Erkrankung verhindern können.

Im Alter von 60 bis 70 Jahren sind viele Menschen körperlich und geistig ähnlich fit wie 50-Jährige. Menschen im Rentenalter steht deshalb häufig nicht der Sinn nach Ruhestand, wie es noch vor einigen Jahrzehnten der Fall war, sondern sie wünschen sich ein anregendes und abwechslungsreiches Leben. Die Furcht, das Leben nicht mehr selbstständig bewältigen zu können und pflegebedürftig zu werden, ist groß, denn mit zunehmendem Alter steigt auch das Risiko, an Demenz zu erkranken.

Aktuelle Studien an Nonnen zeigen jedoch, dass für die geistige Gesundheit viele Faktoren eine Rolle spielen und die Einflussmöglichkeiten entsprechend vielfältig sind. Eine besondere Rolle spielen für die Vorbeugung gegen Demenzerkrankungen eine ausgewogene Ernährung, regelmäßige Bewegung, kreative Hobbys und der Kontakt zu anderen Menschen. Das Gehirn benötigt ausreichend Anreize und Anregungen, um leistungsfähig zu bleiben. Deshalb sind Sie am besten vor Demenz geschützt, wenn Sie sich körperlich und geistig betätigen. Wir zeigen Ihnen, was Sie tun können.

## Eine gesunde Ernährung unterstützt die geistige Fitness

Die Ernährungsgewohnheiten wirken sich auf die geistige Fitness im Alter aus. Eine ausgewogene Ernährung versorgt das Gehirn mit allen Nährstoffen, Vitaminen und Mineralien, die es benötigt, um einwandfrei funktionieren zu können. Außerdem schützt sie die Blutgefäße vor „Verkalkung" (Arteriosklerose) – auch im Gehirn. Die richtige Ernährung kann also dem geistigen Abbau vorbeugen. Neue Untersuchungen zeigen, dass die Mittelmeerkost (mediterrane Kost) das Demenzrisiko senken kann. Eine abwechslungsreiche und schmackhafte Mischkost schützt vor Demenz, da sie Risikofaktoren wie erhöhten Cholesterinspiegel, Bluthochdruck und Diabetes verringert. Folgende Bestandteile von Speisen der Menschen aus den Mittelmeerländern sollten täglich auf dem Speiseplan stehen:

- frisches Obst wie Äpfel, Birnen oder Beeren und Gemüse wie Spinat, Brokkoli, Tomaten oder Paprika,
- Hülsenfrüchte (Linsen, Bohnen, Erbsen) und Nüsse,
- hochwertiges kaltgepresstes Olivenöl, auch hochwertiges Raps-, Lein-, Walnuss-, Weizenkeim- oder Sonnenblumenöl,
- hochwertige Getreideprodukte (Brot, Teigwaren, Nudeln, Reis, Couscous, Polenta), möglichst aus Vollkornmehl.

Außerdem sieht die mediterrane Kost vor, mehr fettarme Milchprodukte (Milch, Joghurt) und weniger fettreiche Milchprodukte (fettreicher Käse, Butter, Sahne) sowie wenig Eier zu essen.

Zusätzlich sollten auf dem Speiseplan pro Woche zwei bis drei Fischmahlzeiten und nur eine Fleischmahlzeit stehen.

Die das Demenzrisiko verringernden Substanzen, die mit der Mittelmeerkost in besonders hohem Maß verzehrt werden, sind mehrfach ungesättigte Fettsäuren wie Omega-3-Fettsäuren, Folsäure und Vitamin A und E sowie B-Vitamine. Gleichzeitig ist die Aufnahme der ungesunden gesättigten Fettsäuren verringert, da wenig tierische Produkte vorgesehen sind. Dies wirkt sich positiv auf Ihren Cholesterinspiegel aus.

Das Vorkommen der möglicherweise eine Demenz verhindernden Nahrungsbestandteile verteilt sich wie folgt:

**Omega-3-Fettsäuren** kommen in allen Nüssen, in Tofu, Raps-, Soja-, Leinsamen- und Walnussöl sowie im Fett von Fischen wie Lachs, Makrele, Forelle, Hering und Thunfisch vor. Da Thunfisch jedoch mit Quecksilber belastet sein kann, sollte er nicht allzu häufig verzehrt werden.

**Folsäure** ist in Orangen, Pilzen, Brokkoli, Spinat, Blumen-, Grün- und Rosenkohl, Spargel, Tomaten, Eigelb, Roggenvollkorn, Weizenkeimen, Erdnüssen, Hefe und Leber.

**Vitamin B$_6$** ist enthalten in Kirschen, Bananen, Vollkornprodukten, Hülsenfrüchten und Fleisch.

**Vitamin B$_{12}$** kommt unter anderem in Fisch vor.

**Vitamin E** und **C** verringern den sogenannten oxidativen Stress der Gehirnzellen.

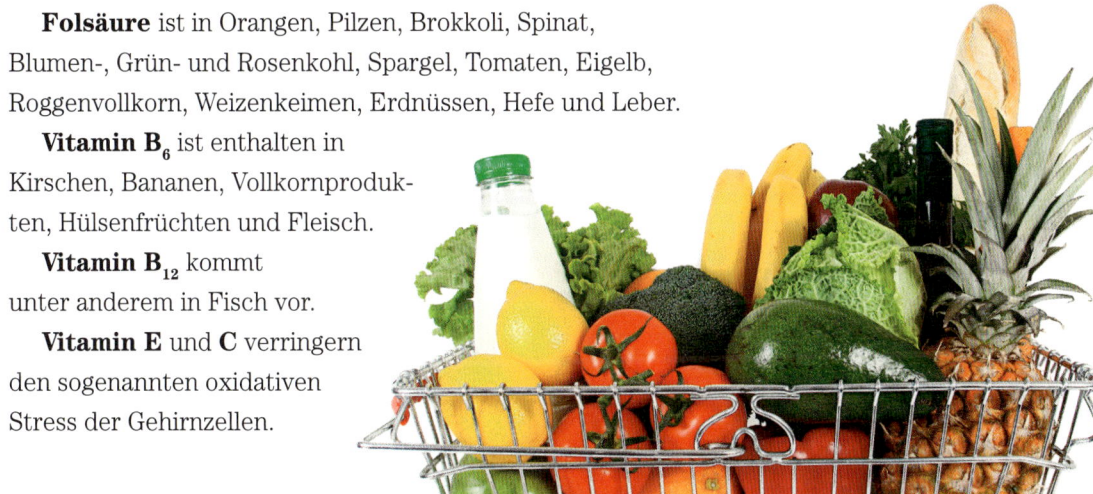

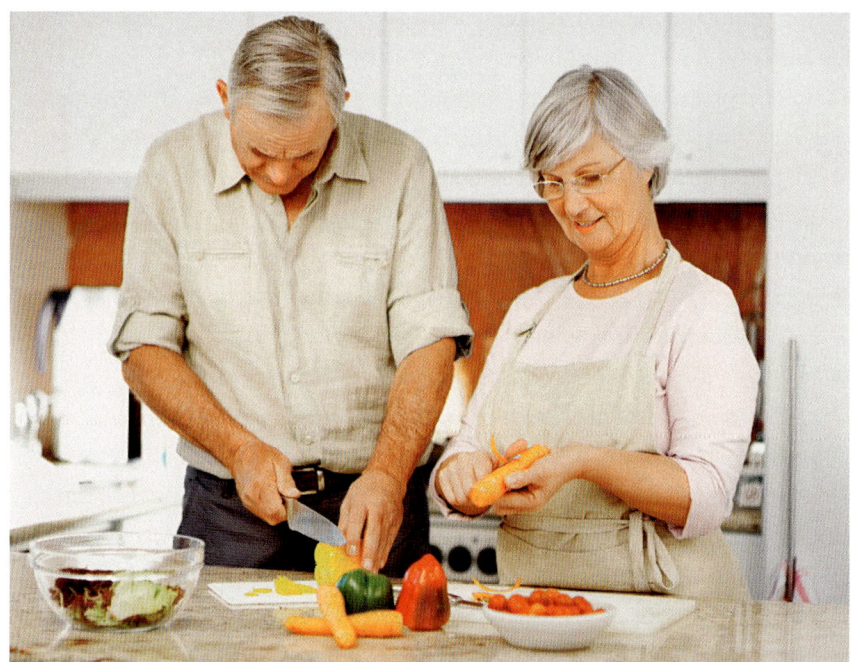

Wer sich sein Leben lang gesund ernährt, kann möglicherweise einer Demenzerkrankung vorbeugen.

Dieser bildet sich durch bestimmte Stoffe, sogenannte freie Radikale, die während des Stoffwechsels der Zellen entstehen. Freie Radikale sind hochreaktive Sauerstoffverbindungen, die im Körper gebildet werden und durch UV-Strahlung, Schadstoffe in der Luft und durch Chemikalien erzeugt werden. Zu viele freie Radikale erzeugen Zellschäden; diese wiederum können die Alterung und eine Reihe von Krankheiten wie Herz-Kreislauf-Erkrankungen und auch Demenz beschleunigen. Stoffe, die freie Radikale „abfangen" können, wie Vitamin E und Vitamin C, gelten deshalb als Schutzfaktoren, die die Zellen vor dem Altern schützen. Vitamin E ist in Nüssen, Milch und pflanzlichen Ölen enthalten, Vitamin C in Gemüse und Obst.

**Flavonoide** sind neben Vitaminen in Obst und Gemüse enthalten. Sie wirken als Antioxidantien und schützen vor Demenz, wie neue Studien zeigen.

**Koffein** (das auch in unterschiedlichen Tees enthalten ist) unterstützt die Informationsverarbeitung im Gehirn und hat deshalb eine schützende

## Das rät der Arzt

- Gehen Sie regelmäßig zu den Vorsorgeuntersuchungen (Gesundheitschecks).
- Achten Sie auf eine optimale Einstellung Ihres Blutdrucks und Ihrer Blutwerte bereits im mittleren Lebensalter, wenn Ihr Arzt Bluthochdruck, erhöhte Cholesterinwerte, eine „leichte Altersdiabetes" oder eine andere chronische Erkrankung feststellt. Es geht um den Schutz Ihrer Organe für Ihr Leben im Alter.
- Rufen Sie sofort einen Notarzt, wenn Sie Anzeichen eines Schlaganfalls bemerken. Nur eine schnelle Behandlung kann verhindern, dass große Bereiche des Gehirns geschädigt werden. Anzeichen eines Schlaganfalls sind: Schwindel, Gleichgewichts-störungen, plötzliche Schwäche, Taubheitsgefühle auf einer Körperseite, das Gefühl, nicht mehr sprechen oder nicht mehr richtig sehen zu können, starke Kopfschmerzen. Auch wenn die Anzeichen nur einige Minuten anhalten, sollte unbedingt sofort ein Notarzt gerufen werden. Es könnte sich um einen „Minischlaganfall" handeln, der eben-falls größere Schäden im Gehirn verursachen kann.
- Bis zum Eintreffen des Notarztes beobachten Sie den Patienten und kümmern sich um ihn. Durch geeignete Lagerung vermeiden Sie schädigende Stürze.

Wirkung. Neue Untersuchungen zeigen, dass regelmäßiger Kaffeekonsum das Demenzrisiko senken kann.

Ein **mäßiger Alkoholkonsum** (also täglich etwa ein Glas Wein, ein kleines Bier oder ein kleines Gläschen Likör/Sherry) schützt die Blutge-fäße; regelmäßiger Alkoholkonsum wird jedoch nicht zur Vorbeugung einer Demenz empfohlen. Insgesamt gehen schon die genannten Mengen an Alkohol mit einer leicht verkürzten Lebenserwartung einher.

# Die Behandlung der Grunderkrankungen ist wichtig

Einige chronische Grunderkrankungen sind eventuell dafür verantwortlich, im Alter an Demenz zu erkranken. Dazu zählen erhöhte Blutdruck- und Cholesterinwerte, Diabetes sowie Depressionen. Durch Ihr persönliches Gesundheitsverhalten und die Behandlung der Grunderkrankungen können Sie viel für Ihre Gesundheit im Alter tun. Beispielsweise können Sie das Demenzrisiko verringern, wenn Sie Ihren erhöhten Blutdruck senken.

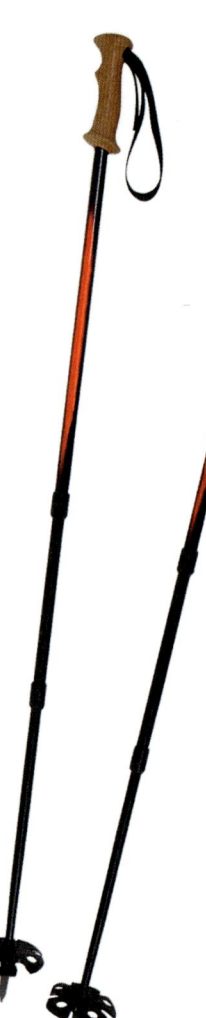

# Bewegung erhält Körper und Geist

Körperliche Aktivität steigert das Wohlbefinden und die körperliche Leistungsfähigkeit, sie schützt das Herz-Kreislauf-System – und das Gehirn! Bewegung ist für das Gehirn genauso wichtig wie geistige Aktivität. Wer sich zwischen 30 und 60 Jahren viel bewegt hat, hat ein geringeres Risiko, an Demenz zu erkranken. Aber auch wenn Sie jenseits der 60 sind, ist es noch nicht zu spät: Bereits dreimal pro Woche 30 Minuten Bewegung senken Ihr Demenzrisiko um ein Drittel. Insbesondere Aktivitäten, die die Ausdauer trainieren, wirken sich positiv auf die geistige Fitness aus: Wer sich viel bewegt, kann besser denken, sich besser konzentrieren und orientieren und hat bessere Laune!

Die sportlichen Tätigkeiten sollten in einem mittleren Leistungsbereich liegen, also weder überfordern noch unterfordern. Geeignet sind zum Beispiel:

- Wandern, Nordic Walking, ein zügiger Spaziergang, Joggen, Radfahren, Schwimmen, Yoga,
- Tennis, Fußball, Golf, Tischtennis, Squash, Volleyball, Basketball,
- Tanzen, Kegeln.

Wichtig ist, dass die Bewegung Spaß macht. Eine zusätzliche Motivation bietet Sport in der Gruppe, zum Beispiel mit Freunden, im Sportverein oder bei Lauftreffs.

Noch einmal: Auch Menschen, die erst im höheren Alter körperlich aktiv werden, profitieren von den positiven Auswirkungen der Bewegung auf die geistige Fitness – insbesondere, wenn sie regelmäßig erfolgt.

# Lebenslanges Lernen hält das Gehirn auf Trab

Die Alzheimer-Krankheit entwickelt sich über einen Zeitraum von mehreren Jahrzehnten. Trotzdem lohnt es sich, auch im höheren Alter aktiv vorzubeugen. Denn auch dann können Menschen noch sehr gut lernen und ihr Verhalten ändern, da das Gehirn auf lebenslanges Lernen ausgelegt und auf ständige Anreize angewiesen ist, um gesund und leistungsfähig zu bleiben.

Für die Leistungsfähigkeit scheint neben der Anzahl der Nervenzellen, die durch das Hirnvolumen bestimmt und angeboren ist, auch das Ausmaß ihrer Verknüpfungen eine Rolle zu spielen. Ein Gehirn mit vielen Verknüp-

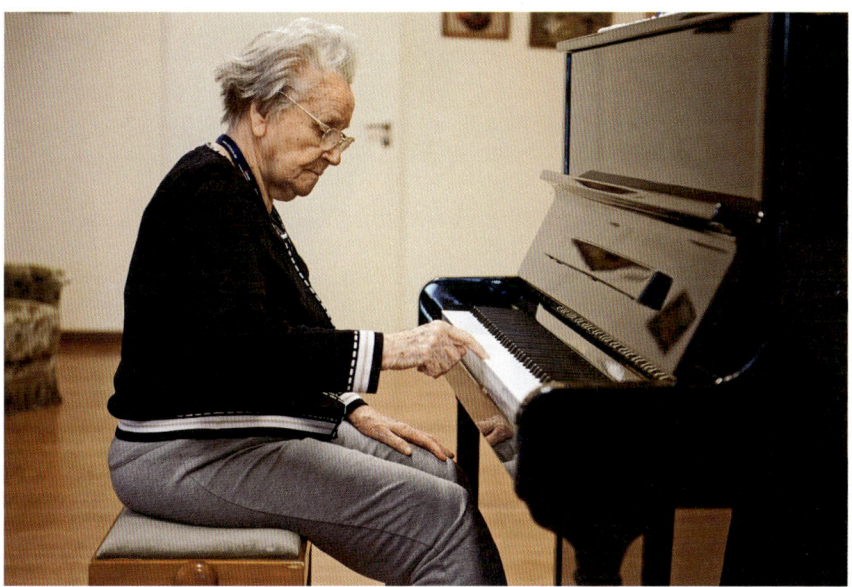

Wer einst ein Instrument gespielt hat, kann selbst bei bestehender Demenz noch einfache Melodien spielen.

fungen hat viele Reserven. Diese Reserven schützen vor Demenz, indem sie Schäden durch Plaques und Fibrillen ausgleichen können, wie sie bei einer Alzheimer-Demenz auftreten. Bei einem Gehirn mit größeren Leistungsreserven treten Anzeichen einer Alzheimer-Erkrankung später oder gar nicht auf, obwohl das Gehirn bereits geschädigt ist.

Die Reserven lassen sich lebenslang ausbauen, weil sich das gesunde Gehirn ständig an die Umwelt anpasst. Je nach Anforderung werden Verbindungen zwischen Nervenzellen aufgebaut oder, wenn sie nicht gebraucht werden, abgebaut. Jeder neue Eindruck zieht einen Umbauprozess nach sich. Es entstehen neue Verbindungen zwischen Nervenzellen, die sich zu Netzwerken ausdehnen. Je häufiger der Mensch neue Eindrücke gewinnt und sich vielen Herausforderungen stellt, desto besser ist das Gehirn vernetzt, und desto größere Reserven besitzt es.

## kurz + knapp

Vergessen Sie den Spruch aus Kindertagen „Was Hänschen nicht lernt, lernt Hans nimmermehr"! Das Gehirn ist in jedem Alter offen für neue Informationen, Lernen ist immer möglich und (überlebens-)wichtig. Mit dem Erwerb einer Fremdsprache, dem Lernen eines Musikinstruments oder einem Tanzkurs versorgen Sie Ihr Gehirn mit Informationen, die analysiert, vernetzt und gespeichert werden müssen. Dies sind genau die Aktivitäten, die das Gehirn fit halten und vor Demenz schützen.

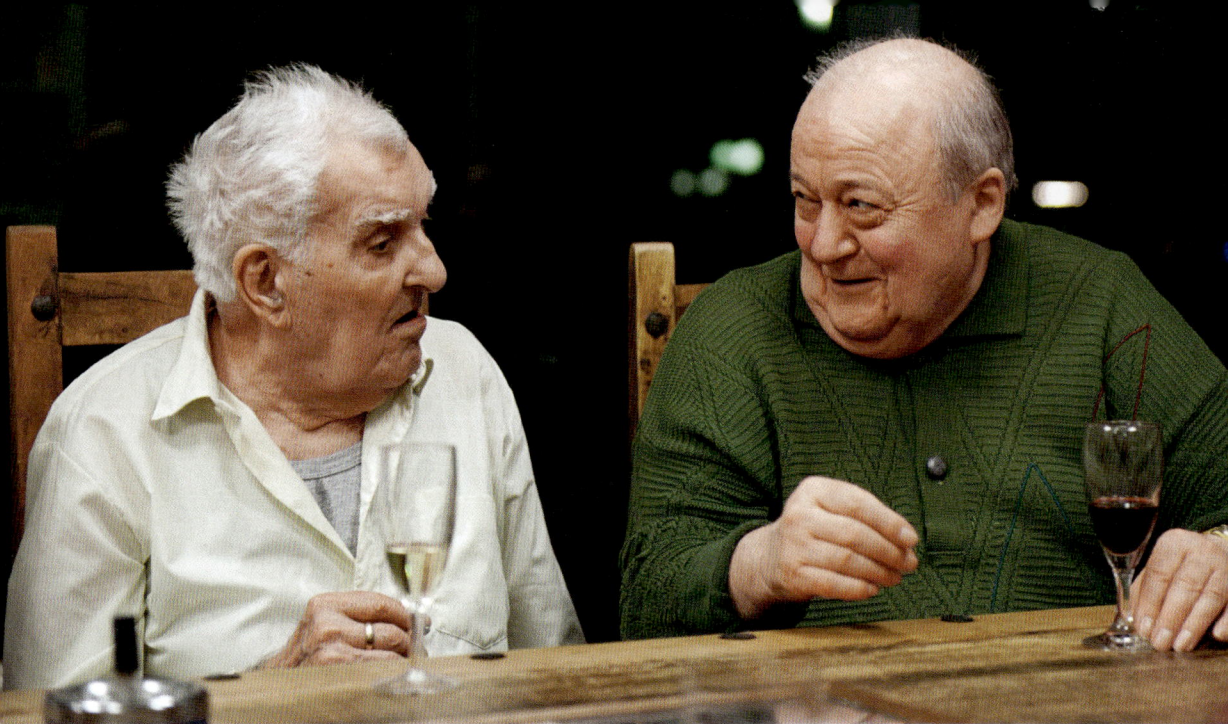

Nicht alle lieb gewordenen Gewohnheiten müssen aufgegeben werden.

Ein selbstbestimmter Tagesablauf, die Planung und Erledigung der täglichen Pflichten und Arbeiten sowie geistig anregende Beschäftigungen bis ins hohe Alter schützen vor Demenz. Geistig anregend sind alle Tätigkeiten, die das Gehirn beanspruchen und zum Mitdenken veranlassen. Dies gelingt auch mit ganz alltäglichen Beschäftigungen, die produktiv und kreativ sind, wie Briefe schreiben, Nähen, Stricken, Kochen, Gartenarbeit. Dabei sollten Sie Routine vermeiden und auch neue Wege gehen, zum Beispiel ein neues Muster stricken oder ein Stück Garten neu gestalten. Zu den geistig anregenden Tätigkeiten zählen auch das Lesen von Büchern und Zeitungen, das Spielen von Brettspielen (Schach oder Dame), der Besuch einer Bibliothek, eines Museums, Kinos oder Theaters etc.

Begegnen Sie neuen Situationen mit Neugierde, dann läuft das Gehirn auf Hochtouren. Probieren Sie etwas Neues aus. Vielleicht wollten Sie ja schon immer einmal einen Theaterkurs besuchen und selbst auf der Bühne stehen? Neue Wege zur Arbeit oder neue Ziele beim täglichen Spaziergang bringen das Gehirn ebenfalls auf Trab und schulen Ihre Wahrnehmung und Orientierungsfähigkeit. Auch folgende Tätigkeiten trainieren Ihr Gehirn:

- Eine Fremdsprache für den nächsten Urlaub lernen,
- eine ehrenamtliche Aufgabe übernehmen wie beispielsweise das Vorlesen im Kindergarten,
- den Schulabschluss, zum Beispiel Abitur, nachholen,
- sich mit den neuen Medien auseinandersetzen,
- ehrenamtliche oder gemeinnützige Projekte managen,

- Archiv- oder Internetrecherchen zu aktuellen regionalen Projekten oder der eigenen Familiengeschichte durchführen,
- ein Buch schreiben,
- Schachspielen lernen.

## Kontakte fordern Sie heraus

Die Chance, auch im Alter geistig rege zu bleiben, steigt, je mehr Sie mit anderen zusammen sind. In jungen Jahren sind wir fast automatisch von Menschen umgeben und aktiver Teil einer Gemeinschaft. Wir treffen uns mit der Familie regelmäßig zu Mahlzeiten und tauschen uns über die Geschehnisse des Tages aus, wir unternehmen Ausflüge mit Freunden oder sprechen mit Arbeitskollegen. Auf diese Weise trainieren wir täglich unser Gehirn. Denn neue Informationen und Eindrücke, die uns über die Sprache erreichen, müssen analysiert und vernetzt werden. Gleichzeitig nehmen wir Gestik und Mimik wahr und erleben Gefühle. Soziale Kontakte trainieren unser Kurzzeitgedächtnis, unsere Wahrnehmung und unser Gefühlszentrum. Unser Gehirn läuft auf Hochtouren.

Wer sich häufig mit anderen Menschen trifft oder mit ihnen am Telefon plaudert, verfügt über deutlich bessere geistige Fähigkeiten als Menschen mit wenigen sozialen Kontakten – und das unabhängig vom Alter. Auch im höheren Alter gibt es diverse Möglichkeiten, neue Kontakte zu knüpfen:

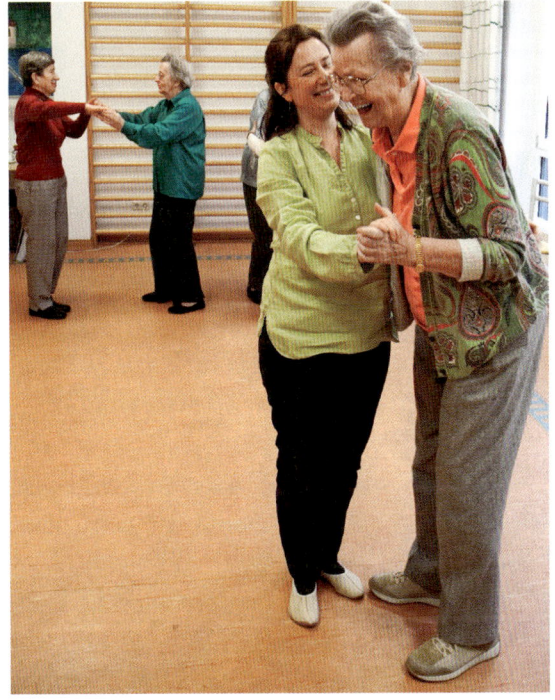

- Informieren Sie sich über das kulturelle Programm an Ihrem Ort, und planen Sie Unternehmungen.
- Belegen Sie diverse Kurse an der Volkshochschule, die Ihren Interessen entsprechen.
- Unternehmen Sie Gruppenreisen.
- Informieren Sie sich bei Vereinen oder der Kirchengemeinde über Seniorengruppen, die sich für gemeinsame Unternehmungen treffen.
- Informieren Sie sich über ehrenamtliche Tätigkeiten.
- Helfen Sie bei Vereinstätigkeiten oder in der Schule Ihrer Enkel mit.

# Fragen und Antworten

Nicht jede Vergesslichkeit ist automatisch der Beginn einer Demenz. Und nicht jeder will sofort wegen einiger „Aussetzer" den Arzt aufsuchen. Nachfolgend finden Sie einige Fragen, die Ihnen eventuell schon weiterhelfen können.

### ? Soll ich Vitamin E zur Vorbeugung gegen Demenz einnehmen?

Vitamin E schützt vermutlich vor Demenz, weil es den Zellen hilft, die schädlichen Wirkungen freier Radikale einzudämmen. Wer sich ausgewogen ernährt, nimmt in der Regel ausreichend Vitamin E mit der Nahrung zu sich. Eine zusätzliche Aufnahme, zum Beispiel als Vitaminpräparat, ist in diesem Fall nicht zu empfehlen, da ein Zuviel an Vitamin E den zelleigenen Abwehrmechanismus zu stören scheint. Sind zu wenig freie Radikale vorhanden, dann funktioniert der Abwehrmechanismus der Zellen nicht mehr. Denn für bestimmte Funktionen benötigt der Körper sogar die reaktionsfreudigen freien Radikale, zum Beispiel bei der Abwehr von Viren und Bakterien oder im Gehirnstoffwechsel.

### ? Sind Alzheimer und Demenz dasselbe?

Der Begriff „Demenz" wird als Überbegriff für unterschiedliche Störungen geistig-seelischer Leistungen, wie Gedächtnisstörungen, Sprachstörungen, Veränderungen der Stimmungskontrolle und der sozialen Verhaltensweisen, verstanden. Demenzerkrankungen können viele Ursachen haben, die häufigste ist die Alzheimer-Demenz (Morbus Alzheimer). Sie führt dazu, dass in bestimmten Bereichen des Gehirns allmählich Nervenzellen und Nervenzellkontakte zugrunde gehen.

### ? Mein Mann trinkt seit Jahren regelmäßig Bier. Ist das der Grund für seine zunehmende Schusseligkeit?

Wer lange Zeit regelmäßig zu viel Alkohol zu sich nimmt, läuft nicht nur Gefahr, abhängig zu werden, der Alkohol kann auch zu erheblichen Gehirnschäden führen. Auf lange Sicht kann das Gehirn sogar schrumpfen.

### ? Was bringt Gedächtnistraining?

Worträtsel, Zahlenrätsel wie Sudoku oder Gedächtnisübungen wie „Gehirnjogging" trainieren das Gedächtnis nur für diese fest umrissenen Aufgaben.

Andere Bereiche der Gedächtnisleistung lassen sich durch diese Übungen jedoch nicht verbessern. Um den Geist umfassend zu schulen, müssen Gedächtnisaufgaben dem Gehirn verschiedene Leistungen abverlangen, sich fortlaufend und schnell verändern und auf diese Weise das Gehirn an seine Kapazitätsgrenzen führen. Die allgemeine Merkfähigkeit verbessern Spiele, die das Gehirn ständig vor neue Aufgaben stellen. Die Merkfähigkeit und Denkgeschwindigkeit verbessert sich aber fast ebenso wirksam wie mit einem ausgeklügelten Gehirntraining, wenn man mit anderen Menschen über aktuelle Themen zum Beispiel aus der Tagespolitik diskutiert. Denn während eines Gesprächs leistet das Gehirn Schwerstarbeit und trainiert sich dabei selbst.

### ? Muss ich Körper und Geist jeden Tag trainieren, um das Gedächtnis dauerhaft zu stärken?

Bewegungsübungen und geistig anregende Freizeitaktivitäten wirken nur so lange, wie sie ausgeübt werden. Stellt man sie ein, lässt auch das Gedächtnis nach. Das Gehirn ist auf lebenslanges Training angewiesen und möchte ständig neu gefordert werden. Suchen Sie sich deshalb Bewegungen und Aktivitäten aus, die Sie in Ihren Lebensalltag ohne Weiteres integrieren können und die Ihnen Spaß machen.

Gemeinsamer Sport mit Gleichgesinnten regt das Gehirn nachhaltig an.

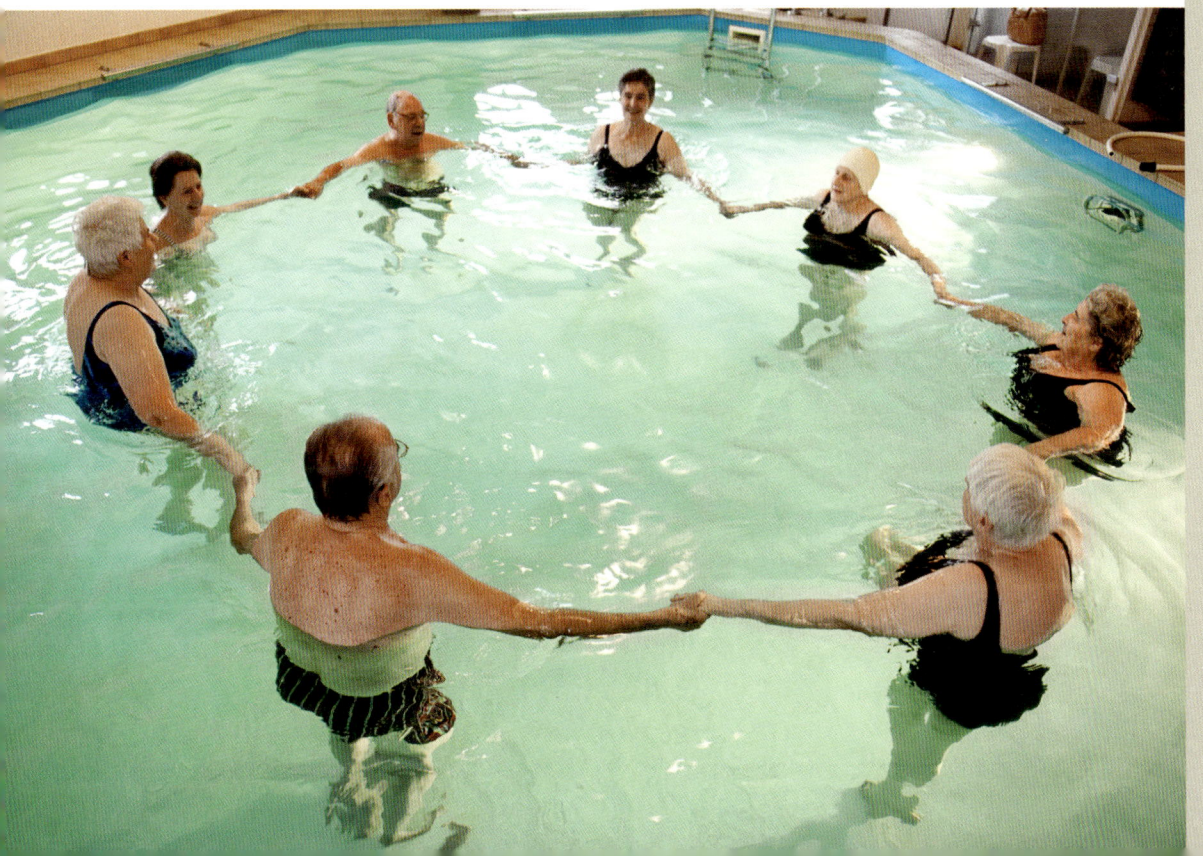

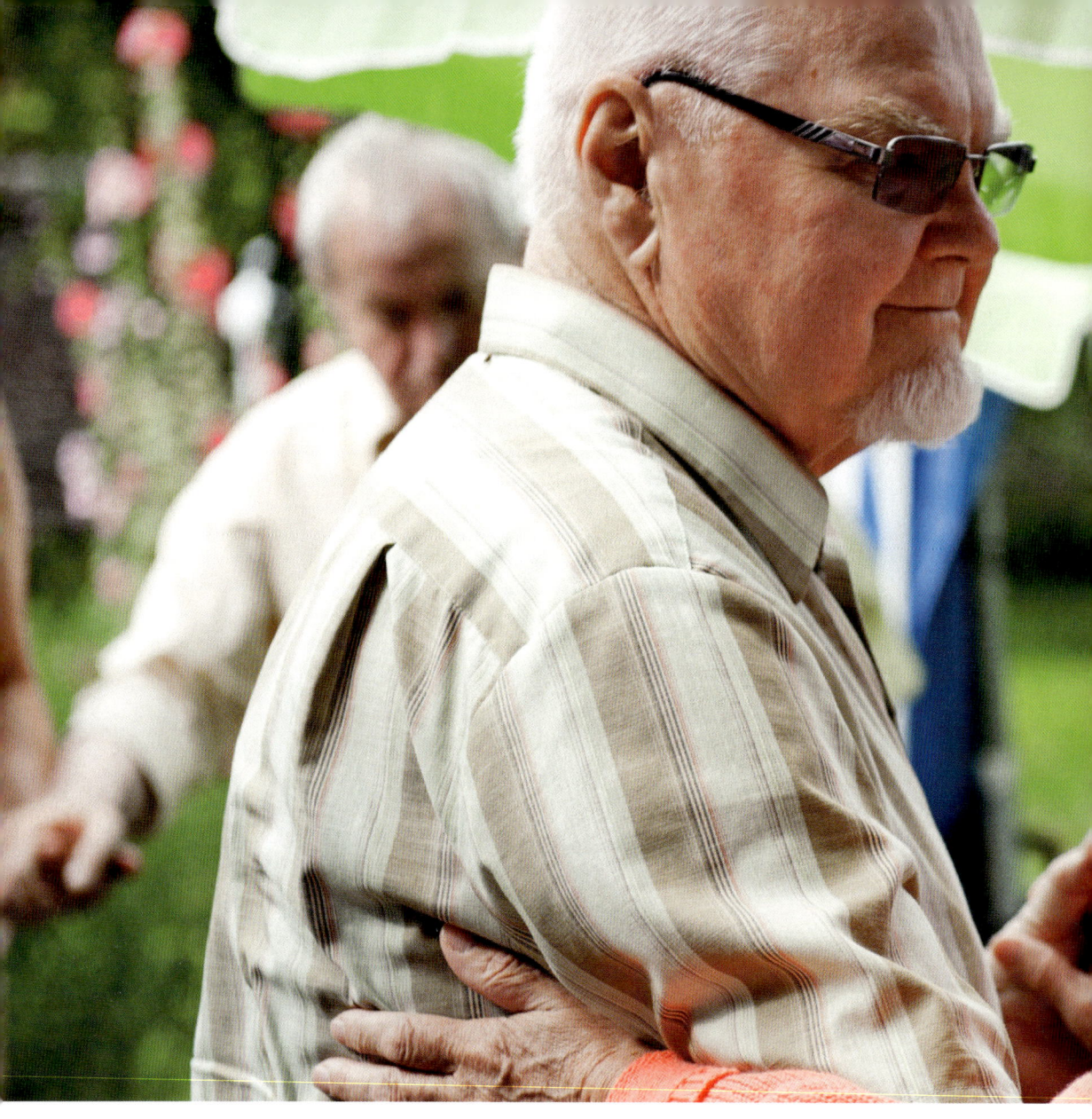

Wann gilt ein bestimmtes Verhalten noch als „altersbedingt normal" und wann ist Skepsis geboten? Ein Arzt wird die Diagnose stellen und dazu verschiedene Untersuchungsmethoden heranziehen. Denn Demenz kann sich auf verschiedene Arten äußern.

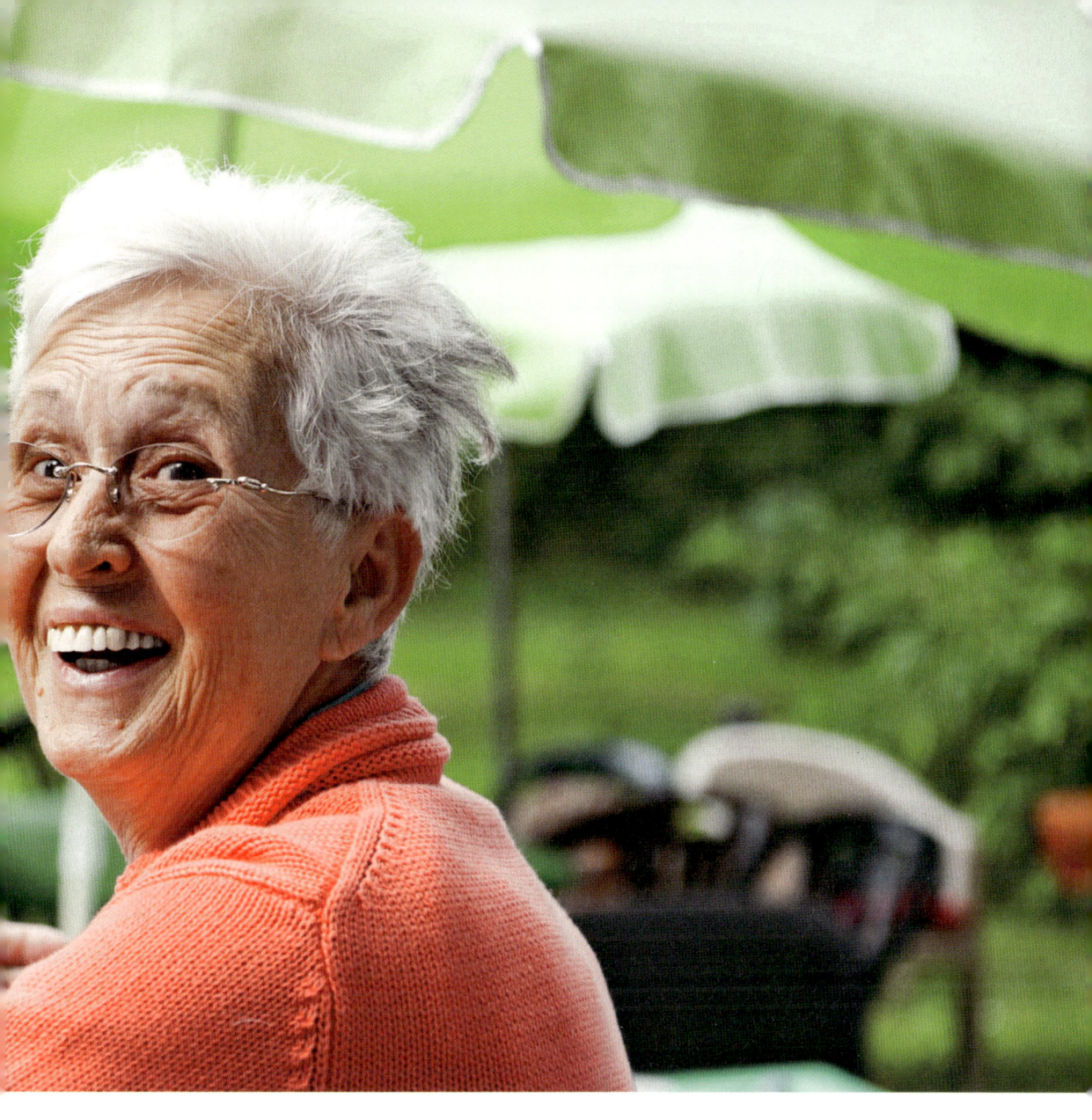

# Frühe Phase –
# leichte Demenz

# Erste Anzeichen: Darauf sollten Sie achten!

Mit zunehmendem Alter verändert sich die geistige Leistungsfähigkeit: Man vergisst einen wichtigen Termin, findet die Brille nicht mehr oder verliert im Gespräch den Faden. Fragen tauchen auf: „Ist das normal oder sind das schon die Vorboten einer Demenz?"

## Dement oder vergesslich?

Im höheren Alter steigt die Wahrscheinlichkeit, an einer Demenz zu erkranken, zwar deutlich an – Altern allein führt jedoch nicht unausweichlich zur Demenz. Auch ein Gehirn, das gesund altert, verliert fortlaufend Nervenzellen, die nicht mehr ersetzt werden können. Die Denk- und Reaktionsgeschwindigkeit lässt nach, nicht aber die Hirnleistung im Allgemeinen.

Generell sind gelegentliche Gedächtnisaussetzer kein Grund zur Beunruhigung. Vor allem dann nicht, wenn man sich durch längeres Nachdenken wieder an das Vergessene erinnern kann. Manchmal beeinträchtigen auch äußere Einflüsse wie erhöhter Stress, emotionale Belastungen, Aufregung – auch positiver Art – oder zu wenig Schlaf unser Erinnerungsvermögen. Beseitigt man diese Störquellen, steigt die Merkleistung meist wieder an.

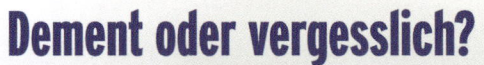

## Vorübergehende Gedächtnislücken

Wenn die Vergesslichkeit nicht von allein wieder verschwindet, können auch organische Erkrankungen die Ursache sein. Dazu gehören Diabetes, Bluthochdruck oder Störungen an der Schilddrüse, die evtl. nicht bekannt sind oder unzureichend therapiert werden. Ebenso können eine zu geringe Flüssigkeitszufuhr, eine starke Austrocknung des Körpers oder eine Mangelernährung über längere Zeit Symptome auslösen, die denen einer echten Demenz sehr ähnlich sind. Im Gegensatz zu einer hirnorganisch bedingten Demenz lösen sie jedoch nur vorübergehende Denk- und Gedächtnisprobleme aus. Wird die Grunderkrankung behandelt oder der Mangel behoben, stellt dies in der Regel auch die geistige Leistungsfähigkeit wieder her.

## Die leichte kognitive Beeinträchtigung

Manchmal verschwinden die Gedächtnisprobleme jedoch nicht von allein, und es liegt auch keine heilbare Grunderkrankung vor. Werden sie zu einem Dauerzustand und verstärken sich sogar, sollten die Betroffenen einen Arzt aufsuchen. Er kann eine gründliche Untersuchung und spezielle Tests vornehmen, die die kognitiven Leistungen messen. Möglicherweise notiert der Arzt dann die Diagnose „LKB" auf dem Patientenblatt, eine „leichte kognitive Beeinträchtigung" (oft auch MIC abgekürzt, vom englischen Fachbegriff „mild cognitive impairment"). Sie beschreibt Defizite der Gedächtnisfunktionen, die über die Altersnorm hinausgehen. Ob diese Beeinträchtigung einen echten Krankheitswert hat, ist auch unter Experten noch umstritten. Neuesten Studien zufolge scheint sie aber auf ein erhöhtes Risiko hinzuweisen, innerhalb von einigen Jahren an einer Alzheimer-Demenz zu erkranken.

Oft kann schon Ihr Hausarzt mit einfachen Tests einschätzen, ob die Anzeichen auf eine Demenz hindeuten. Sollte dies der Fall sein, wird er Sie für eine umfassendere Untersuchung an eine neurologische Praxis überweisen. Dies ist vor allem dann angezeigt, wenn die Gedächtnisstörungen länger als sechs Monate anhalten und Sie weitere Störungen der Hirnleistung bemerken.

## Depression und Demenz sind schwer zu unterscheiden

Bei einer vaskulären Demenz können durch Durchblutungsstörungen im Gehirn Antriebslosigkeit, Stimmungsschwankungen und sozialer Rückzug verursacht werden – Symptome, die auch für eine Depression typisch sind. Während die Störungen bei einer „echten" Depression durch Psychotherapie und/oder Medikamente behandelt werden können, bleiben sie bei einer Demenz bestehen und verstärken sich sogar.

Häufig jedoch verkennen Ärzte besonders bei älteren Menschen eine Depression und diagnostizieren voreilig eine Alzheimer-Demenz. Denn gerade ältere Patienten haben eine große Hemmschwelle, seelische Probleme zu äußern. Sie sind oft der Ansicht, dass man Schwierigkeiten mit sich selbst ausmachen muss, und suchen nur selten aus eigenem Antrieb eine psychologische Praxis auf.

## Die ersten Krankheitsanzeichen

Bei langfristig bestehenden Gedächtnisstörungen, die nicht von selbst verschwinden oder therapierbar sind, muss an die Möglichkeit einer Demenzerkrankung gedacht werden. Da sich eine Demenz in der Mehrzahl der Fälle schleichend und über einen sehr langen Zeitraum entwickelt, gibt es im Frühstadium keine eindeutigen Hinweise. Eine pauschale Empfehlung, ab welchem Zeitpunkt Sie eine ärztliche Beratung aufsuchen sollten, lässt sich deshalb nicht geben. Im Zweifelsfall sollten Sie jedoch lieber wachsam sein und nicht zu lange abwarten. Je früher eine Demenz erkannt wird, desto länger kann eine Therapie die Lebensqualität erhalten.

## Von Patient zu Patient verschieden

Nicht jeder Demenzkranke zeigt die gleichen Beschwerden. Wie rasch der Gehirnabbau geschieht und wie stark die Ausfälle in Bezug auf Gedächtnis, Aufmerksamkeit oder Flexibilität sind, hängt von vielen Faktoren ab. So richtet sich der Verlauf danach, was den Abbau verursacht und welche Gehirnbezirke betroffen sind. Wie bei jeder Krankheit beeinflussen auch bei einer Demenz die körperliche Gesamtverfassung und das bereits erreichte Alter die Schwere der Symptome.

Eine wichtige Rolle spielen zudem die Persönlichkeit und die allgemeinen Lebensumstände. Eine robuste Lebenseinstellung, die Eigenschaft, sich einer Herausforderung zu stellen, sowie Menschen, die zuverlässig begleiten und unterstützen, können dazu beitragen, dass die Krankheit längere Zeit unauffällig verläuft. Andererseits können Krisen wie der Tod des Lebenspartners oder ein längerer Krankenhausaufenthalt, zum Beispiel infolge eines Unfalls, den Demenzverlauf beschleunigen.

Dennoch gibt es eine Reihe charakteristischer Warnsymptome, bei denen Betroffene und ihre Angehörigen aufmerksam werden sollten. Im Folgenden werden typische Anzeichen der häufigsten Demenzursache, der Alzheimer-Erkrankung, aufgeführt. Sie müssen jedoch nicht bei jedem Betroffenen in dieser Form und Ausprägung auftreten.

## Zunehmende Vergesslichkeit

Gelegentliche Aussetzer kennt jeder Mensch, in jedem Alter. Werden die Erinnerungslücken jedoch immer ausgeprägter und häufiger, ist erhöhte Aufmerksamkeit gefragt. Typischerweise zeigen sich erste Defizite beim Kurzzeitgedächtnis. Die gerade gefasste Absicht, Essen zu kochen oder Teewasser aufzusetzen, scheint wie ausgelöscht. Mit der Störung des Kurzzeitgedächtnisses ist auch die Merkfähigkeit beeinträchtigt, sodass Neues nur noch mühevoll erlernt wird, zum Beispiel eine neue Postleitzahl. Die Betroffenen können sich nicht über längere Zeit konzentrieren, sie stellen immer wieder die gleiche Frage, auch wenn diese schon mehrfach beantwortet wurde, in einem Gespräch erzählen sie die gleiche Geschichte mehrmals.

Häufig legen sie Gegenstände an einen falschen Platz, wie die Lesebrille in den Kühlschrank oder den Ehering in die Zuckerdose. Die Betroffenen wissen nicht mehr, wohin sie die Dinge gelegt haben, und finden sie auch durch längeres Nachdenken und Suchen nicht wieder. Abrufbar sind dagegen noch Inhalte, die im Langzeitgedächtnis eingespeichert sind. Sie verblassen erst in den späteren Demenzphasen. Deshalb erinnern sich erst leicht an Demenz Erkrankte noch an viele Ereignisse aus ihrer Kindheit und Jugend, haben aber den Arztbesuch vom Vortag oder das gerade geführte Gespräch schon wieder komplett vergessen.

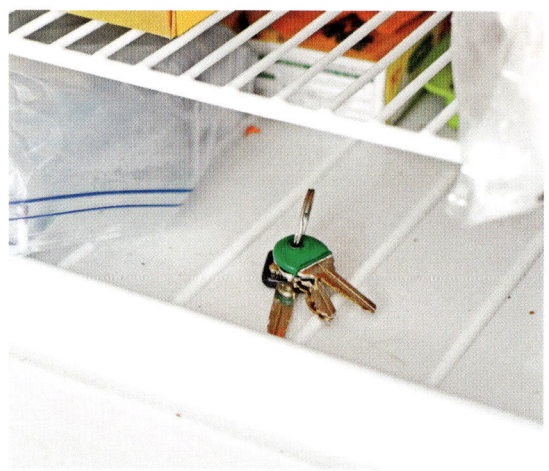

Leichte Gedächtnisprobleme können sich auf vielfältige Art und Weise äußern.

## Erschwerte Wortfindung

Ein weiteres typisches Anzeichen für eine beginnende Demenz betrifft die Sprache. Die Erkrankten haben zunehmend Mühe, genau den Begriff zu finden, der ausdrückt, was sie sagen möchten. Sie stocken mitten im Satz und verlieren den Gesprächsfaden. Dabei entfallen ihnen nicht nur ungewöhnliche Wörter oder komplizierte Ausdrücke, sondern auch eher alltägliche Begriffe wie Armbanduhr, Zahnbürste oder Taschentuch. Stattdessen erfinden sie oft merkwürdige Ersatzausdrücke wie Tintenapparat für den Kugelschreiber, was ihre Sprache manchmal schwer verständlich macht. Oder sie benutzen allgemeine Floskeln wie „Ding" oder „Sache" und setzen viele Füllwörter ein. Ihr Wortschatz wird mit der Zeit immer kleiner, die Sprache verarmt.

## Erste Orientierungsprobleme

Viele Demenzerkrankte haben zunächst Schwierigkeiten mit der zeitlichen Orientierung. Sie fragen: „Welcher Tag ist heute?", oder sie wissen die Jahreszeit nicht. Dadurch kommt es zu Fehleinschätzungen, wie bei der Auswahl der richtigen Kleidung. Leicht Demente gehen in der Nacht aus dem Haus, um einzukaufen, oder rufen im Morgengrauen bei den Kindern oder Freunden an, „um ein wenig zu plaudern".

Ebenso beobachten Angehörige bald Defizite bei der räumlichen Orientierung. Leicht an Demenz Erkrankte verirren sich vor allem in einer fremden Umgebung – am Urlaubsort, in der Praxis eines neuen Arztes oder auch im vertrauten Supermarkt, wenn dort die Regale umsortiert wurden. Dagegen bereitet eine vertraute Umgebung wie die eigene Wohnung oder das eigene Haus und deren nähere Umgebung meist noch keine Probleme. Auch Besuche bei den Kindern oder Geschwistern in deren Wohnungen sind noch ohne Beeinträchtigungen für längere Zeit möglich.

# Wie geht es den Betroffenen?

Angehörige bemerken bei den Erkrankten nicht nur Gedächtnisprobleme und Verwirrtheit. Viele Betroffene zeigen auch Veränderungen in ihrem Wesen und Verhalten. Sie können eine unmittelbare Folge des Hirnverfalls sein, aber auch die unbewusste Reaktion der Betroffenen auf ihren Leistungsverfall.

Wie Demenzkranke den Beginn des Abbaus erleben, ist sehr unterschiedlich. Einige erkennen, dass sie an einer Demenz leiden, und wissen, was das bedeuten kann. Sie setzen sich aktiv mit der Diagnose und ihren Folgen auseinander und wollen sich darüber austauschen. Andere bemerken gar keine Beeinträchtigungen, für sie ist scheinbar alles in Ordnung. Die meisten Erkrankten spüren jedoch die Veränderungen und sind dadurch stark verunsichert und beunruhigt. Manchmal vermitteln sie dies auch vage: „Irgendetwas stimmt mit mir nicht."

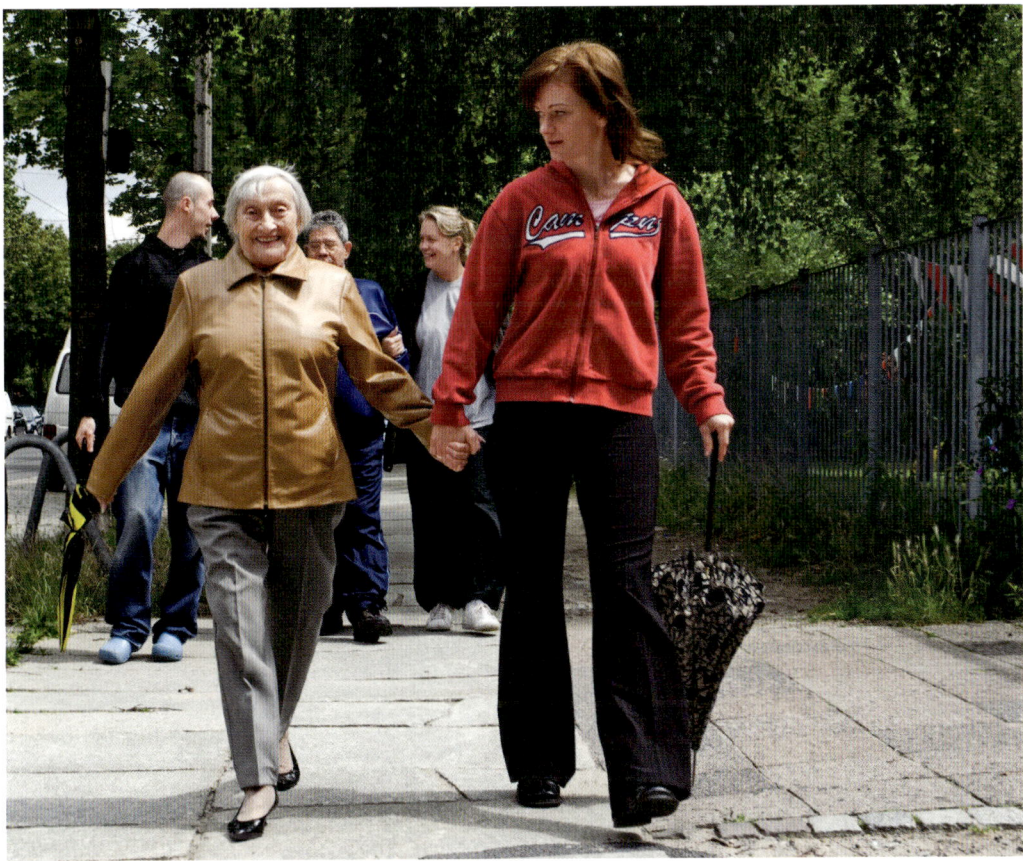

In fremder Umgebung ist es für Erkrankte leichter, sich mithilfe von Betreuung zurechtzufinden.

## Tricks und Ausreden

Viele Betroffene spüren in der ersten Zeit der Demenz jedoch die Veränderungen, die in ihnen vorgehen. Das Gedächtnis lässt sie im Stich, ihnen „fehlen die Worte", sie finden die Straße des neuen Arztes nicht mehr. Sie machen Fehler – und sind davon peinlich berührt. Oft benötigen sie Hilfe bei Dingen, die ihnen früher einfach von der Hand gingen. Vor allem das Scheitern im alltäglichen Leben empfinden sie als frustrierend, es unterhöhlt ihr Selbstwertgefühl und vermittelt ihnen Gefühle von Scham und Hilflosigkeit.

Aus Angst, ihre Selbstständigkeit aufgeben und ihren Lebensstil ändern zu müssen, nehmen viele Betroffene Zuflucht zu Strategien, die ihre Defizite überspielen. Begangene Fehler vertuschen sie, verharmlosen sie oder schieben sie auf „das Alter". Um Versäumnisse zu erklären, erzählen sie oftmals frei erfundene Ausreden, die sie selbst jedoch für wahr halten. Auch die Zuhörer werden oft in die Irre geführt, denn die Geschichten wirken durch die Verwebung mit tatsächlichen Begebenheiten sehr realistisch.

Angehörige neigen dazu, die Ausfälle des Erkrankten zu bagatellisieren, denn zu Beginn ist dies leichter, als sich die Angst vor einer Demenz einzugestehen. Bei den Ausreden und Ausflüchten handelt es sich nicht um gezielte Täuschungsmanöver oder Manipulationen. Vielmehr dienen sie als unbewusste Kompensation von Scham und Ängsten und erlauben es den Betroffenen, das Gesicht zu wahren. Gleichzeitig erschwert das Aufrechterhalten der

## kurz + knapp

Es gibt eine Reihe von Warnsignalen, bei denen Sie und der Angehörige aufmerksam werden sollten:

- Die Gedächtnisstörungen dauern über sechs Monate an, ohne dass private Probleme oder eine berufliche Überlastung vorliegen.
- Verrichtungen fallen schwer, die früher nie Probleme bereitet haben.
- Neue Informationen können nur noch schwer gemerkt werden.
- Ereignisse, die erst vor kurzer Zeit passiert sind, werden vergessen.
- Im Gespräch bereitet es immer häufiger Mühe, das richtige Wort zu finden.
- Es fällt zunehmend schwer, sich in einer fremden Umgebung zurechtzufinden.
- Der Wochentag oder das Datum können nicht mehr sicher genannt werden.
- Die Beeinträchtigungen sind so stark, dass auch alltägliche Verrichtungen nicht mehr reibungslos von der Hand gehen.
- Fehler oder Versäumnisse werden oft bagatellisiert oder vertuscht.

Wenn Sie mehrere von diesen Anzeichen regelmäßig beobachten, sollten Sie nicht länger abwarten, sondern einen Arzt aufsuchen.

Fassade es Angehörigen und Ärzten, den Krankheitszustand realistisch einzuschätzen.

## Fehlende Krankheitseinsicht

Leugnen die Betroffenen jegliche Form der Beeinträchtigung, verstehen Psychologen dies als sinnvolle Verdrängungsreaktion. Denn wie alle Menschen fürchten auch Demenzkranke, als verrückt abgestempelt und ausgegrenzt zu werden. Die eigenen Defizite zu ignorieren oder als normal hinzustellen, wirkt einem Kontrollverlust entgegen und dient so der emotionalen Entlastung und dem Selbstschutz.

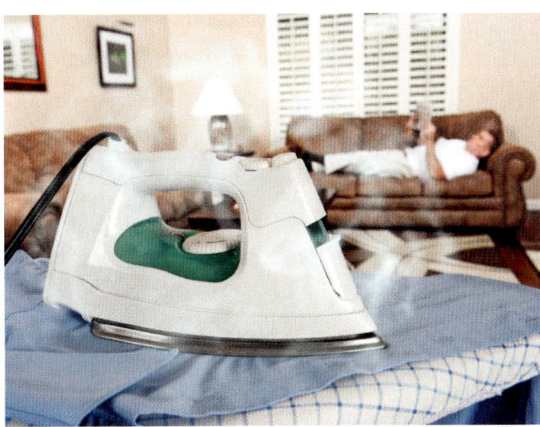

Gerade bei alleinstehenden Betroffenen können gefährliche Situationen auftreten, wie ein vergessenes Bügeleisen oder eine überlaufende Badewanne.

Neurologen diskutieren inzwischen jedoch eine andere Ursache dieses Verdrängungsverhaltens und halten es für eine hirnorganisch bedingte Störung der Körperwahrnehmung (Anosognosie), die mit der völligen Leugnung einer Behinderung einhergeht. Werden die Betroffenen auf ihre Fehler oder Versäumnisse angesprochen, reagieren sie deshalb mit Unverständnis oder sogar aggressiv. Die Angehörigen stößt dieses Verhalten oft vor den Kopf, und es erschwert ihnen den Umgang mit dem Erkrankten. Aber auch medizinisch gesehen ist eine Körperwahrnehmungsstörung problematisch, da ohne Krankheitseinsicht eine Therapie gar nicht oder nur gegen den Widerstand der Erkrankten möglich ist.

## Sozialer Rückzug

In der Anfangsphase der Demenz ist es äußerst schmerzhaft für die Betroffenen, immer neue Defizite an sich zu erleben und sich ihnen anzupassen. Neben der schwieriger werdenden Bewältigung des Alltags zehren auch die Angst vor einer Bloßstellung und das Überspielen von Misserfolgen an ihrer Substanz. Mit zunehmender Überforderung gehen deshalb viele Demenzkranke den Weg, schwierige Situationen ganz zu meiden. Ihre Aktivitäten werden mit der Zeit immer anspruchsloser; sie lesen zum Beispiel Zeitschriften statt Bücher oder lösen lieber Kreuzworträtsel als Schach zu spielen. In der Folge fehlen ihnen wichtige positive Erfolgserlebnisse. Noch vorhandene Fähigkeiten gehen vorzeitig verloren, und ihr Leben wird immer eingeschränkter.

Viele Erkrankte meiden zudem auch das Zusammensein mit Menschen und ziehen sich zurück. Statt sich an Gesprächen zu beteiligen, sehen sie lieber fern oder gehen früh schlafen. Die Angehörigen haben den Eindruck, dass sie sehr ruhig werden und immer stärker in einer eigenen Welt verschwinden. Da solche Teilnahmslosigkeit oft wie Gleichgültigkeit und Verweigerung wirkt, kann sie nahen Angehörigen sehr zu schaffen machen. Sie vermissen die gemeinsamen Gespräche und Aktivitäten, fühlen sich vernachlässigt und abgelehnt.

## Den Alltag meistern

In der Frühdemenz bereiten vertraute Tätigkeiten und Routineabläufe noch wenig Schwierigkeiten. Die meisten Erkrankten sind in der Lage, ihr tägliches Leben weitgehend selbstständig zu bewältigen. Werden sie jedoch mit anspruchsvollen oder nicht alltäglichen Aufgaben konfrontiert, wie der Lohnsteuererklärung oder der Urlaubsplanung, treten bereits deutliche Einschränkungen auf, Fehler nehmen zu und es dauert deutlich länger, etwas zu Ende zu bringen. Viele Menschen werden dann ungeduldig und aufbrausend, andere eher deprimiert. Ebenso können sie empfindlich und gekränkt reagieren, wenn Familienmitglieder oder Freunde ihnen Entscheidungen abnehmen wollen oder sie in Gespräche und Aktivitäten nicht einbeziehen. Kritik oder gar „Erziehungsversuche" sind daher eher vergeblich und verstärken die Verzweiflung der Betroffenen noch zusätzlich.

Bei wichtigen Vertragsabschlüssen oder der Regelung aufwendiger finanzieller Angelegenheiten kann die Kontrolle durch eine andere Person deshalb bereits in der frühen Phase der Demenz notwendig sein. Auch Autofahren kann unter Umständen schon gefährlich sein, da die Erkrankten langsamer reagieren und die rasch wechselnden Situationen im Straßenverkehr nicht mehr schnell genug und richtig einschätzen können. Dem Betroffenen selbst ist dies oft nicht bewusst, er ist überzeugt, sein Fahrzeug weiterhin sicher zu beherrschen. Bemerken Angehörige, dass dies nicht mehr der Fall ist, sollten sie ihn mit Nachdruck darauf ansprechen, gegebenenfalls mit Unterstützung des Hausartzes. Vor allem in der ersten Krankheitsphase gibt es häufig Probleme mit dem Verzicht auf das Autofahren.

Formulare auszufüllen und zu verstehen, fällt auch Gesunden schwer. An Demenz Erkrankte brauchen hier unbedingt Hilfe.

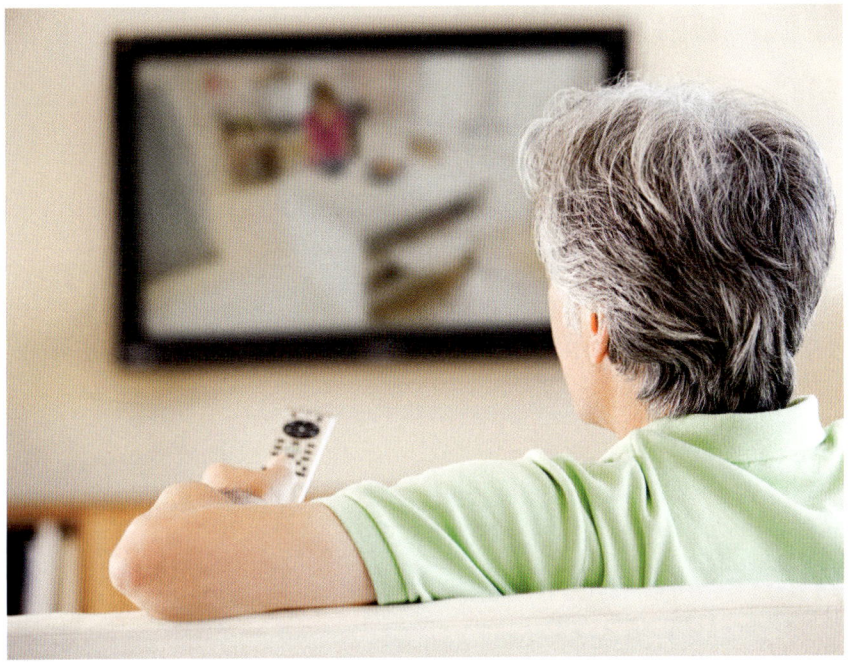

Statt mit dem Ehemann oder den Kindern etwas zu unternehmen, ziehen sich viele Betroffene zurück und schauen lieber fern.

Auch der Umgang mit offenem Feuer etwa beim Kochen mit Gas kann problematisch sein und sollte möglichst vermieden oder zeitweise beaufsichtigt werden. Einige Maßnahmen, wie eine Herdsicherung oder ein Rauchmelder, mindern zwar die Gefahren, allerdings sollten demente Menschen nur unter Aufsicht mit Feuer hantieren. Am besten ist es, alle Kerzen, Streichhölzer und Feuerzeuge aus dem Haushalt zu entfernen.

Eine besondere Gefahr besteht bei Rauchern. Sie vergessen, die Streichhölzer auszupusten, die Zigaretten richtig auszudrücken oder legen diese nicht im Aschenbecher, sondern auf dem Sofa ab.

## Das rät der Arzt

Bei allen gebotenen Maßnahmen sollten Sie versuchen, Ihren Alltag so lange wie möglich selbstbestimmt zu gestalten. Dazu zählen Hobbys, sportliche Aktivitäten oder das Treffen mit anderen. All dies strukturiert Ihren Tagesablauf und schafft so Orientierung in einer Welt, die für Sie immer unübersichtlicher wird.

# Die Diagnose: Wie wird sie erstellt?

Symptome wie Vergesslichkeit, Sprachstörungen oder Orientierungsprobleme können sehr unterschiedliche Ursachen haben. Eine zuverlässige Diagnose unterscheidet Grunderkrankungen, die zu behandeln sind, und unheilbare, aber deshalb nicht unbehandelbare Demenzen. Schieben Sie den Weg zum Arzt deshalb nicht zu lange auf.

## Frühzeitige Klarheit

Die Alzheimer-Demenz ist zurzeit noch eine unheilbare Krankheit. Dennoch gibt es triftige Gründe dafür, so früh wie möglich eine Diagnose einzuholen:

- Ausgeprägte Defizite in der geistigen Leistungsfähigkeit, Verwirrtheit oder Antriebsarmut sind keine normalen Alterserscheinungen. Auch für einen höher betagten Menschen besteht hier die Notwendigkeit einer gründlichen Untersuchung, die die Beschwerden klärt. Denn manchmal liegt keine schwerwiegende Krankheit vor: Schon ein starker Flüssigkeits- oder Vitamin-B-Mangel oder eine Unterfunktion der Schilddrüse können Symptome einer Demenz vortäuschen. Gemeinsam mit dem Arzt lassen sich diese Ursachen beheben, wodurch sich auch die Beschwerden bessern.
- Nicht jede Demenz ist vom Alzheimer-Typ. Es gibt Demenzformen, auf die die Medizin gezielt einwirken kann. Nur eine sorgfältige Untersuchung bei einem Experten kann dies jedoch klären.
- Selbst wenn es sich um eine Alzheimer-Demenz handelt, ist eine Früherkennung von großer Bedeutung, denn Demenzmedikamente (Antidementiva) wirken vor allem in der frühen Krankheitsphase und können zusammen mit begleitenden Maßnahmen den geistigen Abbau verzögern.
  Doch nicht nur unter medizinischen Aspekten ist eine Früherkennung wichtig, sondern auch unter emotionalen. Durch die Diagnose werden die verwirrenden und beängstigenden Veränderungen greifbar. Gedächtnisblockaden, Konzentrationsstörungen und Sprachprobleme, bis dahin oft Quelle von persönlichen Schuld- und Versagensgefühlen, können nun als Folge einer Krankheit akzeptiert werden.

Den meisten Betroffenen und Angehörigen versetzt die Diagnose „Alzheimer" im ersten Moment einen Schock. Doch gleichzeitig stellt sich eine Art Erleichterung ein. Wenn die Ungewissheit vorüber ist, eröffnet sich die Möglichkeit, die Krankheit verstehen zu lernen und sich auf die zuvor unverständlichen Reaktionen des Erkrankten einzustellen. Statt weiter wertvolle Zeit zu vergeuden und etwas zu bezweifeln, was augenscheinlich voranschreitet, können sowohl die Erkrankten als auch die Angehörigen aktiv werden: sich informieren, Unterstützung organisieren und die Zukunft gemeinsam planen. Denn nur in der Frühphase einer Alzheimer-Demenz sind die Erkrankten noch in der Lage, ihre Zukunft zu gestalten und Weichen zu stellen. Später wird es ihnen nicht mehr möglich sein, Wünsche und Bedürfnisse zu äußern oder gar ihre persönlichen Angelegenheiten selbstbestimmt zu regeln.

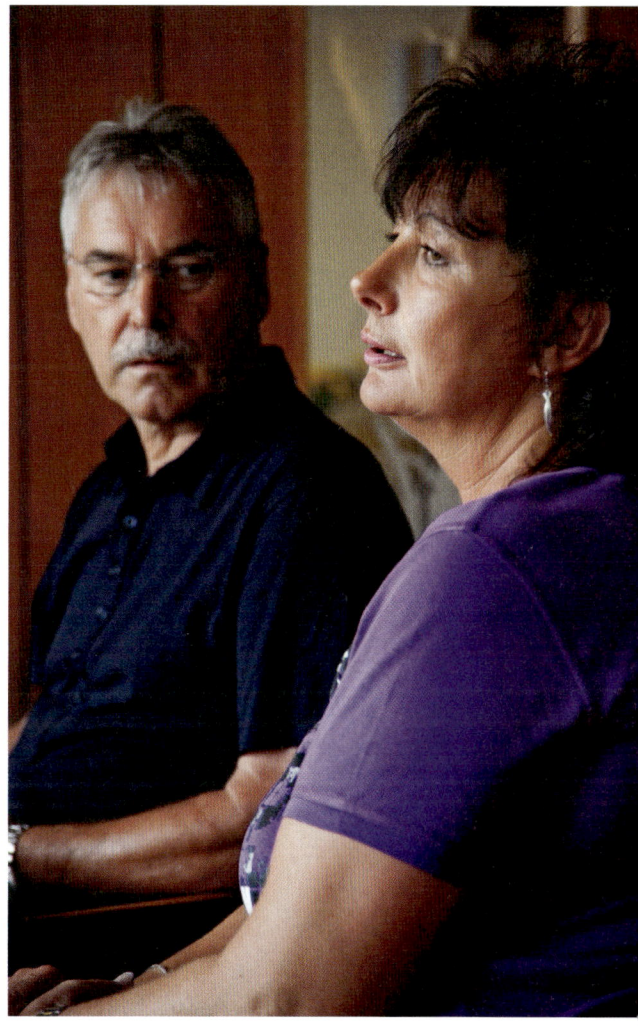

Der erste Schritt zur ärztlichen Untersuchung ist allerdings nicht leicht. Viele Betroffene sperren sich gegen einen Arztbesuch, fühlen sich bedrängt und bevormundet. Aus Angst und Scham heraus verdrängen oder überspielen sie ihre Beschwerden oft über eine lange Zeit. „Ich konnte mir noch nie Namen merken" oder „Ihr haltet mich wohl für verrückt" kommen als Einwände, wenn Angehörige oder andere nahestehende Menschen die Defizite ansprechen und klären lassen wollen.

Verwirrt und überfordert reagieren Betroffene wie dieser Mann auf die ersten Anzeichen der Erkrankung. Das Gespräch mit dem Partner ist wichtig.

Selbst mancher Arzt wiegelt ab und verweist auf das „fortgeschrittene Alter" und die damit verbundenen „normalen Einbußen". Dies führt dazu, dass Betroffene wie auch Angehörige die Beschwerden schnell als gegeben hinnehmen und sich viel zu lange quälen, bevor sie eine professionelle medizinische Beratung aufsuchen.

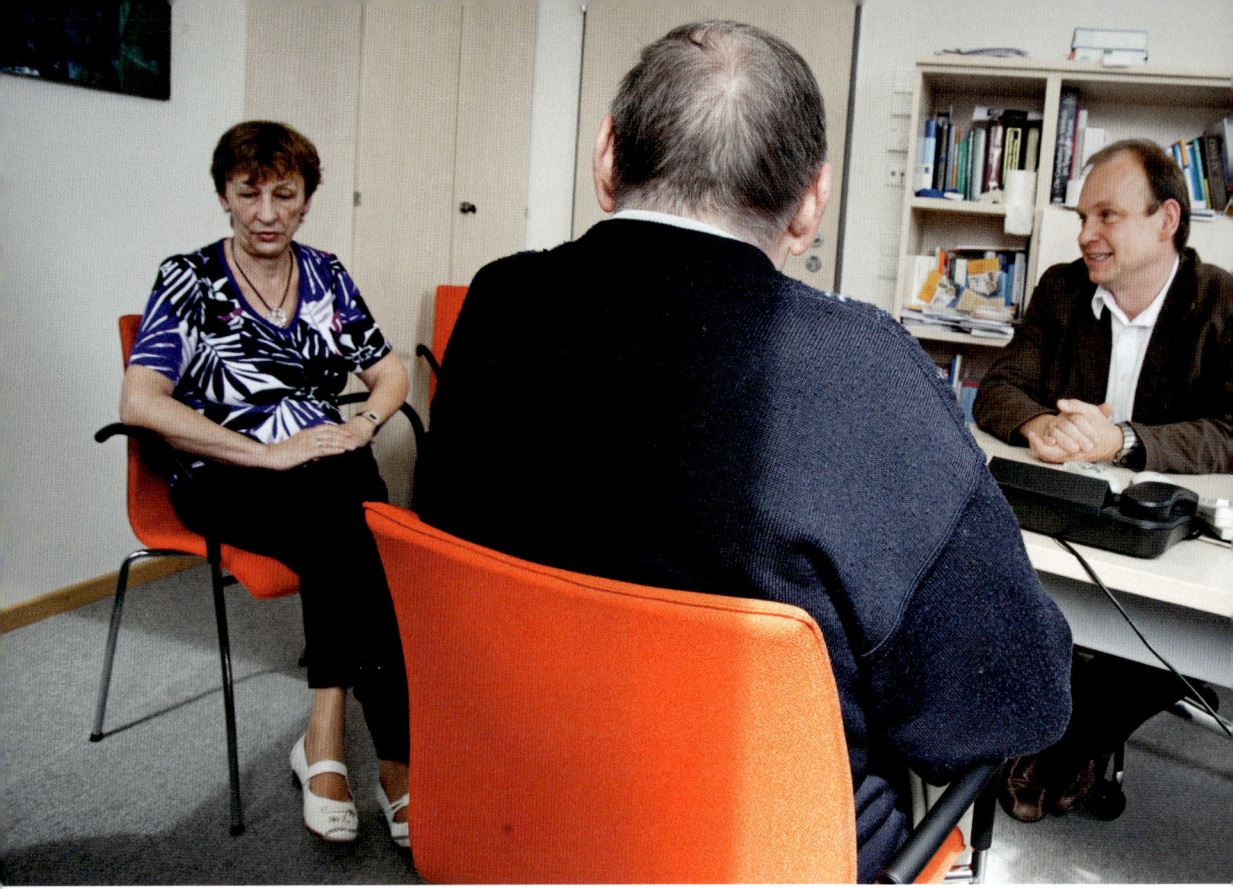

# Erste Anlaufstelle: der Hausarzt

Der Weg sollte als Erstes zum Hausarzt führen, denn gegenüber einem vertrauten Arzt ist die Hemmschwelle, über Einschränkungen und Ängste zu sprechen, niedriger. Der Hausarzt kennt die Betroffenen oft schon viele Jahre und kann aus seinen Erfahrungen heraus auch Veränderungen in deren Fähigkeiten und Befindlichkeiten gut einschätzen. Andererseits: Gerade dadurch, dass der Hausarzt den Betroffenen kennt, bewertet er die Veränderungen möglicherweise nicht zutreffend.

## Zu Beginn viele Fragen

Als Erstes wird Ihr Arzt eine gründliche Befragung (Anamnese) vornehmen. Er erkundigt sich, welcher Art die Beschwerden sind und wie lange sie schon bestehen. Sind sie eher schleichend aufgetreten oder „von einem auf den anderen Tag"? So können beispielsweise plötzlich auftretende Beschwerden wie Schwindel, Sehstörungen oder Taubheitsgefühle auch auf einen leichten Schlaganfall hinweisen, der aber keine dauerhaften Symptome hinterlassen hat und deshalb unbemerkt geblieben ist. Möglicherweise stellt der Arzt auch etwas heiklere Fragen, wie nach einem möglichen

Alkoholmissbrauch oder einer Medikamentenabhängigkeit (siehe S. 69). Hier sollte der Betroffene oder der Angehörige ehrlich sein, denn auch darin können Ursachen für demenzielle Beschwerden liegen.

Ebenso kommt die persönliche Lebenssituation des Patienten zur Sprache, sein allgemeines Befinden, wie er seinen Alltag gestaltet und welche Interessen und sozialen Kontakte er pflegt. Denn bedrückende Lebensumstände und Krisen, wie der Verlust eines nahestehenden Menschen, können sich auf die Psyche und in der Folge auch auf Konzentrations- und Denkvermögen auswirken.

## Nahestehende Menschen als Partner des Arztes

Es erleichtert die Situation, wenn der Betroffene selbst die Defizite an sich erkennen und formulieren kann. In vielen, wenn nicht den meisten Fällen sehen Demenzkranke ihre Probleme jedoch wenig realistisch. Sofern sie ihre Defizite überhaupt bemerken, neigen sie eher dazu, diese zu leugnen oder zu verharmlosen. Häufig spüren Betroffene zwar die Veränderungen, reden aber aus Schamgefühl nicht von sich aus darüber.

Umso wichtiger für die ärztliche Diagnose sind deshalb die Beobachtungen von nahestehenden Angehörigen ("Fremdanamnese"). Durch den ständigen Kontakt können sie am ehesten einschätzen, wie sich der Betroffene in der letzten Zeit verändert hat, und dem Arzt darüber berichten.

### Tipps für Angehörige

Angehörige sehen sich oft gezwungen, den Betroffenen gegen seinen Willen zum Arztgang zu motivieren. Gehen Sie dabei möglichst behutsam vor, denn viele Betroffene reagieren empfindlich auf Vorwürfe, da dies ihr Gefühl des Versagens noch verstärkt. Appellieren Sie lieber an noch vorhandene Fähigkeiten und Stärken und geben Ihrem Gefühl von Sorge Ausdruck, statt Druck auszuüben.

In vielen Fällen, so beobachten Ärzte und Psychologen, fällt es den an Demenz Erkrankten schwer, Schwächen und Ängste im Beisein von nahen Angehörigen auszusprechen. Es kann deshalb hilfreich sein, wenn Sie zunächst ohne den Betroffenen das Gespräch mit dem Hausarzt suchen. Bitten Sie den Arzt, das Thema beim nächsten Besuch des Patienten von sich aus bei dem Betroffenen anzusprechen.

Lebt der Betroffene allein, können auch die Beobachtungen von Nachbarn oder Freunden mit einbezogen werden. So wird klar, dass der Wohnungsschlüssel nicht „nur ein einziges Mal vergessen" wurde, sondern die Nachbarn mehrmals die Woche mit dem Ersatzschlüssel aushelfen mussten.

## Der Gesamteindruck entscheidet

Für den Arzt sind jedoch nicht nur die geschilderten Fakten von Bedeutung. Er beobachtet auch, wie der Patient die Fragen beantwortet und sich im Gespräch verhält. Kann er den Fragen folgen, sich längere Zeit konzentrieren? Drückt er sich klar aus, findet er ohne längeres Nachdenken die richtigen Wörter und bildet er verständliche Sätze? Unterscheidet er Wichtiges von Nebensächlichem, oder kommt er „vom Hundertsten ins Tausendste" und hat Mühe, beim Thema zu bleiben? Streut er laufend persönliche Erlebnisse aus seiner Kindheit und Jugendzeit in das Gespräch ein, statt auf die gerade gestellte Frage zu antworten? Macht er den Eindruck, durch das Gespräch überfordert zu sein?

### Das rät der Arzt

Angehörige oder Freunde, die den Betroffenen regelmäßig im Alltag erleben, sollten ihn möglichst zu den ärztlichen Untersuchungen begleiten. Vor dem Erstgespräch ist es hilfreich, sich auf mögliche Fragen des Arztes vorzubereiten:

- Was ist anders als früher? Dies können ganz verschiedene Dinge sein: Vergesslichkeit, Orientierungsprobleme, Auffälligkeiten in der Sprache, Verhaltensänderungen, Schlafstörungen, Inkontinenz.
- Seit wann bestehen die Beschwerden? Haben sie schleichend oder schlagartig begonnen? Sind sie gleichbleibend oder wechselnd?
- Gibt es bestimmte Situationen, in denen sie sich besonders bemerkbar machen oder verstärkt auftreten? Beispiele können sein: eine neue Umgebung, fremde Menschen, schwierige oder ungewohnte Aufgaben.
- Wie sieht die Ernährung des Betroffenen aus? Ist sie einseitig oder abwechslungsreich, regelmäßig oder unregelmäßig?
- Welche Medikamente benötigt der Patient? Nimmt er verschriebene Mittel wie Blutdrucksenker oder Diabetes-Medikamente nach Vorschrift ein?
- Hatte der Betroffene einen Unfall oder hat er sich bei einem Sturz den Kopf verletzt? Oder gibt es Vorerkrankungen?

## Altersvergesslichkeit oder Demenz?

Bereits während des Gespräches kann der Hausarzt schon oft eine erste Einschätzung darüber fällen, ob der Patient an einer „normalen" Altersvergesslichkeit leidet oder an einer Demenz:

Es handelt sich eher um eine „normale" Altersvergesslichkeit, wenn:
- Die Symptome im Alter von über 60 Jahre auftreten,
- die Probleme nur gelegentlich auftreten und meist verschwinden (Namen werden vergessen, fallen dem Patienten aber wieder ein),
- die Vergesslichkeit nur vorübergehend auftritt,
- der Patient sich durch Notizzettel und andere Merkhilfen behelfen kann,
- er sich schriftlich und mündlich klar äußern und auch Texte lesen und verstehen kann.

Um eine Demenz handelt es sich eher, wenn:
- Die Symptome im Alter von unter 60 Jahren auftreten,
- die Vergesslichkeit länger dauert und sich verschlimmert,
- die Schwierigkeiten häufiger auftreten und bestehen bleiben,
- der Patient die Vergesslichkeit nicht mehr mithilfe von Merkhilfen ausgleichen kann,
- er anderen gedanklich nicht mehr folgen und sich immer schlechter artikulieren kann.

Weiterhin wird der Arzt Depressionen von einer Demenz abgrenzen. Depressive Patienten sind oft antriebslos oder haben Stimmungsschwankungen. Eine Depression, die viele ältere Menschen befällt, zeigt sich vor allem durch folgende Hinweise:
- Der Patient leidet anhaltend unter einer niedergedrückten Stimmung,
- er erkennt den Verlust bestimmter geistiger Fähigkeiten wie Kopfrechnen,
- er versucht jedoch nicht, leistungsfähig zu bleiben,
- die Ausfallerscheinungen treten gerade am Anfang der Erkrankungen vermehrt auf.

Es handelt sich eher um eine Demenz als um eine Depression, wenn:
- Der Patient unter Stimmungsschwankungen leidet,
- er den Verlust bestimmter geistiger Fähigkeiten nicht als störend empfindet,
- er versucht, die Defizite zu überbrücken, zum Beispiel mit Notizzetteln,
- die Ausfallerscheinungen im Lauf der Erkrankung zunehmen.

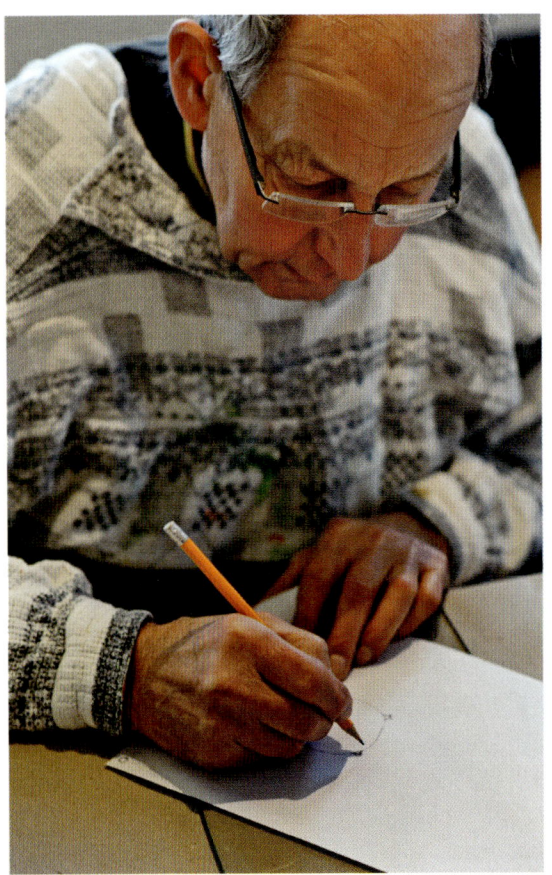

Häufen sich die Anzeichen auf eine Demenzerkrankung, kann der Hausarzt einfache Tests
wie den Uhrentest durchführen.

## Grunderkrankungen ausschließen

All diese Aspekte erlauben es dem Arzt, sich einen Gesamteindruck zu bilden und zu einer ersten Einschätzung zu kommen, ob die Beschwerden des Betroffenen auf eine Demenzerkrankung hindeuten. Denn genauso könnten auch anders gelagerte Erkrankungen für die gezeigten Symptome verantwortlich sein.

Um dies zu überprüfen, wird der Hausarzt zunächst eine gründliche körperliche Untersuchung vornehmen. Dabei wird er auch testen, ob die Bewegungskoordination gestört ist, ob es Lähmungserscheinungen oder Sensibilitätsstörungen gibt. Gezielte Blut- und Urinuntersuchungen schließlich geben Hinweise auf Entzündungen im Körper, mögliche Schilddrüsenstörungen oder eine eventuell vorliegende Mangelernährung, über mögliche Leber- und Nierenerkrankungen oder eine Blutarmut. Außerdem liefern sie Hinweise auf chronische Infektionen, die das Gehirn beeinträchtigen könnten – z. B. eine Borreliose. Viele Hausarztpraxen können auch ein Elektrokardiogramm (EKG) erstellen, das über die Herzfunktion Auskunft gibt und zusammen mit der Blutdruckmessung und einer Röntgenaufnahme des Brustkorbs Hinweise auf ernste Herz-Kreislauf-Erkrankungen liefert. Solche Störungen können zum einen zu Demenzsymptomen infolge Sauerstoffmangels führen, zum anderen aber auch zur Entstehung einer sogenannten gefäßbedingten Demenz beitragen.

Je nachdem, zu welcher Diagnose der Hausarzt kommt, wird er selbst weiterführende Maßnahmen vorschlagen oder den Betroffenen an einen Facharzt überweisen. Neurologen, Altersmediziner (Geriater), Psychiater oder eigens ausgebildete Psychologen sind darauf spezialisiert, herauszufinden, ob es sich bei den Beschwerden um eine Demenzerkrankung handelt, und wenn ja, um welche Form.

# Verschiedene Testverfahren

Die neuropsychologische Untersuchung dient dazu, den Verdacht auf Demenz zu bestätigen oder auszuschließen sowie die Art der Defizite festzustellen. Der Facharzt prüft verschiedene Leistungsbereiche des Patienten: Gedächtnis, Sprache und Aufmerksamkeit. Bestandteile der Untersuchung sind ein ausführliches Gespräch, meist in Anwesenheit oder unter Mitwirkung eines Angehörigen, und unterschiedliche Tests. Der Arzt achtet während der Testung auch auf das Verhalten des Patienten und die Art der Schwierigkeiten, um zum Beispiel eine Depression auszuschließen.

Für die verschiedenen Leistungsbereiche (Gedächtnisleistung, Sprache, logisches und abstraktes Denken, Urteilsvermögen etc.) gibt es unterschiedliche Tests, die von den Fachgesellschaften geprüft und standardisiert sind. Einfache Tests zur ersten Orientierung dauern nur zehn bis 15 Minuten und werden meist bei niedergelassenen Ärzten und Psychologen durchgeführt. Detaillierte und komplexere Tests nehmen mehrere Stunden in Anspruch und werden deshalb meist in neurologischen Praxen oder Spezialambulanzen von Kliniken durchgeführt. Eine umfassende Diagnose ersetzen sie jedoch nicht.

## Mini-Mental-Status-Test (MMST)

Der Mini-Mental-Status-Test umfasst 30 Aufgaben zu zeitlicher und räumlicher Orientierung, Merk-, Erinnerungs- und Rechenfähigkeit sowie Aufmerksamkeit. Der Arzt fragt zum Beispiel nach Datum, Wochentag, Straße und Stadt, oder es sollen einfache Gegenstände wie Armband oder Kugelschreiber benannt werden. Der Test hat sich bewährt und erlaubt eine erste Einschätzung einer möglichen Demenz. Er dauert zehn bis 15 Minuten. Die Punkteskala reicht von null bis 30. Je niedriger der Punktwert ist, desto größer ist die Einschränkung. Allerdings können auch Depressionen teilweise zu erheblichen Beeinträchtigungen der kognitiven Leistungen führen. Bei einer Demenz verschlechtert sich der Wert ohne Behandlung um etwa zwei bis drei Punkte pro Jahr.

## Test zur Früherkennung der Demenz mit Depressionsabgrenzung (TFDD)

Bei diesem Test, der etwa zehn bis 15 Minuten dauert, müssen beispielsweise Wortlisten sofort und zeitlich verzögert wiederholt und Anweisungen zum Ausführen bestimmter aufeinanderfolgender Bewegungen befolgt werden. Zusätzlich werden Demenz und Depressionen voneinander ab-

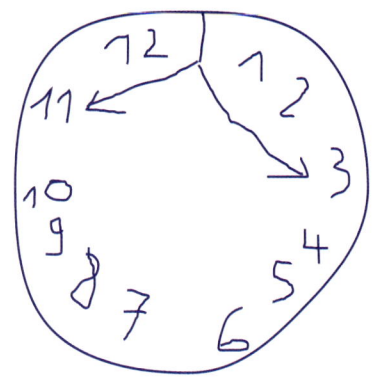

Uhren-Fehlzeichnung eines Demenzkranken

gegrenzt. Dabei helfen zehnstufige Skalen, in denen eine Fremd- und eine Selbstbeurteilung der Gemütslage zwischen den Extremen „ausgeglichen" und „schwer depressiv" erfolgt.

## Uhrentest

Hierbei soll der Patient in einen Kreis die Ziffern eines Ziffernblatts einzeichnen und anschließend die Zeiger so platzieren, dass die Uhr eine bestimmte Zeit anzeigt. Die Punkteskala reicht von einem Punkt (keine Einschränkung) bis zu sechs Punkten (starke Einschränkung). Der MMST und der Uhrentest erlauben es, in kurzer Zeit und mit wenig Aufwand eine Einschätzung des Demenzstatus vorzunehmen.

## ADAS-cog-Test

Dieser Test enthält Aufgaben zu Gedächtnis, Sprache und Orientierung. Er dauert etwa 45 Minuten, die erreichbare Punktzahl liegt zwischen null und 70 Punkten. Je höher der Punktwert ist, desto größer ist die Einschränkung. Bei dementen Patienten ohne Therapie steigt der Wert im Durchschnitt um 8–11 Punkte/Jahr.

## DemTect-Test

Zur Erfassung einer leichten kognitiven Beeinträchtigung ist der DemTect-Test dem Mini-Mental-Status-Test überlegen. Er besteht aus fünf Aufgaben: drei Gedächtnistests für Wörter und Zahlen, einer Aufgabe, bei der Zahlen in Zahlwörter und Zahlwörter in Zahlen umgewandelt werden sollen, und einer Aufgabe zur Wortflüssigkeit, bei der eine Minute lang beliebige Waren aus dem Sortiment eines Supermarkts genannt werden sollen. Der Test dauert sieben bis zehn Minuten. Es können maximal 18 Punkte erreicht werden. Unter Berücksichtigung des Alters (jünger oder älter als 60 Jahre) unterscheidet der Test zwischen einer „altersgemäßen Leistung", „leichter kognitiver Beeinträchtigung" und „Demenzverdacht".

## CERAD-Test

Die Testserie CERAD dient der Früherkennung und Beschreibung typischer kognitiver Symptome bei der Alzheimer-Demenz. Sie dauert etwa eine Stunde und besteht aus verschiedenen Elementen:

- Prüfung des Wortgedächtnisses: zehn Wörter einer Liste sofort nach dem Lesen abrufen, die Wörterliste später ohne nochmalige Präsentation wiederholt abrufen, späteres Wiedererkennen der zehn Wörter in einer Auswahl von 20 Wörtern;
- Prüfung des visuell-räumlichen Denkens: Abzeichnen von Kreis, Raute, zwei Vierecken und einem dreidimensionalen Würfel;
- Prüfung der Wortfindung: Benennung von 15 Objekten;
- Prüfung des figuralen Gedächtnisses: Spätabruf der zuvor gezeichneten Figuren;
- Prüfung der Wortflüssigkeit: Aufzählen von Tierarten in einer Minute;
- Mini-Mental-Status-Test.

## DAD-Test

Bei diesem Test füllt die betreuende Bezugsperson einen Fragebogen zu Alltagsfähigkeiten aus, wie Körperpflege, Essen, Kochen, Einkaufen, Telefonieren. Punkteskala: null (schlechtester Wert) bis 41 (bester Wert).

## NPI-Test

Der Test Neuropsychiatrisches Inventar (NPI) sieht vor, dass Angehörige und Betreuende Fragen zu Wahnideen, Halluzinationen, Aggressionen oder Störungen des Tag-Nacht-Rhythmus beim Patienten beantworten. Punkteskala: null (keine Auffälligkeiten) bis 144 (schwerste Störungen).

### Syndromkurztest (SKT)

Dieser Test überprüft die Gedächtnis- und Aufmerksamkeitsleistungen etwas ausführlicher. Er arbeitet eher spielerisch mit bunten Bildern und Spielsteinen, die Gegenstände darstellen bzw. Zahlen tragen. Sie sollen unter einem Zeitlimit benannt, geordnet oder wiedererkannt werden. Die Ergebnispunkte werden dann unter Einbeziehug von Alter und (zuvor getestetem) Intelligenzniveau in Normwerte umgerechnet.

## Apparative und labormedizinische Untersuchungsverfahren

Über Anamnese und Demenztests gewinnen die Ärzte einen ersten Eindruck, wie es um die Denk- und Gedächtnisleistungen des Betroffenen bestellt ist. Liegen eindeutige Defizite vor und sind diese nicht auf behebbare Grunderkrankungen zurückzuführen, erlauben verschiedene apparative Verfahren einen tieferen Blick in die Gehirnfunktionen. Blut- und Speichelproben geben Hinweis auf genetische Ursachen.

### Darstellung der Hirnaktivität durch EEG

Bei der Elektroenzephalografie (EEG) werden Elektroden auf der Kopfhaut befestigt, die die elektrische Aktivität der Hirnzellen messen. So erhält der Arzt ein direktes Bild der Hirnaktivität. Das Untersuchungsverfahren ist wenig belastend und lässt Störungen der Hirnfunktion, beispielsweise durch Epilepsien, Entzündungen oder Tumore, erkennen. Ergänzt werden kann das Ergebnis durch sogenannte visuell evozierte Potenziale (VEP). Dabei wird gemessen, wie das Gehirn auf optische Reize reagiert.

### Durchleuchtung des Gehirns durch bildgebende Verfahren

Eine besondere Rolle bei der Untersuchung von Demenzsymptomen spielen die bildgebenden Verfahren **Computertomografie (CT)** und **Magnetresonanztomografie (MRT),** auch Kernspintomografie genannt. Bei der Schädel-CT tasten Röntgenstrahlen das Gehirn in sehr dünnen Schichten ab. Auf den Bildern lassen sich Hirnblutungen, Tumoren oder auch die Zeichen eines akuten Schlaganfalls erkennen. Auch erweiterte Hirnkammern infolge eines Staus von Nervenwasser, der Abbau von Hirngewebe oder entzündliche Veränderungen werden in einem Computertomogramm sichtbar. Die MRT arbeitet mit Magnetfeldern und Radiowellen, nicht mit Röntgenstrahlen. Sie liefert im Vergleich zum CT eine detaillierte Darstellung auch

anderer Gewebetypen. Die Untersuchung dauert jedoch bis zu einer halben
Stunde, die der Patient in einer engen
Röhre verbringt. Auch die MRT-Unter-
suchung kann wichtige Informationen
für die Diagnose einer Demenz liefern,
etwa einen Rückgang von Hirngewebe
in bestimmten Hirnregionen. Laut der
aktuellen Empfehlungen für Ärzte soll
bei Patienten, die Symptome einer Demenz zeigen, das Gehirn mit einem MRT
oder einem CT untersucht werden. Zwar
lassen sich allein mit diesen Verfahren
einzelne Demenzformen nicht sicher
voneinander unterscheiden, aber in der
Zusammenschau aller Befunde tragen

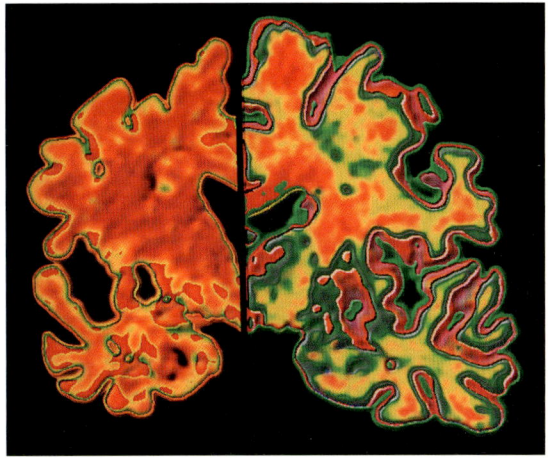

Computertomographischer Querssschnitt durch
ein gesundes (r.) Gehirn sowie das schon stark
verkleinerte eines Alzheimer-Patienten.

die beiden Methoden wichtige Hinweise bei. Außerdem sind CT und MRT
auch in der Frühdiagnostik ein wichtiger Baustein, um andere Krankheiten
des Gehirns (Blutungen, Tumoren etc.) aufzuspüren.

Der modernen Medizin stehen weitere bildgebende Verfahren zur Verfügung wie die **Positronen-Emissions-Tomografie (PET)** und die **Single-
Photon-Emissions-Computertomografie (SPECT)**. Sie machen Durchblutung und Stoffwechsel in den verschiedenen Hirnarealen sichtbar und
erlauben so Rückschlüsse auf eine Erkrankung. Die **funktionelle MRT
(fMRT)** zeigt den Grad der Durchblutung in den verschiedenen Hirnarealen
an, was ebenfalls Hinweise auf eine Funktionsstörung geben kann.

## Untersuchung des Hirnwassers

Da die Alzheimer-Demenz mit Ablagerungen bestimmter Eiweißstoffe
einhergeht, lassen sich bestimmte Abbauprodukte (beta-Amyloid-1-42 und
Gesamt-Tau) auch im Hirnwasser (Liquor) nachweisen. Lässt sich eine Demenz anhand der typischen Symptome (noch) nicht feststellen, kann eine
entsprechende Liquoruntersuchung hier Klarheit schaffen.

## Genetische Untersuchungen an Blut oder Speichel

Eine sehr seltene Form von Alzheimer ist genetisch bedingt, an ihr erkranken eher junge Menschen. Mit einem Gentest lässt sich herausfinden, ob
die Erkrankten entsprechende Erbanlagen in sich tragen. Ist dies der Fall,
besteht eine erhöhte Wahrscheinlichkeit, dass auch ihre Kinder an dieser

Alzheimer-Form erkranken. Vor diesem Hintergrund ist die Untersuchung heikel, weshalb Sie sich vorab ausführlich beraten lassen sollten. Wie bei allen Gentests können die Befunde für die Zukunft nur Wahrscheinlichkeiten beschreiben. Ist ein Kind Träger der Alzheimer-Gene, ist es dennoch möglich, dass die Krankheit nicht zum Ausbruch kommt, da Genaktivitäten auch Umwelteinflüssen wie Lebensstil, Ernährung etc. unterliegen. Ein Vorteil des frühen Wissens könnte darin liegen, schon in einem sehr frühen Stadium mit einer Behandlung zu beginnen.

## Wie sicher ist die Diagnose?

Eine eindeutige Alzheimer-Diagnose ist erst nach dem Tod des Betroffenen möglich, wenn die typischen Ablagerungen im Gehirngewebe durch Färben sichtbar gemacht werden können. Insofern kann jeder Alzheimer-Befund zu Lebenszeit nur eine Ausschlussdiagnose sein. Eine solche Diagnosestellung durch den Arzt setzt eine Obduktion des Verstorbenen voraus, die der Zustimmung der Angehörigen bedarf.

Die verschiedenen Diagnoseverfahren dienen deshalb vor allem dazu, heilbare Demenzformen auszuschließen, die umso wahrscheinlicher sind, je niedriger das Lebensalter des Patienten ist. Bei betagteren Menschen besteht umgekehrt die Gefahr, dass Ärzte die Diagnose Alzheimer-Demenz voreilig stellen, das heißt, ohne andere Ursachen zuvor umfassend ausgeschlossen zu haben.

Was Sie nach einer Diagnose auch bedenken sollten: Manches krankheitsbedingte Defizit mag für den einen nur einen kleinen Verlust an Lebensqualität bedeuten, für den anderen dagegen einen großen. Medizinische Befunde erfassen nicht die gesamte Lebenssituation eines Erkrankten. Auch der Arzt sollte dies bei seinen Behandlungsempfehlungen berücksichtigen.

### kurz + knapp

Spezialambulanzen (Memory-Kliniken) finden Sie vor allem in größeren Städten. Sie bieten Spezialsprechstunden zur Abklärung von Demenzerkrankungen und ermöglichen eine komplette neurologische und internistische Diagnostik mit Labortests und bildgebenden Verfahren. Ihr Ziel ist es, Hirnerkrankungen möglichst früh zu erkennen, von anderen Krankheiten abzugrenzen und eine Behandlung in die Wege zu leiten. Sie erhalten dort eine ausführliche Beratung, bei der die Diagnose erklärt und die Behandlungsmöglichkeiten besprochen werden. In einigen Memory-Kliniken finden Sie auch Zugang zu Selbsthilfegruppen bzw. Gesprächskreisen für Angehörige. Eine Überweisung bekommen Sie beim Hausarzt.

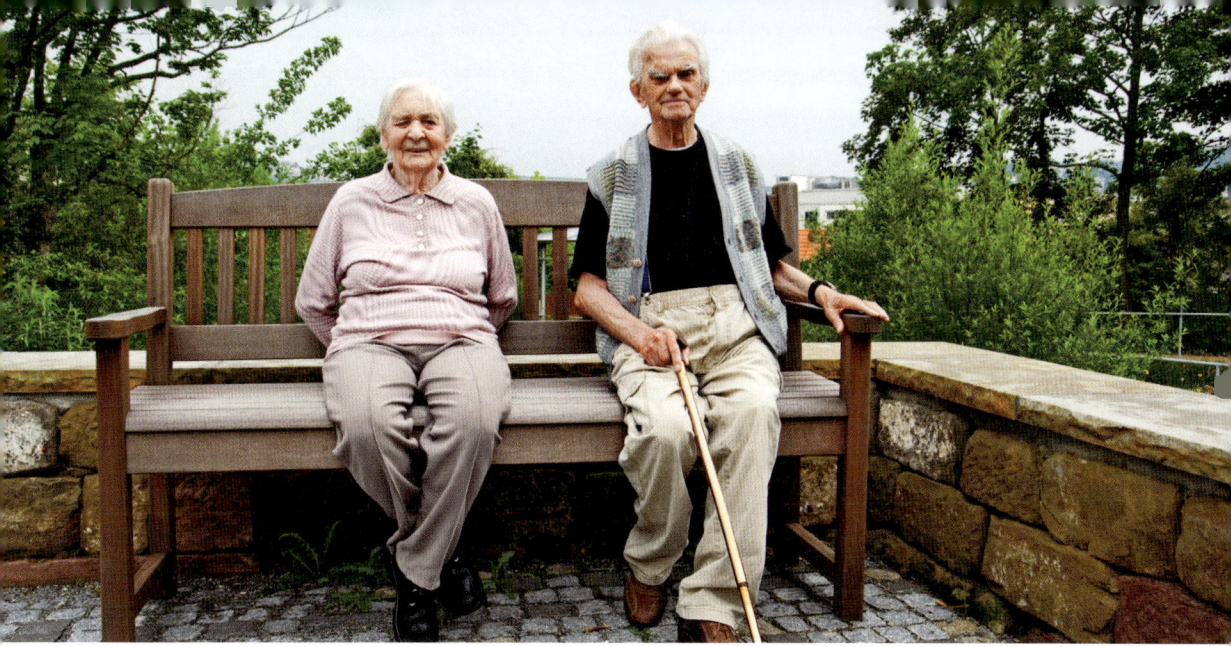

# Demenzen im Überblick: Welche Formen gibt es?

Die meisten Menschen denken bei dem Begriff Demenz an die Alzheimer-Krankheit. Doch sie ist nur eine Form der Demenz. Die Medizin unterscheidet mehr als 50 Erkrankungen, die demenzielle Symptome auslösen können.

Sprechen Mediziner von einer Demenz, so ist damit keine eigenständige Krankheit gemeint. Man versteht darunter vielmehr einen Komplex von Symptomen, dem ganz unterschiedliche Ursachen zugrunde liegen können. So verursachen zerstörerische Eiweißstoffe oder Durchblutungsstörungen im Gehirn, aber auch chronische Vergiftungen durch Alkohol oder ein massiver Vitaminmangel demenzielle Symptome.

Um Ordnung in die Vielfalt der Demenzen zu bringen, benutzen Neurologen verschiedene Oberbegriffe. Ist von einer primären („erstrangigen") Demenz die Rede, so ist das Gehirngewebe selbst Ausgangspunkt der Symptome, es liegt also eine hirnorganische Ursache vor. Dies ist zum Beispiel bei der Alzheimer-Krankheit oder der vaskulären Demenz der Fall. Die Medizin kann hier nicht heilen, sondern im Idealfall nur den Verlauf der Erkrankung verlangsamen und die Beschwerden mildern.

Eine sekundäre („zweitrangige") Demenz dagegen ist die Folge anderer Grunderkrankungen oder Störungen, wie beispielsweise einer Schilddrüsenunterfunktion. Findet der Arzt den Auslöser, sind diese Demenzformen in vielen Fällen heilbar und werden deshalb auch als reversibel („umkehrbar") bezeichnet.

# Primäre Demenzen

Primäre Demenzen bilden mit etwa 90 % der Erkrankungsfälle den Hauptanteil aller Demenzformen. Zu ihnen gehören die degenerativen („abbauenden") Demenzen, wie die Alzheimer-Krankheit, und die vaskulären (gefäßbedingten) Demenzen. In beiden Fällen, wenn auch durch unterschiedliche Prozesse, kommt es zu einem Verlust an Nervenzellen in verschiedenen Hirnregionen und damit verbunden zu einem Abbau von kognitiven Leistungen, wie Denk- und Sprachfähigkeit oder Gedächtnis- und Orientierungsvermögen.

## Morbus Alzheimer

Die Alzheimer-Krankheit, auch als Morbus Alzheimer oder Demenz vom Alzheimer-Typ (DAT) bezeichnet, ist die bei Weitem häufigste Demenzform. Sie bedeutet einen schleichend ablaufenden Untergang von Nervenzellen und ihrer Verbindungen im Gehirn. Damit einher geht ein Rückgang der Hirnmasse, und zwar besonders jener Bezirke, die für unser Gedächtnis und unsere Denkfähigkeit zuständig sind.

Trotz einiger Jahrzehnte intensiver Forschung sind die Ursachen der Krankheit noch lange nicht hinreichend geklärt. Nicht zuletzt deshalb gibt es auch noch keine Medikamente zur Vorbeugung oder Heilung.

## kurz + knapp

**Primäre Demenzen:**
Demenzarten, die durch direkte Hirnschädigung bedingt sind.

**Sekundäre Demenzen:**
Demenzarten, die Folgeerscheinungen anderer Krankheiten – wie Alkoholmissbrauch oder Vitamin-B$_{12}$-Mangel – sind.

## Vaskuläre Demenz

Die vaskuläre oder gefäßbedingte Demenz gilt als zweithäufigste Demenz nach Morbus Alzheimer. Ausgelöst wird sie durch Durchblutungsstörungen im Gehirn, zum Beispiel als Folge von Blutgerinnseln, die die hirnversorgenden Blutgefäße verstopfen. Dies verursacht eine Unterversorgung mit Sauerstoff und Nährstoffen und führt zu einem Absterben der betroffenen

## Das rät der Arzt

Für eine vaskuläre Demenz gibt es zahlreiche Risikofaktoren. Sie können selbst dazu beitragen, das Erkrankungsrisiko zu reduzieren:

- Lassen Sie regelmäßig Ihren Blutdruck messen, z.B. in der Apotheke. Liegt der Wert dauerhaft über dem Optimalbereich von 130/80 mmHg, ist ein Arztbesuch notwendig.
- Besonders gefährdet sind Sie, wenn bei Ihnen Erkrankungen der Herzkranzgefäße, eine Herzmuskelschwäche oder Herzrhythmusstörungen vorliegen. In diesem Fall ist eine regelmäßige ärztliche Kontrolle erforderlich.
- Beugen Sie zu hohen Cholesterin- und Blutzuckerwerten vor. Meiden Sie tierische Fette und Süßigkeiten, bevorzugen Sie ballaststoffreiche Lebensmittel wie Vollkornprodukte, Gemüse und Obst.
- Bauen Sie Übergewicht ab.
- Trinken Sie Alkohol nur gelegentlich und in Maßen.
- Verzichten Sie möglichst ganz auf das Rauchen.

Gehirnbereiche, also zu Hirninfarkten. Diese können mit bildgebenden Verfahren diagnostiziert werden. Je größer das geschädigte Hirnareal ist, umso ausgeprägter sind die Symptome. Typischerweise beginnt eine vaskuläre Demenz eher plötzlich. Deshalb nehmen die Erkrankten ihre Einbußen häufig bewusst wahr und leiden stark darunter. Die Symptome ähneln mit Gedächtnisdefiziten und Orientierungsstörungen prinzipiell denen der Alzheimer-Demenz. Besonders ausgeprägt sind hier jedoch schon früh die Sprachprobleme: Der Erkrankte stoppt oft mitten im Sprechen ab und sucht lange nach dem richtigen Wort. Hinzu kommen Störungen der Bewegungskoordination, der Gang ist unsicher und daher die Sturzgefahr groß. Typisch für die vaskuläre Demenz ist zudem die starke Wechselhaftigkeit. An einem Tag lässt sich eine rapide Verschlechterung beobachten, bald darauf jedoch wieder eine Stabilisierung und sogar Verbesserung der Beschwerden – bis plötzlich wieder eine Verschlechterung eintritt.

Die Therapie einer vaskulären Demenz muss sich darauf beschränken, die zahlreichen Risikofaktoren einzudämmen und die Arterienverkalkung („Arteriosklerose") als zugrunde liegende Krankheit zu behandeln. Dazu verschreibt der Arzt zum Beispiel blutdrucksenkende Mittel, in manchen Fällen auch Medikamente, die das Blut verdünnen. Bereits zerstörtes Hirngewebe lässt sich jedoch nicht mehr wiederherstellen. Je früher also mit einer Behandlung begonnen werden kann, um so erfolgreicher ist sie.

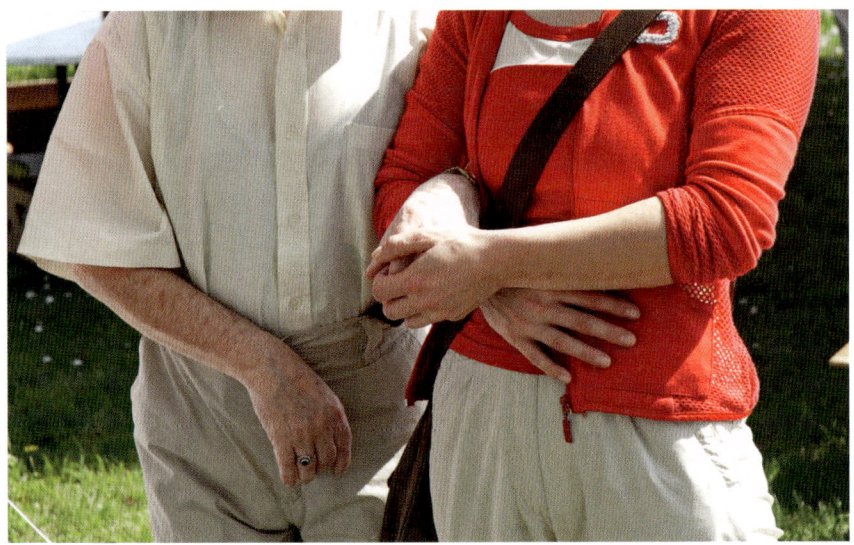

Bei der Parkinson-Krankheit kann zusätzlich eine Demenz auftreten.
Erkrankte benötigen dann Hilfe beim Gehen.

## Parkinson-Demenz

Menschen, die an Parkinson erkranken, leiden an charakteristischen Bewegungsstörungen, wie einer konstant vorgebeugten Haltung, einem kleinschrittigen, starr wirkenden Gang und einem Dauerzittern von Händen und Beinen auch im Ruhezustand. Bei der Parkinson-Erkrankung kommt es aus bislang nicht bekannten Gründen zu einem Absterben spezieller Gehirnzellen in der Substantia nigra („schwarze Substanz"), die den Nervenbotenstoff Dopamin produzieren. Der Dopamin-Mangel führt wiederum zu einem relativen Übergewicht anderer Botenstoffe, wie Acetylcholin und Glutamat.

Weniger bekannt ist, dass etwa ein Drittel der Parkinson-Patienten im höheren Alter oder im fortgeschrittenen Stadium der Krankheit eine Demenz entwickeln. Ähnlich wie bei der Alzheimer-Erkrankung gehören Gedächtnisstörungen, Desorientiertheit und Verwirrtheitszustände zu den Symptomen. Häufiger und früher als Alzheimer-Patienten leiden Parkinson-Kranke jedoch an Sprachproblemen, Verhaltensstörungen, Apathie und Veränderungen der Persönlichkeit. Die Erstsymptome sind jedoch mit Bewegungsstörungen immer körperlicher Natur.

Zur Therapie der Demenzsymptome bei Parkinson sind Cholinesterasehemmer zugelassen, wie sie auch bei Morbus Alzheimer als Antidementiva zum Einsatz kommen. Sie sollen helfen, die kognitiven Leistungen sowie die Alltagsfähigkeiten aufrechtzuerhalten. Allerdings sind nicht alle Antidementiva für Parkinson-Kranke geeignet, da sie die motorischen Symptome verschlechtern können. Ebenso muss der behandelnde Arzt darauf achten, dass Mittel gegen die körperlichen Parkinson-Symptome wiederum Verwirrtheit, Desorientiertheit und Halluzinationen als Nebenwirkung haben können. Die Medikation muss deshalb besonders sensibel erfolgen.

## Mischformen

Im fortgeschrittenen Lebensalter besteht ein erhöhtes Risiko, an einer neurodegenerativen Krankheit zu erkranken, bei der die Nervenzellen im Gehirn absterben. Die Wahrscheinlichkeit, dass verschiedene Krankheitsursachen die Demenzsymptome gleichzeitig hervorrufen, ist deshalb hoch. So sind

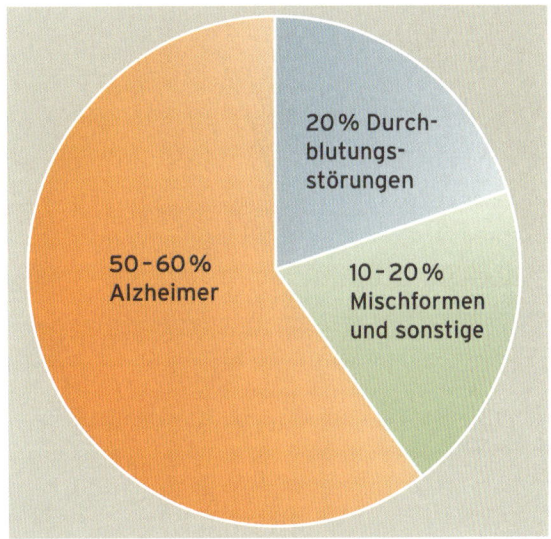

Geschätzte Verteilung der Ursachen von primärer Demenz. Die Zuordnung ist im Einzelfall schwierig bis unmöglich und Mischformen sind häufig.

Mischbilder aus vaskulärer Demenz und Morbus Alzheimer oder auch von Alzheimer mit Parkinson nicht selten. Das Zusammentreffen erschwert zum einen die Diagnostik. Zum anderen besteht bei den Mischformen die Gefahr, dass sich die Symptome gegenseitig verstärken. So werden die Defizite durch eine Alzheimer-Demenz noch ausgeprägter, wenn im Gehirn außerdem stumme Infarkte oder ein Schlaganfall auftreten. Um einen sinnvollen Therapieplan aufzustellen, muss der behandelnde Arzt versuchen, die verschiedenen Einzelursachen aufzuspüren und getrennt zu betrachten.

## Seltene Demenzen

Neben der Alzheimer-Krankheit als häufigster Demenzform gibt es noch verschiedene andere Demenztypen, die unmittelbar im Gehirn entstehen, aber nur sehr selten auftreten.

**Lewy-Körperchen-Demenz:** Sie trägt ihren Namen nach winzigen rundlichen Ablagerungen im Gehirngewebe, die aus einem bestimmten Eiweiß bestehen. Sie treten häufig zusätzlich zu Alzheimer- und Parkinson-typischen Gehirnveränderungen auf. Die Symptome ähneln denen beider Erkrankungen, allerdings bleiben die Gedächtnisleistungen länger erhalten. Im Gegensatz zur Parkinson-Demenz treten geistige Defizite sehr zeitnah zu den Bewegungsstörungen auf. Auch stürzen die Erkrankten oft, ohne dass es eine erkennbare äußere Ursache gibt.

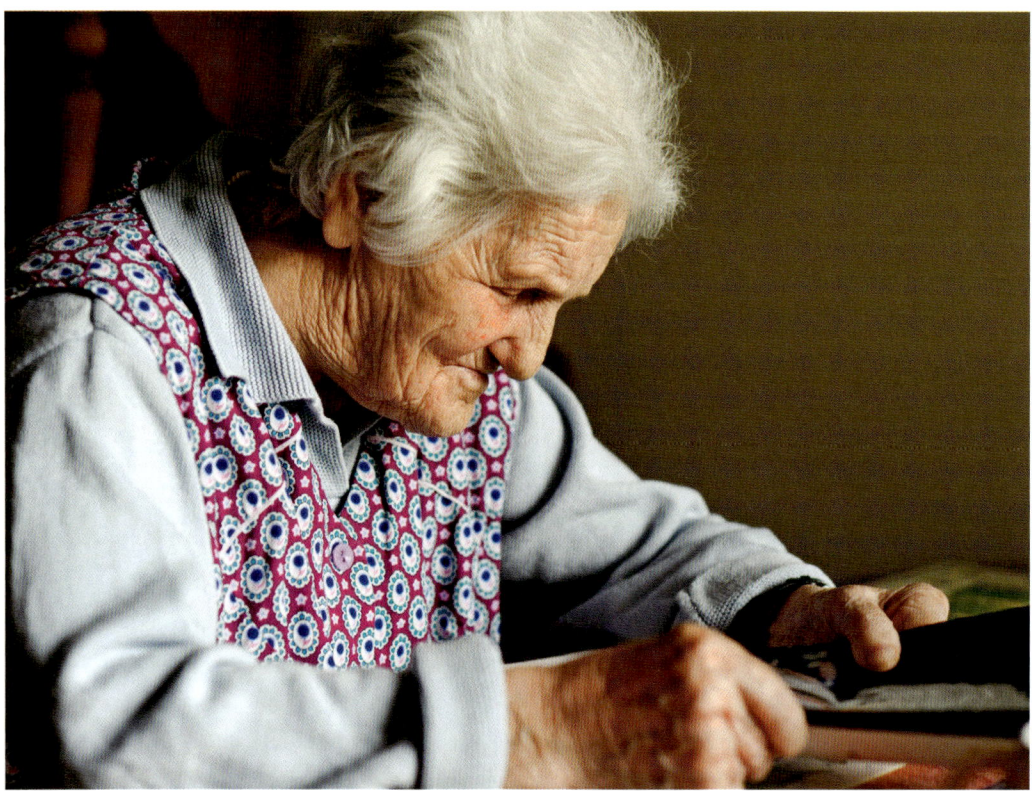

Nach der Erstdiagnose vor fünf Jahren genießt es die ehemalige Gastwirtin in hohem Alter, auf das Essen zu warten. Von ihrer Dienstkleidung, der Schürze, lässt sie sich nicht abbringen.

**Frontotemporale Demenz:** Diese Demenzform wird nach ihrem Entdecker auch als Morbus Pick bezeichnet. Die Krankheit beginnt oft schon in den mittleren Lebensjahren und entwickelt sich schleichend. Betroffen sind mit dem Stirn- bzw. Schläfenlappen jene Hirnbezirke, die für Verhalten, Sprache und Gefühlsleben verantwortlich sind. Die Hauptsymptome sind deshalb Persönlichkeitsveränderungen, Antriebsverlust und eine Verödung der Sprache, während Gedächtnis und Orientierungsfähigkeit relativ lange intakt bleiben. Eine medikamentöse Behandlungsmöglichkeit gibt es nicht. Im fortgeschrittenen Stadium benötigen die Erkrankten eine intensive Dauerpflege.

**Creutzfeldt-Jakob-Krankheit:** Sie erlangte mit dem Rinderwahnsinn in den 1980er-Jahren eine gewisse Bekanntheit. Obwohl sie weltweit auftritt, handelt es sich um eine sehr seltene Erkrankung, die jedoch rasch voranschreitet und immer tödlich endet. Verursacht wird sie durch virusähnliche Eiweißpartikel, sogenannte Prionen. Sie befallen die Hirnrinde und zerstören das Gewebe, das in der Folge eine schwammartige Beschaf-

## *Das rät der Arzt*

Ältere Menschen sind manchmal verwirrt oder orientierungslos. Hierfür kann es auch harmlose Ursachen geben:

- Der Betroffene leidet unter Flüssigkeitsmangel. Vor allem ältere Menschen haben oft kein Durstempfinden mehr und trinken viel zu wenig. Achten Sie deshalb darauf, etwa eineinhalb bis zwei Liter pro Tag zu trinken, solange keine medizinischen Gründe dagegensprechen.
- Ebenso kann ein Zustand der Unterzuckerung durch ungenügende Nahrungszufuhr zu Verwirrtheit führen.
- Diabetiker, deren Blutzucker nicht richtig eingestellt ist, können schnell eine Unter- oder Überzuckerung erleiden. In beiden Fällen kann es zu Gedächtnis- und Verhaltensstörungen kommen. Sie sollten dann mit dem behandelnden Arzt eine Therapieänderung besprechen.
- Verwirrtheit kann auch als Nebenwirkung einiger Medikamente vorkommen. Haben Sie neue Medikamente eingenommen oder die Dosierung verändert? Nehmen Sie die Mittel nach Vorschrift ein?
- Auch eine Vergiftung mit Alkohol oder anderen Drogen kann zu demenzähnlichen Symptomen führen.
- Können Sie Ursachen dieser Art ausschließen, muss an eine Hirnerkrankung gedacht werden. Suchen Sie in diesem Fall einen Arzt auf!

fenheit annimmt. Die ersten Anzeichen sind Persönlichkeitsveränderungen, Konzentrationsschwierigkeiten, Gedächtnis- und Koordinationsstörungen. Später kommen Sprach-, Seh- und Gehstörungen hinzu. In der Spätphase, die nach nur wenigen Monaten eintritt, leiden die Erkrankten an einer ausgeprägten Demenz und sind vollkommen pflegebedürftig.

## Sekundäre Demenzen

Etwa 5–10 % aller Demenzen sind heilbar, schätzen Mediziner. Denn nicht nur hirnorganische Ursachen, sondern auch Stoffwechsel- und Infektionskrankheiten, Medikamente oder eine Mangelernährung können demenzielle Symptome auslösen. Diese Grunderkrankungen werden jedoch gerade bei älteren Menschen unterschätzt. Dabei kann ihre Diagnose und Behandlung zu einer kompletten Heilung führen, unbehandelt können sie jedoch zu irreparablen Schäden führen.

## Demenz aufgrund einer Stoffwechselstörung

„Entgleist" der Stoffwechsel, kann sich dies auf die Gehirnfunktion auswirken.

**Schilddrüsenunterfunktion:** Produziert zum Beispiel die Schilddrüse nicht genug des Hormons Thyroxin, laufen alle Körperfunktionen „auf Sparflamme". Es kommt zu einer Minderversorgung aller Organe mit Nährstoffen und Sauerstoff, die das energiebedürftige Gehirn jedoch in besonderem Maß betrifft.

Während eine Schilddrüsenunterfunktion bei jungen Menschen typische körperliche Symptome wie einen langsamen Puls, leichtes Frieren oder Verstopfung nach sich zieht, sind die Beschwerden im Alter eher diffus. So leiden ältere Menschen oft unter einer allgemeinen Verlangsamung des Denkens oder auch der Sprache. Ihr Gedächtnis lässt nach, ebenso die Fähigkeit, sich über eine längere Zeitspanne zu konzentrieren. Der Arzt kann eine Fehlfunktion der Schilddrüse leicht anhand von Blutuntersuchungen und Ultraschallmessungen erkennen. Hormonpräparate führen in den meisten Fällen zu einer raschen Besserung.

**Diabetes mellitus:** Eine Zuckererkrankung, die unerkannt oder nicht richtig mit Medikamenten eingestellt ist, kann im Körper Zustände der Über- oder Unterzuckerung auslösen. Besonders im akuten Fall kann dies zu Gedächtnis- und Verhaltensstörungen führen. Normalisieren sich die Blutzuckerwerte wieder, indem die Betroffenen zum Beispiel Traubenzucker zu sich nehmen oder die richtige Insulindosis spritzen, verschwinden auch die Störungen. Langfristig gesehen gehört Diabetes auch zu den Risikofaktoren einer vaskulären Demenz.

**Wilson-Krankheit:** Sie ist eine erblich bedingte Stoffwechselstörung, bei der die Nieren nicht mehr in der Lage sind, Kupfer auszuscheiden. In der Folge lagern sich die Kupferteilchen im Lebergewebe ab und verteilen sich von dort aus mit dem Blut. Ähnlich wie eine Vergiftung mit Schwermetallen aus der Umwelt verursacht dies neurologische Störungen, wie Sprach- und Schreibdefizite, Einschränkungen der geistigen Leistung und motorische Ausfälle. Der Arzt kann eineKupferanreicherung in Blutuntersuchungen erkennen und mit Medikamenten behandeln.

## Alkoholenzephalopathie

Ein exzessiver und langjähriger Alkoholmissbrauch schädigt auch das Gehirn. Im fortgeschrittenen Zustand sprechen Mediziner von einer Alkoholenzephalopathie. Sie äußert sich in Symptomen, die an eine Alzheimer-Demenz erinnern, wie einer stark verminderten Denkleistung, Orientierungs- und Gedächtnisproblemen. Wird jedoch strikt auf den

Alkoholkonsum verzichtet, kann sich die Demenz zurückbilden – vorausgesetzt, die Hirnzellen sind noch nicht unwiederbringlich zerstört. Dies gilt auch für das Wernicke-Korsakow-Syndrom. Es wird durch einen massiven Mangel an Vitamin $B_1$ (Thiamin) verursacht, den vor allem Alkoholiker entwickeln. Hierdurch treten Verwirrtheit, Augenbewegungsstörungen und Bewegungsprobleme auf. Doch auch in diesem Fall können absolute Alkoholabstinenz sowie gezielte Vitamininfusionen helfen. Unbehandelt verläuft die Erkrankung oft tödlich.

## Medikamentenabhängige Demenz

Eine nicht zu unterschätzende Wirkung auf das Gehirn haben auch viele gängige Medikamente. Ein besonders hohes Risiko bergen dabei Schlaf- und Beruhigungsmittel aus der Wirkstoffgruppe der Benzodiazepine. In hoher Dosierung und bei langfristiger Anwendung führen sie zu Gedächtnisstörungen und Problemen mit Konzentration und Aufmerksamkeit. Doch auch andere Medikamente verzögern den Zugriff auf das Gedächtnis und behindern Lernvorgänge. Dazu gehören Medikamente gegen Epilepsie und verschiedene Mittel gegen Allergien und Blasenschwäche, die über das vegetative Nervensystem wirken. Ebenso können Schmerz- und Blutdruckmittel, Herz- und Magenmedikamente sowie Mittel gegen Asthma die Funktion von Gehirn und Nervensystem empfindlich stören. Werden die Medikamente unter ärztlicher Aufsicht langsam abgesetzt und die Gedächtnisstörungen verschwinden, handelt es sich um Nebenwirkungen dieser Medikamente und nicht um eine Demenzerkrankung.

### kurz + knapp

Etliche Medikamente können demenzähnliche Symptome auslösen. Die Gefahr erhöht sich, wenn

- Sie im fortgeschrittenen Alter sind. Ihr Körper baut viele Stoffe langsamer ab, sodass sie länger und stärker wirken,
- Sie mehrere Medikamente gleichzeitig einnehmen. Diese können sich in ihrer Wirkung gegenseitig verstärken,
- Sie eine höhere Dosierung oder ein neues Mittel einnehmen müssen.

Haben Sie den Verdacht, dass eines Ihrer Medikamente Gedächtnis und Denkleistungen beeinträchtigt, dann setzen Sie rezeptpflichtige Medikamente nicht abrupt und eigenmächtig ab, sondern sprechen Sie mit Ihrem Arzt über Ihren Verdacht. Er kann Nutzen und Risiken der Mittel einschätzen und Ihnen gegebenenfalls ein Ersatzpräparat verschreiben.

## Demenz aufgrund von Mangelernährung

Ältere Menschen leiden häufig unter Appetitlosigkeit und haben Probleme mit dem Kauen und Schlucken. Sie essen zu wenig oder bevorzugen leicht zu kauende Nahrungsmittel wie weiches Brot oder Kuchen. Eine einseitige Ernährung kann jedoch zu einem Defizit an wichtigen Nährstoffen und Vitaminen führen. Betroffen ist davon vor allem die Versorgung mit den B-Vitaminen, die für das Nervensystem besonders wichtig sind.

Achten Sie deshalb auf frühe Anzeichen: Zungenbrennen, Missempfindungen und Sensibilitätsstörungen in Händen und Füßen können auf einen solchen Mangel hinweisen. Demenzsymptome entwickeln sich erst spät und ähneln dann den Alzheimer-Symptomen. Durch Vitamin-$B_{12}$-Spritzen bzw. eine ausgewogene Ernährung gehen sie aber rasch und vollständig zurück.

## Demenz nach Infektionen und Entzündungen

Demenzielle Symptome können auch durch entzündliche Prozesse im Gehirn hervorgerufen werden. Am häufigsten gehen sie auf verschleppte Infektionen durch Viren zurück. So können zum Beispiel Herpesviren eine Hirnentzündung (Enzephalitis) auslösen, deren Symptome von leichten Gedächtnisproblemen bis hin zu schweren Demenzerscheinungen reichen. Als weitere Auslöser einer Gehirnentzündung kommen Autoimmunprozesse wie bei der Multiplen Sklerose, aber auch sexuell übertragbare Krankheiten wie eine HIV- oder Syphilisinfektion infrage.

Der Patient erhält hochdosierte Antibiotika bei einer bakteriellen Infektion bzw. bei Viren ein Mittel, das deren Wachstum hemmt. Sind diese Therapien erfolgreich und ist das Gehirn noch nicht zu stark geschädigt, können sich entzündungsbedingte Demenzsymptome wieder zurückbilden.

## Normaldruck-Hydrozephalus

Eine oft unterschätzte Ursache von Demenzsymptomen ist der Altershirndruck, auch als Normaldruck-Hydrozephalus (NPH) bezeichnet. Bei den Erkrankten ist der Abfluss des Nervenwassers aus den Hohlräumen des Gehirns gestört. Das Nervenwasser in den Hirnkammern staut sich, drückt die Gehirnsubstanz zusammen und löst so Demenzsymptome aus. Für den Altershirndruck besonders typisch ist das gemeinsame Auftreten von drei Anzeichen, die auch Angehörige gut beobachten können: Einbußen wie Vergesslichkeit und Aufmerksamkeitsprobleme, Gangstörungen (langsames, kleinschrittiges Gehen) und die Unfähigkeit, den Harn zu halten (Inkontinenz).

Auf einem Computer- oder Kernspintomogramm lässt sich der Alters-hirndruck gut erkennen. Führt eine Lumbalpunktion, bei der eine kleine Menge Nervenwasser abgeleitet wird, zu einer deutlichen Verbesserung, wird der Arzt einen operativen Eingriff empfehlen.

## Demenz nach Schädel-Hirn-Verletzungen

Auch Verletzungen des Schädels können zu einer Funktionsbeeinträchti-gung des Gehirns und zu Demenzsymptomen führen. Treten die Störun-gen unmittelbar nach einem Sturz oder einem anderen Unfall auf, ist die Einordnung für den Arzt leicht, und eine Operation kann möglicherweise Abhilfe schaffen. In weniger schweren Fällen können die Unfallfolgen je-doch unbemerkt bleiben und sich erst nach einiger Zeit auswirken. Dies gilt besonders für Blutungen im Raum zwischen Gehirn und Schädelknochen. Sie gelten als heimtückisch, da sie das Hirngewebe schleichend schädigen und zum Teil erst nach Wochen und Monaten zu Gedächtnisstörungen führen.

## Demenz aufgrund von Hirntumoren

Ähnlich verhält es sich auch bei langsam wachsenden Tumoren, unabhängig davon, ob sie gut- oder bösartig sind. Tumore lassen sich mit bildgebenden Verfahren gut erkennen. Werden sie rechtzeitig entdeckt, können mit ihrer Entfernung auch die Demenzsymptome zurückgehen.

## Demenz aufgrund von Depressionen

Nicht nur organische Erkrankungen, auch Störungen der Psyche kön-nen die geistige Leistung stark beeinträchtigen. So kann eine Depression schwere Konzentrationsstörungen, Denkblockaden und Entscheidungs-schwierigkeiten hervorrufen – Symptome also, die gerade bei älteren Patienten leicht mit denen einer Demenzerkrankung verwechselt werden. Mediziner sprechen deshalb auch von einer „Pseudodemenz".

Zur sicheren Unterscheidung der beiden Krankheiten sind spezielle Untersuchungen wie der TFDD-Test unerlässlich. Er hilft, Demenz und Depression voneinander abzugrenzen. Besonders schwierig ist eine Diagnose dann, wenn der Patient sowohl an einer Demenz als auch an einer Depression erkrankt ist.

# Richtiges Begleiten: Wie können Angehörige schon jetzt helfen?

Mit Fortschreiten der Erkrankung werden die sprachliche Ausdrucksfähigkeit und das Wortverständnis beeinträchtigt. Die Betroffenen haben zunehmend Probleme, sich zu orientieren, Situationen richtig einzuschätzen und alltägliche Verrichtungen zu planen und auszuführen. Sie benötigen immer stärkere Unterstützung zur Bewältigung ihres Alltags.

Angehörige fragen sich jetzt schon, wie Sie dem Betroffenen in der frühen Phase der Erkrankung am besten helfen, wenn die Beeinträchtigungen nur leicht ausgeprägt sind. Ist es sinnvoll, Fehler zu korrigieren und falsche Behauptungen richtig zu stellen? Sollten sie Konflikte vermeiden? Wie sieht eine hilfreiche Unterstützung im Alltag aus? Sollten sie dem Betroffenen möglichst viel von dem abnehmen, was ihm schwerfällt? Oder stärken sie ihn, wenn sie ihn zur Arbeit motivieren? Helfen Gedächtnistraining oder Sprachübungen?

Die erkrankte Großmutter (2.v.l.) genießt die Unterstützung durch den Familienverbund.

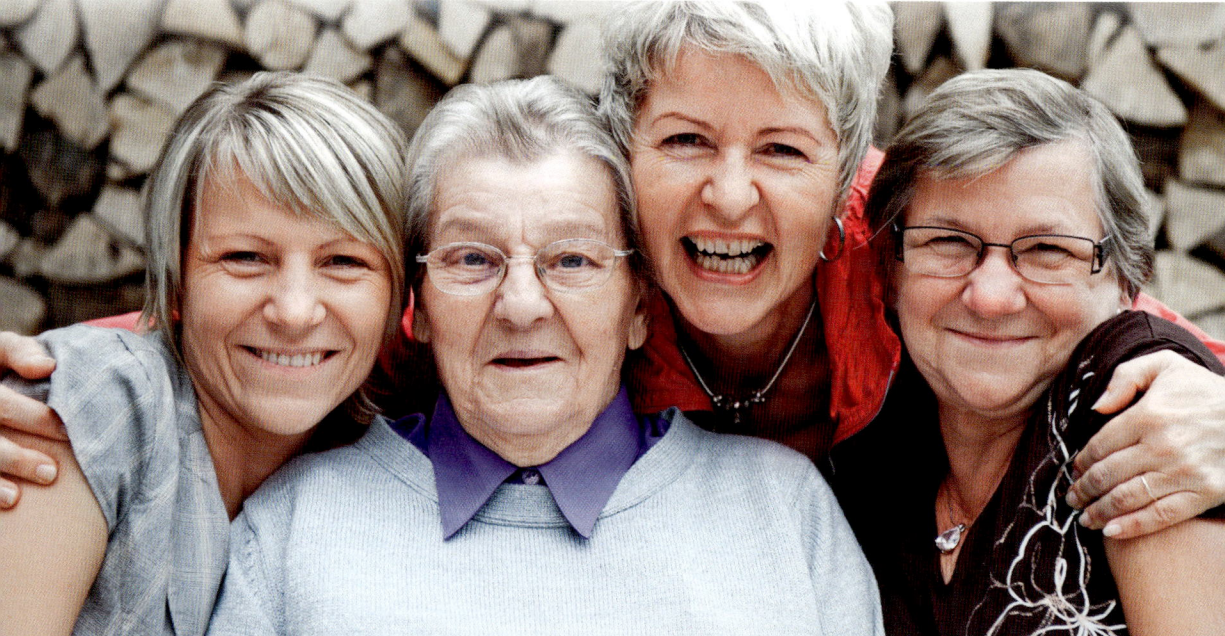

Die Antwort auf diese Fragen lautet: Hilfreich ist die Art von Hilfe, die es dem Betroffenen ermöglicht, sich an die Krankheitsfolgen anzupassen. So wie jeder Mensch sind auch Demenzkranke darum bemüht, sich ihr Selbstwertgefühl und Selbstverständnis zu erhalten. Den Betroffenen darin zu unterstützen – es handelt sich hier um die sogenannte Selbsterhaltungstherapie (SET) –, ist hilfreicher, als der Versuch, endgültig verloren gegangene Fähigkeiten zu trainieren.

# Der richtige Umgang mit der Krankheit

Die Verständigung, wie sie über Jahre oder Jahrzehnte stattgefunden hat, klappt mit einem Demenzkranken nicht mehr, weil sich dessen Fähigkeiten verändert haben. Da der Betroffene seine Veränderungen nicht mehr rückgängig machen kann, ist es Aufgabe des Angehörigen, sich anzupassen, um die Verständigung aufrechtzuerhalten.

## Die Krankheit akzeptieren

Je besser die Nächsten über den Verlauf und die Auswirkungen der Demenzerkrankung Bescheid wissen, desto eher ist es ihnen möglich, die Kommunikation aufrechtzuerhalten und ihren Angehörigen liebevoll und einfühlsam zu unterstützen.

Dazu müssen sie Abschied nehmen von dem, was der Kranke in gesunden Tagen für sie war, vom früheren gemeinsamen Leben, von gemeinsamen Zielen und von der Hoffnung auf Heilung. Dies ist eine schwierige Aufgabe, die viel Zeit und Geduld erfordert. Um mit der neuen Situation zurechtzukommen, sollten Angehörige sich nach Möglichkeit mit anderen Menschen austauschen.

## Einfühlsam betreuen

Ein an Demenz erkrankter Mensch lebt zunehmend in seiner eigenen Realität. Er hat mit fortschreitender Erkrankung immer weniger Zugang zur aktuellen Welt. Die Aufgabe der Angehörigen ist es deshalb, sich in die Welt des Demenzkranken hineinzuversetzen und diese als die Wirklichkeit des Dementen anzuerkennen.

Eine einfühlsame Betreuung orientiert sich an den Bedürfnissen des dementen Menschen und nimmt dessen Gefühle ernst. Damit er sich wohlfühlt, müssen bestimmte Grundbedürfnisse befriedigt werden. Der Demente benötigt menschlichen Kontakt und möchte sich angenommen und geliebt fühlen. Hierüber erfährt er Wertschätzung und kann seine

Selbstwertschätzung festigen. Darüber hinaus möchte er sich sicher fühlen und das Gefühl haben, dass er die Dinge um sich herum versteht und seine Handlungen Sinn ergeben.

Zunächst unverständliche Äußerungen und Handlungen eines demenzkranken Menschen sind häufig verschlüsselte Hilferufe, mit denen er Wünsche äußert wie „Ich möchte dazugehören" oder „Ich möchte mich geborgen fühlen".

## Vorwürfe vermeiden

Zunehmende Defizite sind dem Betroffenen in der Frühphase bewusst. Sie beschämen und frustrieren ihn. Weisen Sie ihn deshalb nicht unnötig auf Fehlleistungen hin. Jedem Menschen ist es unangenehm, wenn er mit Fehlern und Defiziten konfrontiert wird.

Ein gewünschtes Verhalten oder eine Änderung im Verhalten des Kranken setzt Einsicht und diese wiederum die Fähigkeit zu lernen voraus. Da der Betroffene aber nicht mehr lernen kann, ist er auch nicht in der Lage, Ihren Argumenten zu folgen und entsprechend zu reagieren. Veränderungen in der Kommunikation und im Alltagsleben können deshalb nur von Ihnen ausgehen.

Sätze wie „Das stimmt nicht, was du sagst!" oder „Das kannst du nicht mehr!" kränken den Betroffenen. Ein Demenzkranker kann Kränkungen nicht mehr verarbeiten; sie können für ihn deshalb unerträglich werden, wodurch oft heftige Reaktionen bis hin zu aggressivem Verhalten ausgelöst werden.

## Mit aggressivem Verhalten umgehen

Für aggressives Verhalten kann es verschiedene Ursachen geben. Werten Sie es nicht als einen persönlichen Angriff. Es gibt Zeiten, in denen der

Betroffene frustriert, unglücklich oder unzufrieden ist. Schließlich ist er sich in der Frühphase der Demenz seiner Defizite bewusst. Die Demenzerkrankung zerstört zunehmend das Frontalhirn, das für den aggressionsfreien Umgang mit Frustrationen zuständig ist.

Aggression entsteht oft in beängstigenden Situationen, zum Beispiel wenn es dem Betroffenen nicht gelingt, seine Bedürfnisse mitzuteilen. Sein verletzendes Verhalten hat dann die Funktion, auf negative Gefühle, Schmerzen oder Überforderung aufmerksam zu machen. Versuchen Sie, den Auslöser der Angst herauszufinden und zukünftig zu vermeiden.

# Reden Sie Klartext!

Das Arbeits- oder auch Kurzzeitgedächtnis, in dem Eindrücke für einige Sekunden bis Minuten verbleiben, ist bereits im Frühstadium der Demenzerkrankung beeinträchtigt. Stellt ein Betroffener immer wieder die gleiche Frage, zum Beispiel nach der Uhrzeit, dann hat er vergessen, dass er sie bereits gestellt hat. Es hilft dem Betroffenen nicht weiter, ihn auf die Wiederholung hinzuweisen oder seine Fragen zu ignorieren. Beruhigen kann ihn die Einbindung in eine tageszeittypische Tätigkeit wie die Vorbereitung des Abendessens.

## Das rät der Arzt

- Helfen Sie Ihrem demenzkranken Angehörigen bei der Organisation seines Alltags und der Erledigung seiner alltäglichen Aufgaben. Aber nehmen Sie ihm nicht ab, was er noch gut selbst erledigen kann.
- Seien Sie einfühlsam.
- Nehmen Sie den Erkrankten ernst.
- Vermeiden Sie Vorwürfe, Belehrungen oder Androhung von Strafe, wenn der Betroffene sich „falsch" verhält.
- Übergehen Sie Fehlleistungen.
- Argumentieren oder diskutieren Sie nicht mit dem Betroffenen.
- Gehen Sie einem Streit aus dem Weg, und lenken Sie den Betroffenen ab.
- Bleiben Sie in aggressiven Situationen gelassen, beruhigen Sie den Betroffenen, und lenken Sie ihn ab.
- Verlassen Sie den Raum, wenn Sie selbst wütend werden.

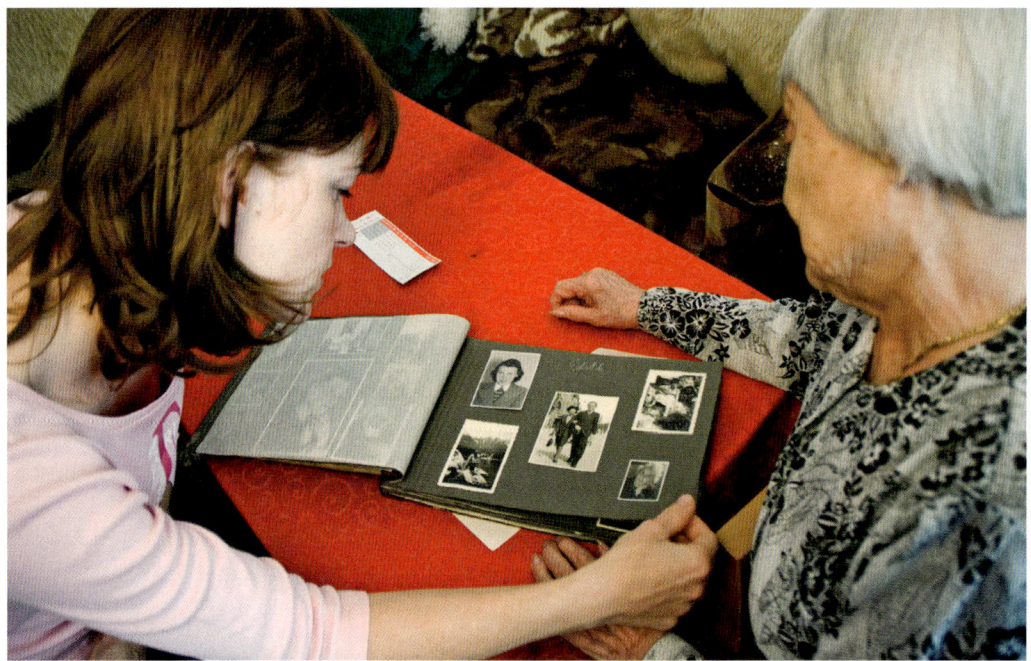
Erinnerungen an vergangene Zeiten sind eine gute Brücke für einfühlsame Gespräche.

### Gespräche richtig führen

Mit fortschreitender Demenz verlieren Betroffene ihre sprachliche Ausdrucksfähigkeit und das Verständnis für die Bedeutung von Wörtern. Dennoch sollte die Sprachfähigkeit so lange wie möglich erhalten bleiben. Beispielsweise können Sie den Betroffenen ermuntern, über etwas zu reden, das ihn besonders interessiert. Stellen Sie Fragen, die zum Erzählen auffordern, wie „War das nicht gemütlich, als wir …?".

Beeinträchtigungen des Arbeitsgedächtnisses haben zur Folge, dass Betroffene sich umständlich ausdrücken oder Schwierigkeiten haben, das passende Wort zu finden. Geben Sie dem Kranken viel Zeit für die Wortfindung, wenn der Gesprächsfluss stockt, und fallen Sie ihm nicht ins Wort. Versuchen Sie auch nicht gleich, den Satz zu Ende zu formulieren. Eventuell wollte er etwas anderes sagen, oder er fühlt sich infolge Ihrer Ungeduld unter Druck gesetzt. Sie können nach einiger Zeit ein eventuell passendes Wort vorschlagen und fragen, ob das gemeint war.

### Eine entspannte Gesprächsatmosphäre schaffen

Stellen Sie eine entspannte und ruhige Gesprächsatmosphäre her, möglichst ohne störende Hintergrundgeräusche. Lassen Sie dem Betroffenen Zeit für seine Erzählung. Wählen Sie für ein Gespräch einen möglichst stillen Ort.

Gesunde können akustische Signale filtern und sich auf diejenigen konzentrieren, die von Bedeutung sind. Demenzkranke benötigen ihre volle Konzentration, um Wörter zu verstehen und ihnen die richtige Bedeutung zuzuordnen. Das Filtern der Wörter ihres Gesprächspartners aus Hintergrundgeräuschen überfordert sie häufig. Ein laufender Fernseher, eine eingeschaltete Spülmaschine oder Straßenlärm erschwert ihnen die Konzentration bei einer Unterhaltung. Auch Stimmengewirr kann verwirren. Sitzen mehrere Personen zusammen, ist es für Demenzkranke leichter, wenn immer nur einer spricht. Benutzt der Betroffene eine Hörhilfe, dann muss sie gut eingestellt sein, damit Hintergrundgeräusche nicht unangenehm verstärkt werden.

## kurz + knapp

Regeln für die Kommunikation mit einem Demenzkranken:

- Begleitende Berührungen und Blicke fördern das sprachliche Verständnis des Dementen,
- Wertschätzung vermitteln gegenüber dem dementen Menschen,
- Wohlbefinden schaffen,
- das Verhalten des dementen Menschen akzeptieren.

## Reden ohne Worte

Mit fortschreitender Erkrankung erfassen demenzkranke Menschen Wörter und ihre Bedeutung immer weniger. Um Informationen und Gefühle zu übermitteln, ist jedoch auch eine Kommunikation ohne Worte möglich. Mimik, Tonfall und Gestik unterstreichen die Bedeutung des Gesagten. Diese nicht sprachlichen Signale verstehen Demenzkranke häufig besser als gesprochene Wörter. Sie als Angehöriger können sie trainieren und bewusst einsetzen. Beispielsweise wirkt eine tiefe, gedämpfte Stimme insbesondere in aufgeregten oder aggressiven Situationen beruhigend. Eine Berührung nehmen viele Kranke positiv auf, Streicheln oder eine Umarmung kann deshalb Nähe und Geborgenheit vermitteln.

**In unsicheren Situationen kann schon eine Berührung beruhigen und trösten.**

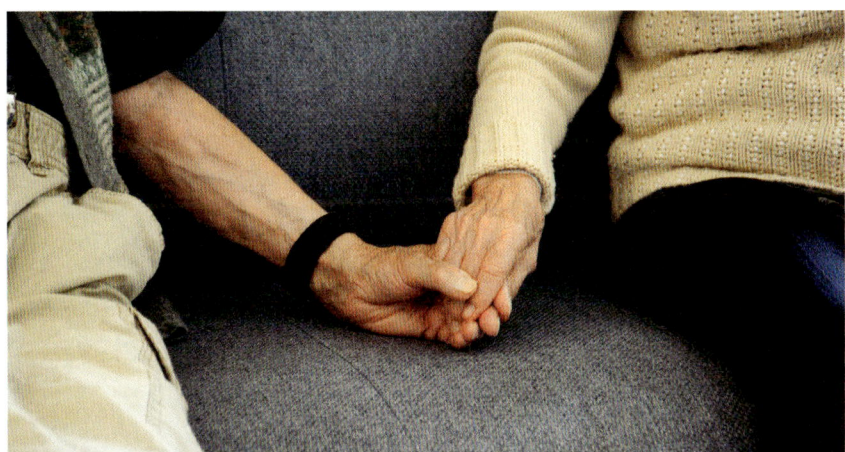

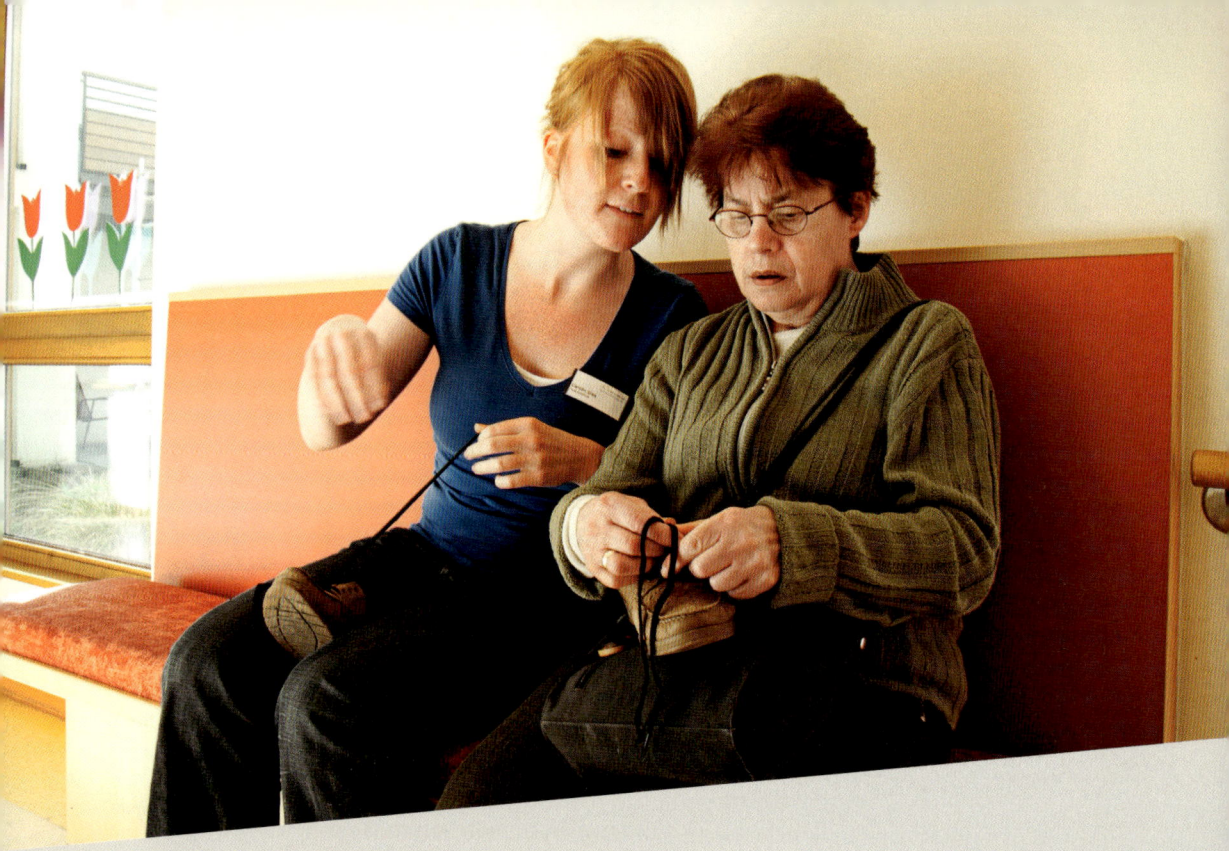

# Die richtige Kommunikation mit Demenzkranken

**Sprechen Sie langsam und deutlich.** Demenzkranke benötigen ausreichend Zeit, damit sie Wörter verstehen und ihnen eine Bedeutung zuordnen können. Begreift der Betroffene nicht, dann wiederholen Sie Ihre Aussage langsamer, mit anderen oder einfacheren Worten. Aber werden Sie nicht lauter oder schreien sogar.

**Geben Sie nur eine Information pro Satz.** Am einfachsten zu verstehen sind Sätze, die nur eine Aussage enthalten und kurz sind. Vermeiden Sie lange Sätze. Bei einem komplizierten Satzbau hat der Betroffene eventuell am Ende des Satzes bereits den Anfang vergessen und kann deshalb die Aussage des gesamten Satzes nicht verstehen. Möchten Sie einen Zusammenhang darstellen, zum Beispiel eine Geschichte erzählen, dann können Sie sie in kleine Bruchstücke zerlegen. Formulieren Sie kurze Sätze, und machen Sie Pausen zwischen den Sätzen. Sprechen Sie langsam und deutlich.

**Stellen Sie Fragen so einfach wie möglich,** zum Beispiel so, dass sie mit Ja oder Nein beantwortet werden können. Fragen, die mehrere Alternativen anbieten, wie „Möchtest du Marmelade, Käse oder Wurst auf dein Brot?", sind für Demenzkranke viel schwieriger zu beantworten als einfache Fragen. Bei Gedächtnisstörungen können auch offene Fragen, die mit Wo, Was, Wer oder Wann beginnen, zum Beispiel „Was möchtest du essen?" oder „Wer hat angerufen?", nicht beantwortet werden.

**Wiederholen Sie Namen.** Die Verwendung von Pronomen (er, sie, es) setzt voraus, dass sich der Gesprächspartner eine anfangs genannte Person über die Zeitspanne des Gesprächs merken kann. Einem Demenzkranken fällt das häufig schwer oder es ist ihm gar nicht mehr möglich. Hilfreicher ist es, den Namen der Person in jedem Satz zu sagen. Wichtige Aussagen sollten Sie mehrfach wiederholen und nach Möglichkeit an das Ende des Satzes stellen.

**Vermeiden Sie einen abrupten Themenwechsel.** Ein rasch angeschnittenes neues Thema erschwert dem Demenzkranken das Verständnis. Besser ist es, ein Thema in Ruhe abzuschließen, eine kleine Pause zu machen und dann zum nächsten Thema überzugehen.

**Achten Sie auf Blickkontakt und Mimik.** Beide können das Verständnis für das Gesprochene beim Betroffenen fördern. Ein auffordernder Blick oder eine sanfte Berührung verdeutlichen ihm, wann er an der Reihe ist. Es ist deshalb hilfreich, sich bei einer Unterhaltung gegenüberzusitzen.

**Ignorieren Sie Fehler bei der Wortwahl.** Korrigieren Sie nicht, sonst entmutigen Sie den Betroffenen. Hören Sie aktiv zu, indem Sie mit eigenen Worten wiederholen, was Sie verstanden haben.

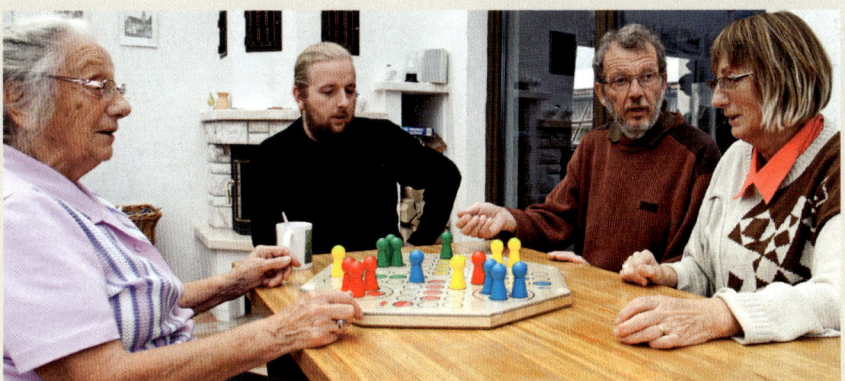

Von den vier Familienmitgliedern dieser Spielrunde ist bemerkenswerterweise der Ehemann von einer Demenzerkrankung betroffen, was aber dem Spielspaß keinen Abbruch tut.

## Auf Gefühle und Gefühlsregungen achten

Bei Demenzkranken bleibt das Gefühlsleben auch weiterhin intakt. Aufgrund ihrer Gedächtnisstörungen können sie für ihre Gefühle jedoch oftmals keinen sprachlichen Ausdruck mehr finden.

In manchen Situationen ist es hilfreich, die sogenannte einfühlsame Kommunikation (Validation) anzuwenden: Hierbei nehmen Sie die Sichtweise des Betroffenen an und versuchen, ihm in seiner Welt zu begegnen. So können Sie sein Vertrauen gewinnen und bestärken ihn in seinem Selbstverständnis. Wenn der Betroffene beispielsweise immer wieder die gleiche Geschichte aus seinem Leben erzählt, dann hilft es ihm nicht, ihn darauf hinzuweisen, dass er diese Begebenheit bereits fünfmal erzählt hat. Er hat es vergessen. Versuchen Sie zu verstehen, welche Gefühle hinter der Geschichte stehen. Fassen Sie diese Gefühle in Worte und zeigen Sie Ihrem Angehörigen damit, dass Sie ihn verstehen.

Ein Demenzkranker kann mit anderen Menschen nicht mehr mitfühlen oder sich in sie hineindenken, weil Teile des Frontalhirns zerstört sind. Angehörige haben deshalb häufig den Eindruck, dass der Kranke immer egoistischer wird und immer weniger Interesse für andere Menschen aufbringt. Es handelt sich jedoch um eine Folge der Demenzerkrankung und nicht um eine Charakterschwäche.

### Tipps für Angehörige

Bieten Sie den Betroffenen Unterstützung an:
- Fragen Sie, ob und wobei Sie Unterstützung bieten können.
- Vermeiden Sie eine überfürsorgliche oder bevormundende Haltung.
- Nehmen Sie sich viel Zeit. Vieles geht langsamer als früher.
- Organisieren Sie Gedächtnishilfen, zum Beispiel ein Notizbuch.
- Geben Sie dem Alltag Struktur, und pflegen Sie Rituale.
- Erledigen Sie alltägliche Tätigkeiten gemeinsam.
- Regen Sie ihn zu Aktivitäten und Bewegung an.
- Fördern Sie die noch bestehenden Fähigkeiten, damit diese länger erhalten bleiben.
- Verzichten Sie darauf, verloren gegangene Fähigkeiten zu trainieren. Sie können nicht wiederhergestellt werden.
- Seien Sie bei Fehlern verständnisvoll und nachsichtig.

# Erste Hilfestellungen

Zu Beginn der Erkrankung sind Gedächtnisleistung, Orientierungsfähigkeit
und Alltagskompetenzen nur leicht
eingeschränkt. Betroffene möchten
nicht wie Kranke behandelt werden. Sie
haben vielmehr das Bedürfnis und den
Anspruch, als gleichwertige Menschen
angenommen zu werden – mit ihren Beeinträchtigungen. Sie sind zwar vergesslich, jedoch weder hilflos noch verwirrt.

In der frühen Phase der Erkrankung
müssen Betroffene an die alltäglichen
Aktivitäten meist nur erinnert werden.
Konkrete Anleitung und aktive Hilfestellung ist erst mit dem Fortschreiten der
Erkrankung erforderlich. Viele Betroffene setzen sich gegen Hilfe zur Wehr,
weil sie sich beispielsweise bevormundet

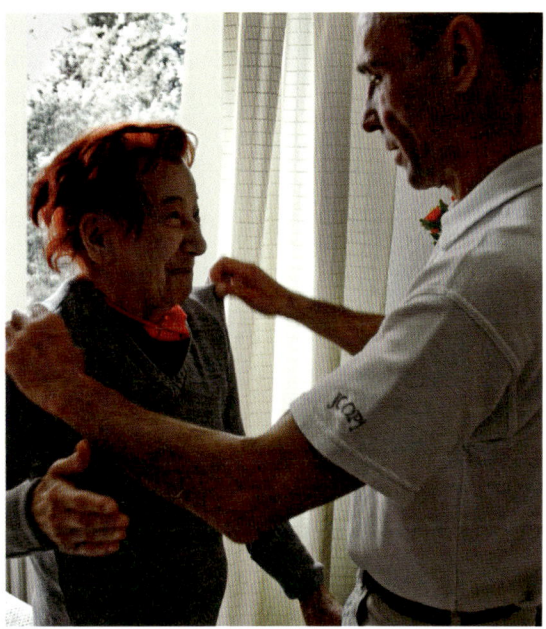

Schon solch kleine Hilfen wie beim Ankleiden können zu großer Freude führen und Lebensimpulse
geben.

und kontrolliert fühlen. Für Betreuer stellt es eine Herausforderung dar,
zu erkennen, ob der Betroffene Unterstützung benötigt, und gleichzeitig
seinen Wunsch nach Unabhängigkeit zu respektieren. Das notwendige Maß
an Unterstützung hängt von den noch erhaltenen Fähigkeiten des Betroffenen, seinen Vorlieben und Abneigungen ab. Gleichzeitig bestimmen Ihre
eigenen Kräfte, Gewohnheiten und Lebensumstände, in welchem Ausmaß
Sie Hilfestellung geben können.

## Unterstützung beim Umkleiden anbieten

Das An- und Ausziehen bereitet am Anfang der Erkrankung kaum Probleme. Allerdings benötigen Betroffene dafür mehr Zeit als früher. Mit Fortschreiten der Erkrankung sind aufgrund des Absterbens von Nervenzellen
die Planung und die Steuerung von Bewegungen beeinträchtigt. In Abhän-
gigkeit von den noch erhaltenen Fähigkeiten ist es zunehmend notwendig,
Hilfestellung zu leisten. Anfangs müssen die Kleidungsstücke zum Anziehen bereitgelegt werden, in der nächsten Phase müssen sie in der Reihenfolge hingelegt werden, in der sie angezogen werden sollen. Schließlich
müssen Sie die Kleidungsstücke einzeln reichen und dann auch beim An-
und Ausziehen helfen.

Bleiben Sie bei Schwierigkeiten und Missgeschicken gelassen und nachsichtig. Ihre Fantasie und Kreativität sind gefragt, wenn es darum geht, nicht direkt auf einen Fehler hinzuweisen. Das würde den Betroffenen verletzen. Hilfreicher ist es, den Fehler unauffällig bei nächster Gelegenheit zu beheben. Hat der Betroffene beispielsweise die Unterwäsche über die Hose gezogen, können Sie dies zunächst ignorieren und nach dem Frühstück sagen, dass auf der Hose ein Fleck ist und eine andere holen.

Gestalten Sie den Kleiderschrank übersichtlich, damit der Betroffene seine Kleidung möglichst lange selbstständig auswählen kann. Räumen Sie den Schrank der Jahreszeit entsprechend ein. Sie vermeiden dadurch Fehlgriffe und Auseinandersetzungen. Betroffene nehmen zum Beispiel Kälte und Wärme verändert wahr. Sie verstehen deshalb unter Umständen nicht, warum der dicke Lieblingspulli an einem heißen Sommertag nicht angemessen sein soll.

Benötigt der Betroffene Hilfe bei der Auswahl der Kleidung, dann überfordern ihn Fragen wie „Welches Hemd möchtest du heute anziehen?". Stattdessen können Sie ein Hemd aussuchen und mit den Worten hinlegen „Dieses Hemd gefällt dir doch so gut. Das könntest du heute anziehen, was meinst du?". Auch Fragen nach der Auswahl des Mittagessens oder der nach der Freizeitgestaltung werden von vielen Betroffenen nicht mehr (sofort) verstanden. Hier sind klare Aussagen, die bereits eine Wahl im Sinn des Angesprochenen sind, hilfreicher.

## Das rät der Arzt

Demenzkranke können die Bedeutung von Tag und Nacht oder Minute und Stunde nicht mehr erkennen. Helfen Sie dem Betroffenen dabei, den Tag zu strukturieren:

- Betonen Sie den Tag-Nacht-Rhythmus: Licht und Geschäftigkeit am Tag; Dunkelheit und Ruhe in der Nacht.
- Auch an Demenz erkrankte Menschen können noch autogenes Training oder progressive Muskelentspannung lernen, um nachts leichter Ruhe zu finden.
- Beruhigungsmittel sollten nur in Ausnahmefällen genommen werden; längerfristig tragen sie nicht zu einem besseren Schlaf bei. Denn diese Mittel wirken häufig am Tag nach, sodass der Betroffene dann tagsüber müde und schlapp, abends aber munter ist. So kann ein Kreislauf entstehen, der zudem eine bestehende Verwirrung des Betroffenen verstärken kann.

## Gedächtnishilfen nutzen

Zu Beginn der Erkrankung können Gedächtnishilfen den Betroffenen darin unterstützen, sich trotz seiner Vergesslichkeit besser zurechtzufinden. Erinnern Sie ihn immer wieder daran, die Gedächtnisstützen zu nutzen. In ein Notizbuch, das in die Hemd- oder Jackentasche passt, kann der Betroffene beispielsweise schreiben, was noch erledigt werden muss, und bereits Erledigtes abhaken. Auf einem Schreibblock neben dem Telefon kann er Telefonnachrichten sofort notieren. Notizzettel lassen sich auch als Erinnerungshilfe nutzen, in das Notizbuch zu schauen.

Richten Sie gemeinsam mit dem Betroffenen feste Plätze für wichtige Dinge wie Schlüssel oder Geldbörse ein. Entsprechende Hinweisschilder im Flur erinnern ihn daran, seinen Schlüssel sofort an den festgelegten Platz zu legen.

Um sich später gemeinsam an zurückliegende Ereignisse erinnern zu können, hilft es, ein Tagebuch oder ein Erinnerungsbuch anzulegen. In diesem halten Sie zum Beispiel wichtige Lebensabschnitte und Ereignisse im Leben des Betroffenen fest. Kleben Sie auch Fotos ein, und beschriften Sie sie mit Namen der abgebildeten Personen sowie Ort und Datum.

## Vorhandene Fähigkeiten trainieren

Wichtig ist, dass Betroffene entsprechend ihrer Fähigkeiten aktiv am Leben teilnehmen. Unterstützen Sie ihn darin, diese zu nutzen und zu stärken. Ein Gedächtnistraining, zum Beispiel Gehirnjogging mithilfe von Büchern oder Kursen, verbessert nicht die Gehirnleistung eines Demenzkranken und ist deshalb nicht hilfreich. Es kann im Gegenteil zu Frustration oder depressiver Verstimmung bei Betroffenen führen, weil sie das Training mit ihren Defiziten konfrontiert. Besser ist es, das zu unterstützen, was noch beherrscht wird.

## Orientierung geben

Viele Betroffene haben Schwierigkeiten, sich räumlich und zeitlich zu orientieren. Außerdem sind sie unruhig: Sie beginnen beispielsweise Tätigkeiten, ohne sie zu beenden, oder sie laufen umher. Eine solche Orientierungslosigkeit erzeugt Ängste. Sie können dem Kranken helfen, indem Sie die Tage möglichst gleich ablaufen lassen. Denn Rituale sorgen für Orientierung und wirken beruhigend. Dem Tag Struktur geben zum Beispiel feste Essenszeiten. Zwischen den Mahlzeiten sollten Bewegung und Aktivitäten sowie Ruhephasen eingeplant werden. Teilen Sie dem Betroffenen mit, wenn Sie etwas Besonderes vorhaben.

Beziehen Sie ihn in das Alltagsleben ein: Hausarbeit, wie die Wäsche zusammenlegen oder Staub saugen, Gartenarbeit, wie den Rasen mähen, Rosen schneiden, oder kleinere Reparatur- oder Renovierungsarbeiten in Haus, Wohnung oder Garten geben ihm das Gefühl, etwas Sinnvolles zu tun und Ihnen hilfreich zur Seite zu stehen.

Bewegung an der frischen Luft trägt dazu bei, dass Betroffene ausgeglichen und körperlich fit sind. Außerdem fördert Bewegung den Schlaf. Wer dagegen tagsüber viel döst oder schläft, kann nachts schlecht Ruhe finden. Für das Wohlbefinden wichtig sind auch Entspannung und Ruhe sowie Gespräche und kreative Tätigkeiten wie Musizieren, Malen, Töpfern oder Basteln.

Im Vordergrund jeder Beschäftigung sollten jedoch nicht Leistung und Erfolg, sondern die Freude an der Tätigkeit stehen. Auch wenn Sie die Arbeiten allein viel schneller erledigen könnten, binden Sie Betroffene trotzdem ein und motivieren sie, so viel wie möglich selbst zu erledigen. Beachten Sie, dass bei Demenz die körperliche und geistige Fitness sowohl im Tagesverlauf als auch von Tag zu Tag unterschiedlich sein kann.Holen Sie sich Unterstützung, um die Betroffenen zu beschäftigen, zum Beispiel bei Freunden und Bekannten. Beziehen Sie auch Tagesstätten oder Betreuungsgruppen in diesbezügliche Überlegungen ein.

Vertauschte Rollen: Früher konnte die Frau die Hausarbeit alleine erledigen, durch die Erkrankung schafft sie das nur noch mit Unterstützung.

## Bei der Körperpflege helfen

Die Körperpflege können Betroffene in der Frühphase der Erkrankung selbstständig vornehmen. Manchmal kommt es vor, dass sie daran erinnert werden müssen. Gewöhnen Sie sich möglichst früh an, die Körperpflege gemeinsam und bei angenehmer Atmosphäre im Bad zu verrichten. Gestalten Sie das Badezimmer übersichtlich. Hinweisschilder helfen bei der Orientierung, welche Zahnbürste und welche Handtücher der Betroffene benutzen soll. Zu einem späteren Zeitpunkt der Erkrankung sollten dann

zum Zeitpunkt der Körperpflege nur eine Zahnbürste und die Handtücher des Betroffenen im Bad
vorhanden sein.

### Eine ausgewogene Ernährung sicherstellen

Eine ausgewogene gesunde Ernährung mit ausreichender
Flüssigkeitszufuhr ist für demenzkranke Menschen ebenso
wichtig wie für gesunde. Hunger- und Sättigungsgefühle können
jedoch aufgrund der Erkrankung beeinträchtigt sein. Sorgen Sie für
feste Essenszeiten, und gestalten Sie die gemeinsamen Mahlzeiten als
angenehme Ereignisse. Sie können Betroffene auch bei der Zubereitung
einbinden. Unterstützen Sie sie darin, so lange wie möglich selbstständig zu
essen und zu trinken. Mundgerechte Stücke können Sie anbieten, wenn sie
selbst nicht mehr schneiden können.

Für Hungergefühle zwischen den Mahlzeiten können Sie klein geschnit-
tenes Obst bereitstellen. Manchmal haben Betroffene kurz nach der Mahlzeit vergessen, dass sie bereits etwas gegessen haben. Lenken Sie sie dann
lieber mit einer Aktivität ab, anstatt sie auf diesen Umstand hinzuweisen.

# Arbeitgeber, Angehörige und Bekannte informieren

Personen, mit denen Betroffene regelmäßig zu tun haben, sollten über
die Erkrankung und deren Folgen informiert werden. Dies erleichtert den
Umgang und beugt Missverständnissen vor. Klären Sie Ihre Freunde und
Verwandten darüber auf, was Demenz für die Betroffenen konkret bedeutet, welche Fähigkeiten eingeschränkt sind und welche noch vorhanden

Komplexe Büroarbeiten können immer schlechter bewältigt werden.

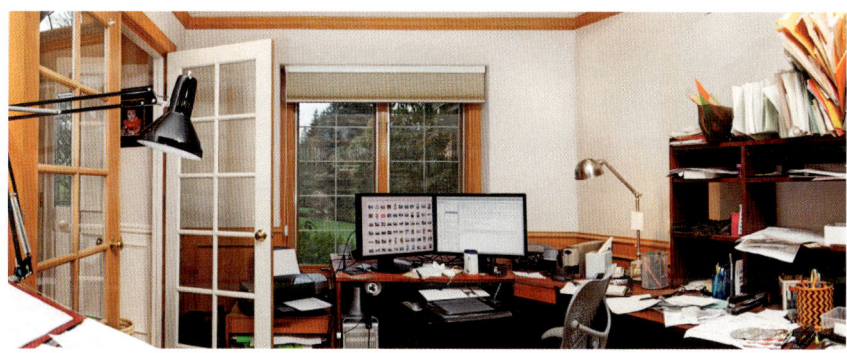

sind. Auch der richtige Umgang mit Fehlern und Defiziten muss Verwandten und Freunden mitgeteilt werden, damit die Kranken nicht entmutigt werden und sich von ihnen zurückziehen. Schlagen Sie konkret Themen vor, zu denen Betroffene noch etwas sagen können. Solche Unterhaltungen sorgen dafür, dass sie auch weiterhin an Kontakten interessiert sind.

## Weiter berufstätig bleiben

An Demenz Erkrankte sollten ihren Arbeitsplatz nicht vorschnell aufgeben. Die berufliche Tätigkeit ist Lebensinhalt, sie sorgt für Anerkennung und gibt ein Gefühl der Zugehörigkeit. Auch ist die Höhe der späteren Rente davon abhängig, wie lange Beiträge in die Rentenversicherung eingezahlt werden.

Wenn Sie selbst an Demenz erkrankt sind und noch im Arbeitsprozess stehen, sollten Sie die krankheitsbedingten Gedächtnislücken und Konzentrationsprobleme vor Ihren Arbeitskollegen und Ihrem Arbeitgeber nicht verheimlichen. Überfordert Sie Ihre Tätigkeit, dann sprechen Sie mit dem Arbeitgeber bzw. der Personalabteilung. Unter Umständen ist die Versetzung auf eine Stelle möglich, die Ihrer Leistungsfähigkeit entspricht und mit weniger Stress verbunden ist.

Beantragen Sie möglichst schnell einen Schwerbehindertenausweis, und nehmen Sie Beratungen der Integrationsämter in Anspruch. Mit Anerkennung der Schwerbehinderung verbessert sich der Kündigungsschutz, es besteht ein Anspruch auf mehr Urlaubstage und Integrationshilfe.

# Tipps für zu Hause: Wohnung und Alltag

Trotz der Diagnose Demenz können Demenzkranke noch über Jahre ein selbstständiges Leben in der eigenen Wohnung führen. Anpassungen in Gestaltung, Einrichtung und Technik können den Alltag dabei erleichtern.

## Die Umgestaltung der Wohnung

Den Rahmen für eventuelle Umbaumaßnahmen sollten Sie möglichst direkt nach der Diagnosestellung zusammen mit den Angehörigen festlegen. Gemeinsam muss geklärt werden, bis zu welchem Pflegegrad die Betreuung im häuslichen Umfeld stattfinden soll bzw. kann: Möchten Sie Ihren Haushalt so lange wie möglich allein führen? Besteht die Möglichkeit, mit der Familie zusammenzuleben? Sind alle Beteiligten damit einverstanden? Sind dazu die erforderlichen Räumlichkeiten vorhanden oder muss eine neue gemeinsame Wohnung gesucht werden? Soll der Umbau der Wohnung auch die Pflege im fortgeschrittenen Stadium berücksichtigen?

Erst wenn diese Eckpunkte geklärt sind, empfiehlt sich eine zielgerichtete und möglichst zeitnahe Umgestaltung der Wohnung, damit sich der Betroffene noch an die durchgeführten Veränderungen gewöhnen kann. Im Vordergrund sollte die klare Struktur der Wohnung stehen, um Orientierung zu geben und Sicherheit zu vermitteln. Dazu dienen möglichst dezent gemusterte und einfarbige Tapeten, farblich klar abgesetzte Türen sowie hinlängliche Beleuchtung auf den gängigen Laufstrecken. Als optimale Lichtstärke werden 500 Lux empfohlen, da diese Stärke eine ausreichende Helligkeit bietet, ohne zu blenden.

Wenn Schlafzimmer und Bad auf einer Etage liegen, empfehlen sich für die nächtlichen Toilettengänge Bewegungsmelder, die das Licht automatisch einschalten und dadurch den Weg vorgeben. Um das freie Gehen möglichst nicht zu behindern und Stürze zu vermeiden, sollte das Mobiliar auf das Notwendigste reduziert und Teppiche sowie Schwellen beseitigt werden. Stattdessen sollten rutschfeste Matten ausgelegt und Haltegriffe in einer kontrastierenden Farbe – vor allem im Bad – montiert werden.

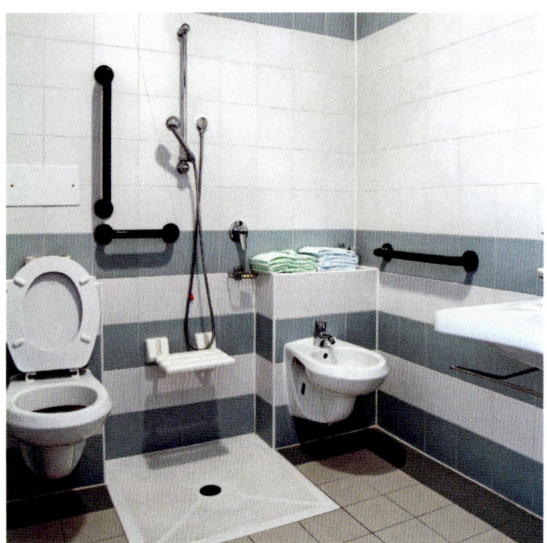

Eine Reihe von Hilfsmitteln wie erhöhte WC-Sitze, Handläufe sowie Sitze in der Dusche und der Badewanne erhöhen Sicherheit und Komfort.

Oft verstärkt sich der Bewegungsdrang mit zunehmender Erkrankung – und damit das Bedürfnis, die Wohnung zu verlassen, was zum Problem werden kann. Deshalb sollte die Eingangstür „getarnt" werden, indem man die Farbe der Tür der angrenzenden Wand anpasst oder sie hinter einem Wandschirm bzw. Vorhang verbirgt. Bewährt haben sich hierbei dunkle Farben, weil Demenzkranke oft Dunkles meiden. Ein farbiger Querstreifen auf dem Boden vor der Tür, der als optische Barriere wirkt, leistet ebenfalls gute Dienste. Damit der Betroffene nicht aus dem Fenster klettert, empfehlen sich insbesondere in den höheren Etagen abschließbare Fenstergriffe oder zumindest Hebel, die eine Arretierung der Fenster in Kippstellung gewährleisten, sodass es nicht bewegt werden kann.

Wenn Betroffene auch im weiteren Krankheitsverlauf in der Wohnung gepflegt werden wollen, sollten sie auch an die Verbreiterung der Türen denken, damit ein Rollstuhl hindurchpasst. In diesem Zusammenhang macht auch eine ebenerdige Dusche im Badezimmer Sinn, die das oftmals überfordernde Ein- und Aussteigen in Dusch- oder Badewanne ersparen.

# Technische Unterstützung im häuslichen Umfeld

Bereits im Anfangsstadium der Erkrankung erweisen sich einige technische Umstellungen als sehr hilfreich.

**Kochen.** So ist die Umrüstung von einem Gas- auf einen Elektroherd zu empfehlen, um Verbrennungen zu vermeiden. Entscheiden Sie sich für konventionelle Technik mit Schaltknöpfen; Ceranfelder mit Berührungssteuerung sind in der Regel zu kompliziert. Auf dem Markt gibt es inzwischen mehrere Varianten der Herdsicherung, die im Fall von Vergesslichkeit bei starker Hitze- und/oder Rauchentwicklung den Herd schnell abschalten. Die Palette reicht von einfachen Zeitschaltuhren bis hin zu Sensoren, die in die Dunstabzugshaube integriert sind und auf hohe Temperaturen reagieren.

**Wasserhahn.** Generell bewährt haben sich Temperaturbegrenzer an den Armaturen des Waschbeckens, um Verbrühungen zu vermeiden. Seifenspender sollten durch normale Seifenstücke ersetzt werden. Sie können ein Loch hineinbohren und die Seife mit einer Kordel am Wasserhahn anbinden, damit sie nicht auf den Boden fallen kann. Wer einen Wasserschaden befürchtet, kann auf Fußmatten mit eingearbeiteten Sensoren zurückgreifen, die vor der Badewanne als Wächter beim Überlaufen des Wassers Alarm auslösen. Sicherer sind Füllstandsmelder, die bei einem bestimmten Pegel den Zulauf stoppen.

**Toilette.** Die Toilettensitzerhöhung mit beidseitiger Lehne wird von jeder Krankenkasse bezahlt, da sie sich im Alltag als hilfreich erweist, indem sie nicht nur einen sicheren Halt bietet, sondern auch das Aufstehen und Niedersetzen erheblich erleichtert. Dagegen zählen Toiletten mit automatischer Spülung als Komforteinrichtung und müssen selbst finanziert werden.

Der Hausnotruf hilft, in unvorhergesehenen Situationen und Notlagen auf Knopfdruck Hilfe über die Sozialstation zu rufen. Allerdings ist diese Einrichtung nur von begrenztem Nutzen, da im Notfall und in der Panik das Auslösen des Alarms Betroffene überfordern kann. Deshalb sollten Sie den Notruf direkt an Rauchmelder, Wassersensoren, Infrarotsperren (die einen gewissen freien Bewegungsradius, zum Beispiel bis zum Gartentor begrenzen), Signalfußböden bzw. Sturz- oder Falldetektoren anbinden, sodass er sich bei Bedarf selbstständig auslöst.

**Telefon.** Aus dem gleichen Grund ist auch ein Großtastentelefon von Vorteil, das mit Fotos von Angehö-

## kurz + knapp

Wenn die Pflegebedürftigkeit des Patienten durch den Medizinischen Dienst bestätigt ist, bezahlt die Pflegekasse in Deutschland einmalig bis zu 4000 € pro Maßnahme für den Umbau der Wohnung. Dazu zählt beispielsweise auch das Anpassen von Schwellen. Informieren Sie sich vor solchen Umbauten bei einer Wohnberatungsstelle sowie Ihrer Pflegekasse, die professionelle Ratschläge geben können.

Weitere Informationen finden Sie im Internet unter www.pflegeverantwortung.de

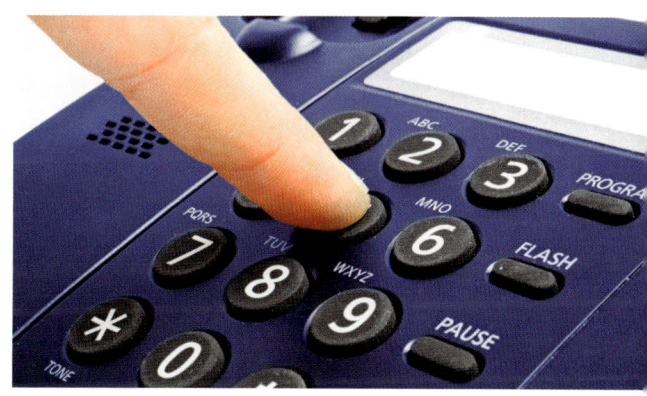

Einfache Bedienbarkeit und leichtes Erkennen ist bei allen elektronischen Geräten wichtig. Der Notruf muss sofort erreichbar sein.

rigen auf den Kurzwahltasten versehen wird. Im fortgeschrittenen Demenzstadium ist der sogenannte Baby-Notruf hilfreich, der sich an vielen Telefonen einstellen lässt. Dabei wird bei Betätigung aller Tasten immer nur eine Nummer angewählt.

**Raumlicht.** Kaum Mühe und nur geringen Aufwand bedeutet es, kleine Dimmschalter gegen großflächige Kippschalter auszutauschen, die sich leichter finden lassen. Grundsätzlich gilt bei allen Elektrogeräten, dass sie möglichst einfach zu bedienen sein müssen. Ein alter Kinderkassettenrekorder, der per Knopfdruck zu bedienen ist, bereitet größere Freude als eine ausgefeilte HiFi-Anlage, die nicht genutzt werden kann, weil sie zu kompliziert ist.

# Gesundheitsversorgung zu Hause

Damit die Grundversorgung in den eigenen vier Wänden funktioniert, ist – neben technischen Einrichtungen und der Fürsorge der Familienangehörigen – vor allem der Hausarzt von Bedeutung. Bei regelmäßigem Kontakt und kontinuierlicher Begleitung kann er bereits auf graduelle Veränderungen therapeutisch reagieren und individuell abgestimmte Hilfsangebote wie Krankengymnastik vermitteln. Auch für die betreuenden Angehörigen stellt er oft die erste Anlaufstelle dar und verkörpert in seiner Funktion als Berater und Ansprechpartner für alle Beteiligten ein Stück Sicherheit.

Ambulante Pflegedienste übernehmen mit dem Fortschreiten der Erkrankung viele Leistungen: Körperpflege, Anlegen von Verbänden, Verabreichen von Medikamenten oder Spritzen, Kontrolle des Blutzuckers, Begleitung zum Arzt etc. Trotz dieser Unterstützung muss der Tagesablauf komplett auf den Demenzkranken umgestellt werden: Eine klare Struktur in den Abläufen und eine feste Zeiteinteilung schaffen Gewohnheiten und

## Tipps für Angehörige

Informieren Sie sich in Pflegekursen, welche Hilfsmittel es neben Rollator, Toilettenstuhl oder Greifhilfen gibt. Dort lernen Sie auch die richtigen Handgriffe und den richtigen Umgang mit dem erkrankten Angehörigen. Anbieter solcher Kurse sind Pflegeversicherungen, Wohlfahrtsverbände oder Medizinische Dienste.

vermitteln dadurch Orientierung, Halt und Sicherheit. Dazu zählen das Aufstehen frühmorgens und das abendliche Zubettgehen ebenso wie das Einnehmen der Mahlzeiten zu festen Zeiten. Dazwischen sollten Erkrankte im Rahmen ihrer Möglichkeiten durchaus zur Verrichtung von Alltagstätigkeiten herangezogen werden.

Außerdem sollten Betroffene regelmäßig spazieren gehen oder sich anderweitig in der frischen Luft bewegen. Zu Beginn der Erkrankung ist dies eigenständig und ohne Aufsicht möglich. Dennoch sollten sie vom ersten Tag an ein einfach zu bedienendes Mobilfunkgerät mit Notruftaste mitnehmen, das

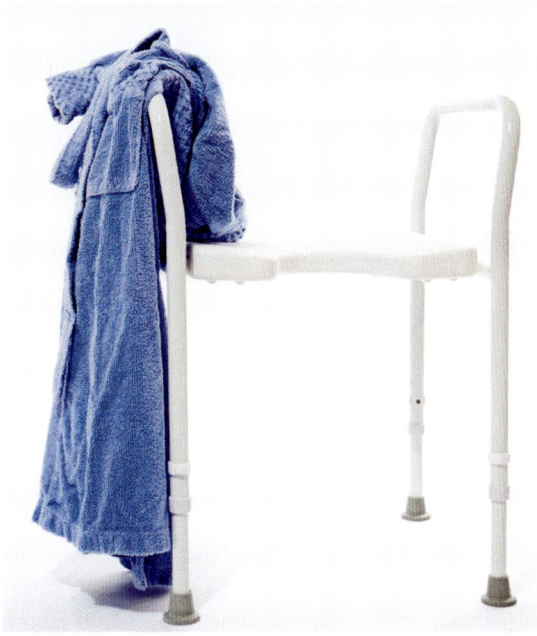

Solche Sitze, die in die Dusche gestellt werden können, ermöglichen es, Hilfe beim Waschen zu geben.

später zur eigenen Sicherheit des Betroffenen durch eine Handyortung ergänzt werden kann. Über GPS lässt sich der Ausflug überprüfen und ermöglicht bei Auffälligkeiten ein schnelles Eingreifen. Entsprechende Chips kann man als Armband, im Gürtel und seit Neuestem auch in Schuhen tragen.

## Gestaltung des Alltags für den Betroffenen

Selbst wenn gemeinsame Mahlzeiten immer beschwerlicher werden, sollten diese so lange wie möglich beibehalten werden, da sie das Zugehörigkeitsgefühl fördern und darüber hinaus den Betroffenen die Möglichkeit bieten, korrekte Handlungen „abzugucken". Angehörige sollten nicht ungeduldig werden, wenn sich der Erkrankte beispielsweise beim Essen ständig bekleckert. Er sollte nicht bevormundet oder in seiner Würde angegriffen werden, indem das Essen kleingeschnitten oder ihm ein Lätzchen umgebunden wird. So erfüllt zum Beispiel eine Stoffserviette beim Essen den gleichen Zweck wie ein Lätzchen.

Auch das Sitzmöbel sollte – auch wenn es sich dadurch von der restlichen Garnitur in einer gemeinsamen Sitzgruppe unterscheidet – altersgerecht sein. Aus einem tiefen Sessel aufzustehen, ist für Betroffene nicht nur beschwerlich, sondern untergräbt auch ihre Würde. Die optimale Sitzhöhe liegt bei etwa 40 cm, sie sollte jedoch niedriger als die Unterschenkellänge sein, damit die Füße bequem auf dem Boden stehen.

# Fragen und Antworten

Ihre Befürchtungen haben sich bewahrheitet: Sie oder
Ihr Angehöriger leiden an Demenz. Fragen über Fragen
schwirren Ihnen durch den Kopf.

? **Zu welchem Arzt muss man gehen?**
Die erste Anlaufstelle ist meist der Hausarzt, der durch Fragen, eine
körperliche Untersuchung und die Bestimmung der Blutwerte im Labor oft
andere Krankheiten ausschließen kann. Mit speziellen Testverfahren kann
er die geistigen Fähigkeiten – Gedächtnis, Sprache, Denkvermögen und
Wahrnehmungsfähigkeit – anhand einfacher Fragen und Aufgaben einschätzen. Hat er den Verdacht, dass es sich um eine Demenzerkrankung
handeln könnte, wird er an eine neurologische Praxis oder eine Gedächt-
nisambulanz überweisen. Dort können spezielle Untersuchungen und
bildgebende Verfahren weiteren Aufschluss über die Hirnfunktionen geben.

? **Warum ist eine frühe Diagnose wichtig, wenn Alzheimer doch unheilbar ist?**
Die Diagnose des Arztes bedeutet für Betroffene wie Angehörige eine wichtige Hilfe: Sie erklärt die vorhandenen Probleme und legt die Grundlage für
den Umgang mit der Situation und damit für die weitere Lebensplanung.

Zum anderen ist die Diagnose auch medizinisch wichtig, denn Medikamente, die für die Behandlung einer Demenz zugelassen sind, greifen –
wenn überhaupt – nur in der Anfangsphase der Krankheit. Sie können zwar
nicht heilen, aber manche Beschwerden abmildern und im Idealfall den
Krankheitsverlauf verzögern.

? **Soll ich als Angehöriger mit zur ärztlichen Untersuchung gehen?**
Häufig sind die Erkrankten in der Frühphase der Demenz nicht in der Lage,
ihre Defizite richtig einzuschätzen, sie bagatellisieren oder leugnen sie. Die
Schilderungen von Angehörigen oder nahestehenden Freunden können
dem Arzt helfen, zu einer realistischen Einschätzung des Zustandes zu
kommen. Für die richtige Diagnose ist dies sehr wichtig.

? **Mein Vater weigert sich, zu einem Arzt zu gehen. Was soll ich tun?**
Im Frühstadium bedarf es der Zustimmung des Betroffenen, ob der Arzt
eine Diagnostik einleitet und wer die Informationen darüber erhält. Ver-

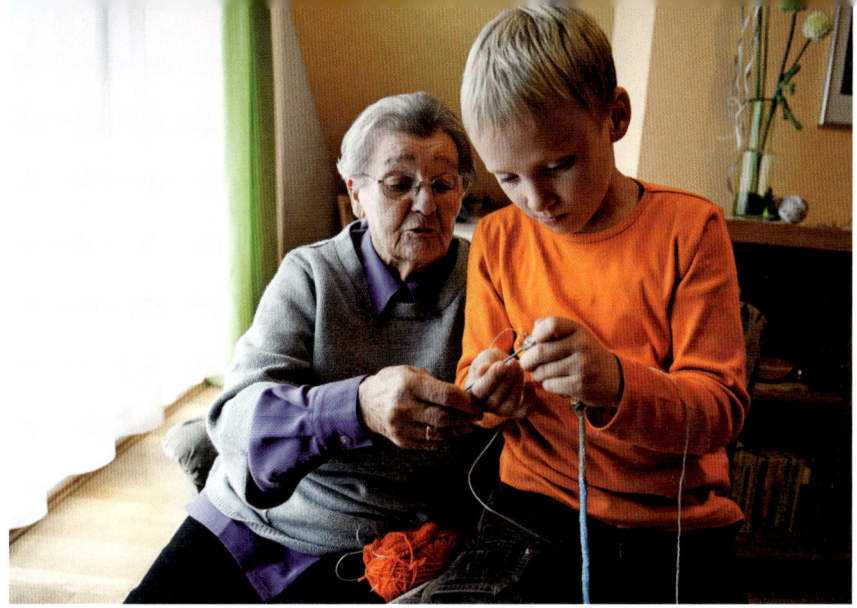

Das Familienleben wird bereichert, wenn die Urgroßmutter dem Enkel das Häkeln beibringt und er sich im Gegenzug darum kümmert, ihre Nähsachen in Ordnung zu halten.

weigert sich der Betroffene, können Sie ihn vielleicht zu einem Arztbesuch motivieren, indem sie Ihre Sorge äußern und ihm erklären, dass es auch andere, behandelbare Demenzursachen gibt, die in seinem eigenen Interesse herausgefunden werden sollten. Dabei führen übermäßige Vorsicht und Scheu, aber auch zu viel Druck auf den Betroffenen meist nicht zum Erfolg. Oft ist es hilfreich, im Vorfeld allein, ohne den Betroffenen, das Gespräch mit dem Arzt zu suchen

### ? Soll ich meine Mutter über ihre Diagnose Demenz informieren?

Signalisiert ein Betroffener die Bereitschaft, über seine Situation zu sprechen, sollte er über seine Krankheit aufgeklärt werden. Viele Demenzerkrankte schützen sich jedoch emotional, indem sie ihre Krankheit verdrängen. Es macht deshalb wenig Sinn, sie gegen ihren Willen aufzuklären. Versuchen Sie, gemeinsam mit dem Arzt herauszufinden, wie viel dem Patienten zuzumuten ist. Ob er über seinen Zustand aufgeklärt werden kann, wird auch davon abhängen, wie aufnahmefähig und belastbar er ist. Lehnt der Erkrankte jedoch dringend notwendige Hilfe ab oder überschätzt seine Fähigkeiten und gefährdet zum Beispiel als Autofahrer sich selbst und andere, sollten Sie möglichst bestimmt auf ihn einwirken.

Bedenken Sie in diesem Zusammenhang: Die frühe Phase der Demenz stellt möglicherweise die letzte Chance für Betroffene dar, noch selbst über ihre Zukunft zu bestimmen und zum Beispiel in Form von Vollmachten und Verfügungen festzulegen, wer später für ihn Entscheidungen treffen soll und kann.

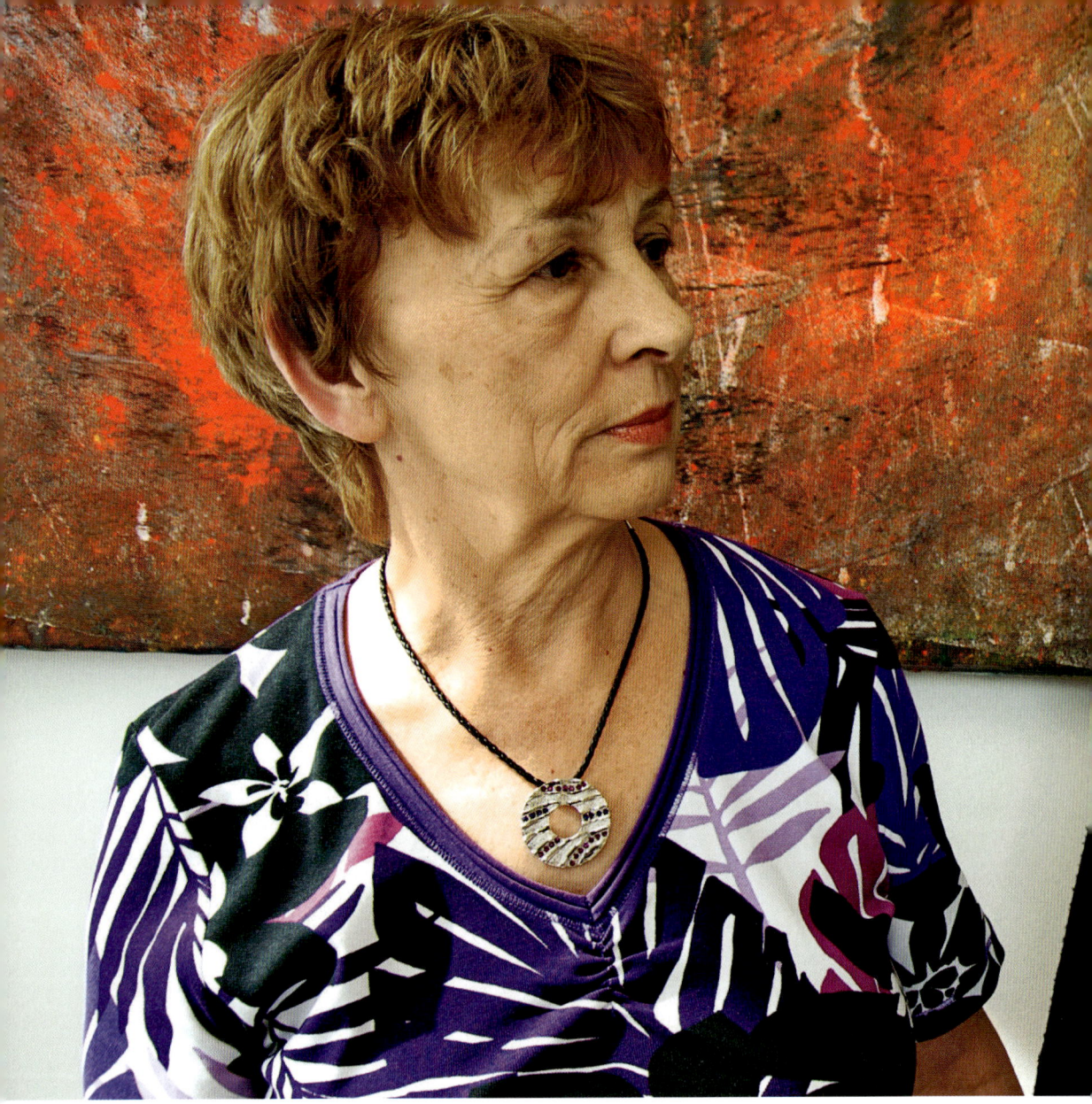

Was erwartet Angehörige nach der Diagnose? Welche Einschränkungen prägen den Alltag mit dem Dementen? Welche Behandlungsmöglichkeiten stehen zur Verfügung? Lassen sich Mittel und Wege finden, in Zukunft die Vergesslichkeit bei einer Demenz deutlich hinauszuzögern?

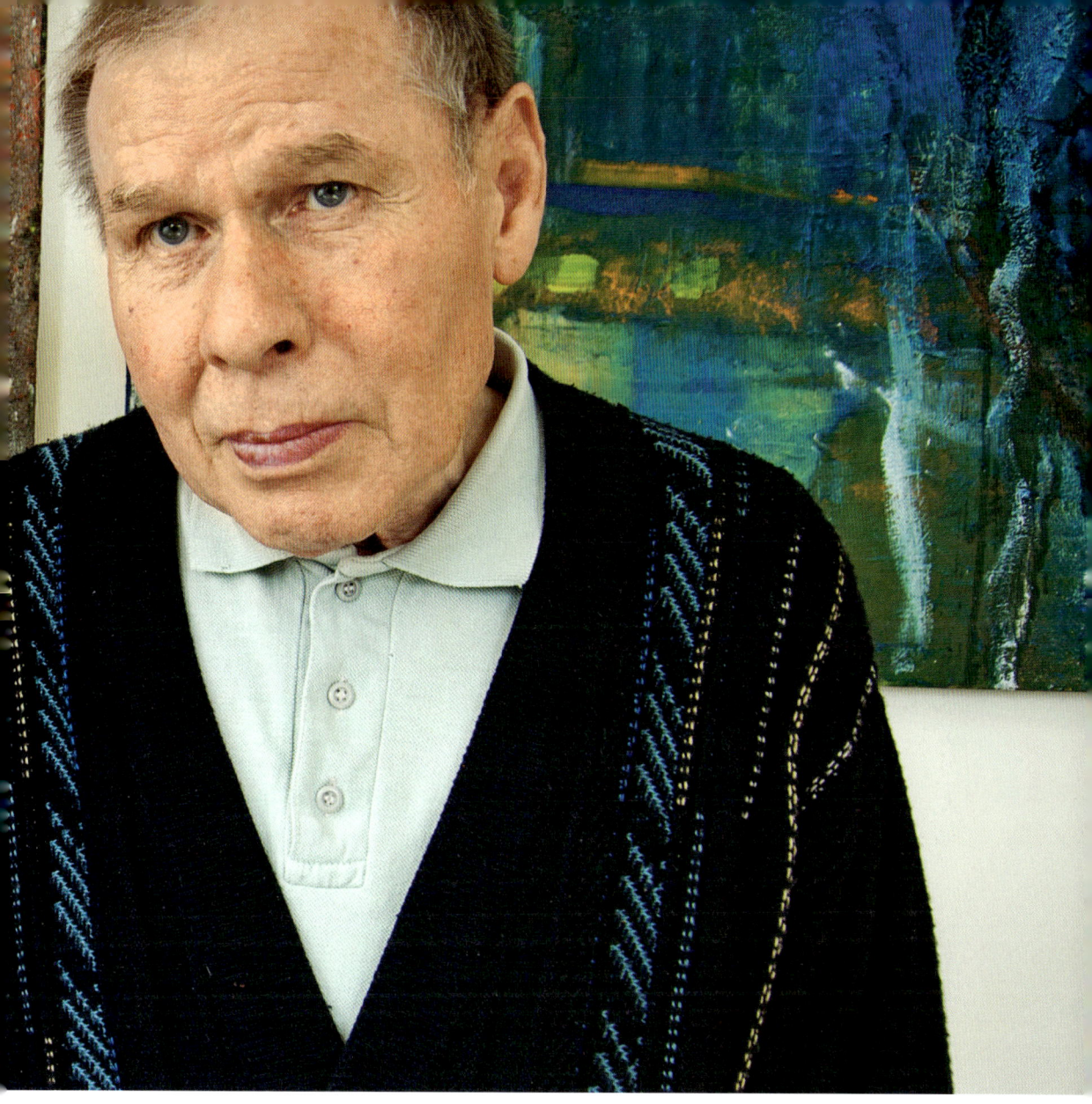

# Zwischenphase – mittelschwere Demenz

# Der Alltag – eine täglich neue Herausforderung

Je mehr die Demenz voranschreitet, desto mehr Beeinträchtigungen erleben die Betroffenen und ihre Angehörigen. Während die Patienten an Selbstständigkeit einbüßen, müssen Angehörige sich aufmerksamer um sie kümmern.

Mit fortschreitender Dauer der Erkrankung werden die anfangs vermuteten und befürchteten Defizite zur Gewissheit: Der Lebenspartner oder Elternteil wird immer vergesslicher und braucht zunehmend Unterstützung bei alltäglichen Verrichtungen. Erreicht ein Mensch im Mini-Mental-State-Test (MMST) ein Ergebnis zwischen zehn und 19 Punkten, so erfüllt er bestimmte Kriterien für die mittlere Phase der Alzheimer-Demenz. Der MMST erfasst zwar nicht alle Symptome, wird aber verbreitet eingesetzt, um den Schweregrad einer Alzheimer-Demenz einzuschätzen. Für andere Demenzformen eignet er sich allerdings weniger gut.

## Geistige Einschränkungen

In den Monaten oder meist Jahren der mittleren Demenz nehmen die geistigen und funktionellen Fähigkeiten des Erkrankten ab; schließlich wird es ganz unmöglich für ihn, selbstständig sein Leben zu führen. Wie schnell ein Demenzkranker „abbaut" und welche Leistungen doch noch länger erhalten bleiben, ist bei jedem Patienten individuell verschieden: Während manche schnell deutlich vergesslicher werden, erinnern sich andere noch längere Zeit an einige Dinge, selbst wenn diese nur kurz zurückliegen, wie etwa an den Einkaufszettel oder den geplanten Gang zur Bank. Dies sind Leistungen des Kurzzeitgedächtnisses. Was bereits einige Zeit vergangen und im Langzeitgedächtnis abgespeichert ist, bleibt den Betroffenen in der Regel länger erhalten als das gerade Erlebte oder Gesagte. Ein Gespräch über Familienurlaube mit den Kindern macht daher nicht nur den Dementen selbst, sondern auch den Angehörigen oft Freude. So lässt sich immer wieder ein Kontakt herstellen, ein gegenseitiges Verstehen erreichen.

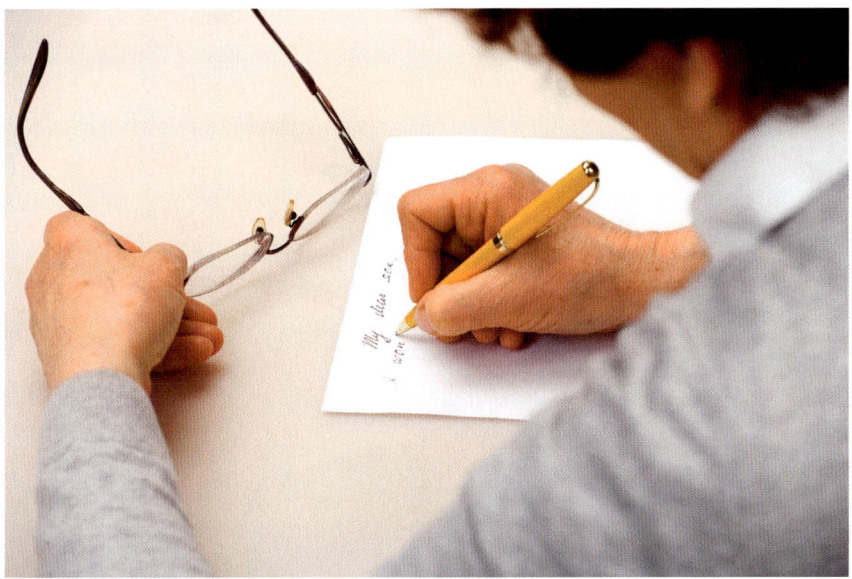
Angehörige müssen sich jetzt mehr um die Angelegenheiten der Betroffenen kümmern, z. B. den Schriftverkehr übernehmen oder Termine absprechen.

## Das Suchen nach Wörtern

Auch wenn Gespräche meist noch ganz gut möglich sind, kommt der Betroffene immer häufiger ins Stocken, kann sich nicht so ausdrücken, wie er es gewohnt ist, und findet oftmals nicht die richtigen Wörter – das wird für ihn selbst und für die Angehörigen oder für andere Gesprächspartner immer deutlicher. Mit Umschreibungen oder ähnlichen Begriffen kann er doch noch seinen Willen äußern. Schnell wird auch klar, dass es bessere und schlechtere Stunden gibt – während der Kranke gerade noch kaum einen ganzen Satz flüssig herausbrachte, erzählt er kurze Zeit später wieder gut verständlich von bestimmten Erlebnissen.

Hier spielen vor allem auch emotionale Bindungen eine Rolle – sind Inhalte und Erlebnisse mit angenehmen Gefühlen abgespeichert, so können Betroffene sich in der Regel noch recht gut daran erinnern und davon berichten. Sprechen Sie solch positiv erlebte Geschichten ruhig häufig an: Der Demente wird sich gern erinnern und sich sicher und wohlfühlen, wenn er merkt, wie gut er sich doch noch in vergangenen Erlebnissen „auskennt“. Auch der Gesprächspartner ist oft entscheidend für eine „gute Phase“ – ist der Betroffene jemandem positiv verbunden und hört derjenige aufmerksam zu, so sind durchaus noch sinnvolle Gespräche möglich. Beispielsweise kann ein sorgfältiger Zuhörer manchmal erahnen, was der Erkrankte sagen möchte, und passende „Stichwörter“ für ein fortlaufendes

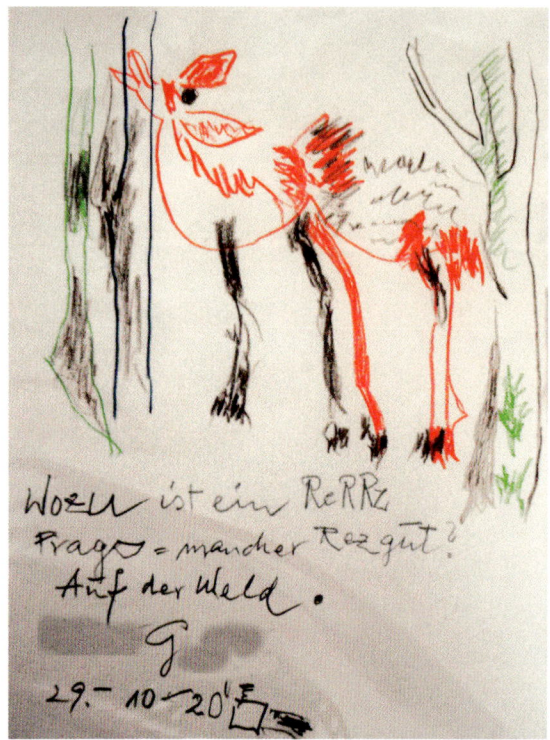

Das Schriftbild verändert sich, so werden z. B. Buchstaben wahllos groß- oder kleingeschrieben, Begriffe sind ganz falsch, und auch die Handschrift verändert sich insgesamt.

Gespräch liefern. Das Gefühl, noch teilnehmen zu können, hilft gegen die zunehmende Unsicherheit und Angst, die die Betroffenen beschleicht, wenn sie täglich damit konfrontiert werden, dass sie immer vergesslicher und hilfloser werden. Im weiteren Verlauf der Erkrankung verblassen jedoch auch die eigentlich „fest verankerten" Erinnerungen zunehmend.

Zu Wortfindungs-, Sprech- bzw. Sprachstörungen kommen auch Schwierigkeiten, zu lesen, zu schreiben oder zu rechnen. Was mit einer kleiner werdenden Schrift beginnt, gipfelt in einer immer unleserlicheren Schrift und in Schwierigkeiten, vollständige Sätze aufzuschreiben. Viele Betroffene kommen jedoch noch längere Zeit ganz gut zurecht. Manche können noch lange Zeit gut vorlesen, allerdings verstehen sie das Gelesene tatsächlich immer schlechter. Wer Freude an „Denksportaufgaben", an (leichten) Kreuzworträtseln oder anderen sprachlichen Rätseln hat, sollte das weiterhin tun. Allerdings können die Erkrankten wütend und enttäuscht reagieren, wenn die Ergebnisse nicht mehr stimmen. Genauso kann

## Tipps für Angehörige

Den Demenzkranken fällt es schwer, verschiedene Inhalte zugleich zu verarbeiten.
- Einfacher ist es, wenn Sie in kurzen, klaren Sätzen mit ihnen reden und nur eine Information gleichzeitig geben.
- Rätselfreunde haben länger Spaß an Denkspielen, wenn Sie ihnen einfachere Rätsel vorlegen.

Gerade jetzt sind Angehörige psychisch sehr belastet: Der Betroffene wohnt meist noch zu Hause, der Umgang mit ihm wird jedoch zunehmend schwieriger. Sorge um die Sicherheit und Trauer darum, dass die Demenz einen geliebten Menschen so dramatisch verändert, kommen zu weiteren Gefühlen wie Scham, Ärger oder auch Wut. Suchen Sie sich schon jetzt Unterstützung:

- Bitten Sie Verwandte, Nachbarn und Freunde um Hilfe,
- nehmen Sie sich Auszeiten,
- schaffen Sie sich zur Entspannung feste Erholungszeiten,
- sprechen Sie mit dem Arzt über Ihre Gefühle und Probleme,
- suchen Sie den Kontakt zu einer Selbsthilfegruppe,

denn nur, wenn Sie einigermaßen ausgeruht und stabil sind, können Sie sinnvoll helfen.

zwar das „kleine Einmaleins" noch lange klappen – besonders frustrierend ist es jedoch für diejenigen, die genau wissen, dass sie immer gut rechnen konnten, und nun langsam feststellen müssen, dass es bei ganz einfachen Multiplikationen bleiben muss.

## Alltägliche Aufgaben fallen immer schwerer

Eindeutige, einfache Anweisungen werden immer wichtiger, um zuvor automatisch erledigte Aufgaben bewältigen zu können. Ehemals simple Aufforderungen kann der Demenzkranke oft nicht mehr überblicken. Beispielsweise wird das Anziehen für ihn zunehmend zum Problem – wie sind Hemd, Hose oder Strumpf richtig zu ordnen? Nachfolgend finden Sie einige Tipps, die Ihnen den Alltag mit dem Demenzkranken erleichtern können:

- Versucht der Ehemann, sich gerade die Hose überzustreifen, helfen ihm Anweisungen wie „Erst die Strümpfe, dann die Hose und zuletzt den Gürtel" kaum. Legen Sie ihm die Kleidungsstücke zurecht und benennen oder reichen Sie jedes Teil mit einer kurzen Erklärung einzeln an. Die Reihenfolge sollte wie ein Ritual täglich gleich sein. So kann er sich noch eine Zeit lang selbst ankleiden, ohne sich dafür schämen zu müssen, dass Sie ihn komplett anziehen.
- Manche Demente bestehen darauf, viele Tage lang dieselben bekannten Kleidungsstücke anzuziehen, obwohl diese längst verschmutzt sind, oder sie weigern sich, in einem neu bezogenen Bett zu schlafen.

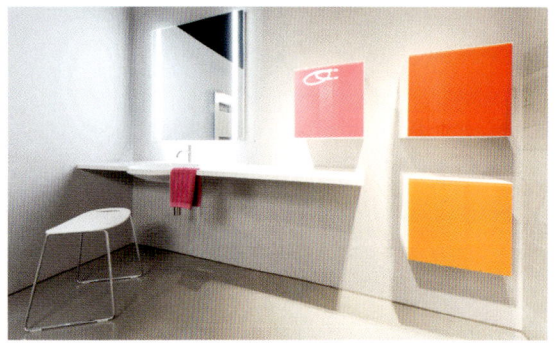

Hilfen wie Griffe geben Sicherheit. Farben erleichtern das Zurechtfinden im Badezimmer.

Grund hierfür ist oft das Unbekannte – die Lieblingsstücke bleiben am besten in Erinnerung, und neue Bettwäsche bedeutet für Patienten möglicherweise ein völlig fremdes Bett. Kaufen Sie den Lieblingspulli und die Bettwäsche in doppelter Ausführung – dann kann die Waschmaschine laufen, und Sie sind dennoch erleichtert, dass der Betroffene immer frische Kleidung tragen kann. Und er selbst fühlt sich auch wohl.

- Achten Sie darauf, dass das Bad hell genug ist und Badematten oder -läufer gut zu erkennen sind, am besten in hellen Farben. Bad und Wanne sollten mit rutschfesten Matten ausgestattet sein. Ist der Demente etwas wackelig auf den Beinen, kann es für Sie als Angehörige schwierig werden, ihm oder ihr wieder aus der Badewanne herauszuhelfen. Kommt er ins Rutschen, klammert er sich aus Angst möglicherweise so sehr an Sie, dass Sie sich selbst kaum halten können. Sie sollten also dafür sorgen, dass eine dritte Person in Rufnähe ist, um entsprechend helfen zu können, oder lieber eine Dusche mit Waschstuhl vorziehen.
- Eventuell ist es hilfreicher, bereits jetzt eine Pflegekraft einzubinden. Achten Sie dabei darauf, dass viele Patienten lieber von einer Person gleichen Geschlechts versorgt werden möchten. Auch religiöse Gründe können eine Rolle spielen.
- Bei der Körperpflege kann Scham scheinbar unüberwindbar werden: Sich plötzlich von einem anderen Menschen waschen zu lassen, kostet Überwindung und ist vielen unangenehm. Halten Sie als Ehepartner oder Kind sich im Hintergrund, reichen Sie Waschlappen, Seife oder Handtuch zur rechten Zeit an und geben ein paar entscheidende Hinweise, so kann der Demente seine Körperpflege noch eine Zeit selbst übernehmen.

## Veränderte Essgewohnheiten

Körperliche Veränderungen infolge der Demenz machen sich auch beim Körpergewicht bemerkbar – viele Betroffene (und auch gesunde Alternde) empfinden Hunger und Durst anders als zuvor. Sie essen entweder immer wieder, weil sie vergessen haben, dass sie gerade vom Mittagstisch aufgestanden sind. Oder sie essen kaum noch, weil sie keinen Hunger verspüren oder diesen einfach vergessen.

Bei Tisch möchten die Betroffenen oft nicht mehr mit Gabel und Messer, sondern mit den Fingern essen, oder sie haben vergessen, dass Salami auf das Brot und nicht in den Kaffee gehört. Dieses Essverhalten ist für Angehörige – vor allem in größerer Runde – oft schwer zu ertragen. So mancher Bekannte wird möglicherweise nicht mehr zum gemeinsamen Kaffee erscheinen, was es für Sie als Angehörige nicht gerade leicht macht. Vermeiden Sie Maßregelungen des Kranken (auch wenn es manchmal schwerfällt) – das verunsichert den Dementen meist eher und verschlimmert die Situation.

Zu dem Missmut über das oft recht unappetitliche Essverhalten kommt die Sorge, der Demenzkranke verliere zu viel an Gewicht. Gerade körperlich sehr aktive Patienten benötigen bis zu 1800 kcal täglich mehr als Gleichaltrige, um die vermehrte Bewegung zu kompensieren und nicht abzunehmen. Oft ändern Demenzkranke ihre Vorlieben beim Essen, viele mögen beispielsweise sehr süße Speisen am liebsten. Dem sollten Angehörige ruhig entsprechen: Warme Milch mit Honig oder ein Schokoladenpudding sind schließlich nahrhaft, und die Milch fördert am Abend das Einschlafen.

Wer neben all der anderen Arbeit mit dem Demenzkranken weder Zeit noch Lust hat, selbst zu kochen, kann sich beispielsweise in einer Metzgerei oder in einem Restaurant fertige Mahlzeiten bestellen. Eine andere

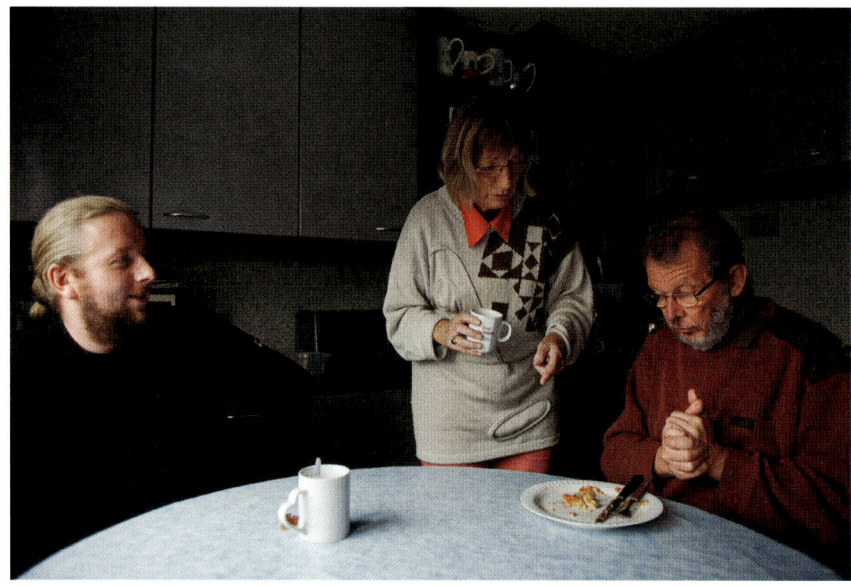

Seitdem der Familienvater nicht mehr arbeiten muss, freut er sich auf sein verspätetes Frühstück, das ihm seine Frau zubereitet.

Möglichkeit bietet das „Essen auf Rädern" – fertig zubereitete Mahlzeiten werden bis an die Wohnungstür oder sogar in die Wohnung des Kunden geliefert. „Essen auf Rädern" wird von sozialen Einrichtungen, Wohlfahrtsverbänden, Hilfsorganisationen und Privatunternehmen angeboten und ist vor allem auf die Bedürfnisse älterer oder hilfsbedürftiger Menschen zugeschnitten, die ihre Mahlzeiten nicht mehr selbstständig zubereiten können oder wollen. Die angebotenen Menüs berücksichtigen meist auch persönliche Ernährungsgewohnheiten wie vegetarische Kost sowie gesundheitliche Faktoren wie Diabetes oder Allergien.

## Zunehmende Desorientierung

Was Angehörige oft besonders Sorgen bereitet, ist der weitere Verlust der Orientierung. Konnten sie anfangs den Ehepartner oder die Oma noch allein zum Bäcker und zur Post gehen lassen, ohne sich Gedanken über die Rückkehr zu machen, dauern solche Wege plötzlich deutlich länger. Diese Probleme sind unterschiedlich ausgeprägt. Oft gibt es „gute" und „schlechte" Tage – was gestern gar nicht klappte, funktioniert heute plötzlich wieder.

Grundsätzlich nimmt jedoch im Lauf der Demenz die Orientierungsfähigkeit ab – und zwar „von außen nach innen". Während es den Betroffenen Schwierigkeiten bereitet, an der richtigen Bushaltestelle zum Einkaufen auszusteigen, ist ein kurzer Gehweg von der lange bekannten Haltestelle nach Hause kein Problem. Wenn auch das nicht mehr richtig klappt, findet der Ehepartner oder die Oma sich zumindest im Haus zurecht.

Irgendwann können jedoch viele die unterschiedlichen Räume nicht mehr zuordnen. Hilfreich sind in dieser Situation Plakate oder Schilder an den Türen – so mancher „Unfall" vor der falschen Tür lässt sich durch ein buntes, deutliches Schild mit dem Hinweis „Toilette" vermeiden.

Zur räumlichen Desorientierung kommt zwangsläufig auch eine zunehmende zeitliche Orientierungslosigkeit. Die innere Uhr ist bei dem Betroffenen gestört, sodass er Zeiträume nicht mehr abschätzen kann. Zum Beispiel kann die Bedeutung der Zeitangabe (13 Uhr = Mittag) gestört sein, oder er kennt den Unterschied zwischen einer Stunde und einer Minute nicht mehr. Ebenso geht die Fähigkeit, die Zeit auf der Uhr zu erkennen, immer weiter verloren.

Neben der räumlichen und zeitlichen Desorientierung treten außerdem im weiteren Verlauf der Erkrankung noch zunehmende Probleme im Bereich der personellen Orientierung auf: Der Vater weiß weder seinen Namen noch sein Geburtsdatum, die Ehefrau hat vergessen, dass sie verheiratet ist und Kinder hat, der Ehemann erinnert sich nicht mehr daran, welchen Beruf er erlernt und ausgeübt hat, die Mutter weiß nicht mehr, wie viele Personen im Haushalt leben.

Darüber hinaus vergisst der an Demenz Erkrankte schließlich auch, welche Funktion einzelne Gegenstände haben: Wozu dient ein Dosenöffner oder ein Fernseher, welche Aufgabe hat ein Wasserkocher oder Seifenspender? Diese Ratlosigkeit – auch situative Desorientierung genannt – äußert sich auch darin, dass der Betroffene nicht mehr weiß, wie er an einen Ort gelangt ist und wieder wegkommt oder warum er sich überhaupt an diesem Ort befindet. Dazu gehört auch, dass er die momentane Situation häufig nicht mehr richtig einschätzen kann, sodass er beispielsweise eine gefährliche Situation im Straßenverkehr nicht mehr als solche erkennt.

## Wer mag das wohl sein?

Besonders traurig macht es Angehörige, wenn die demente Ehefrau oder Oma immer häufiger nicht weiß, wie Freunde und Bekannte und auch fernere und engere Familienmitglieder heißen. Schließlich kommt es vor, dass der Ehemann seine eigene Frau nicht mehr erkennt oder mit anderen bekannten Personen wie der schon längst verstorbenen Mutter verwechselt. In Gesprächen sollte deshalb häufig der Name der betroffenen Person erwähnt werden, damit der Demenzkranke weiß, mit wem er redet. Ebenso sollten Namen auch beim gemeinsamen Ansehen von Fotos immer wiederholt werden. Die Orientierung zur eigenen Person hingegen bleibt eher länger erhalten, sodass er sich im Spiegel oder auf Fotos noch erkennt.

## Verlangsamte Denkprozesse und Reaktionen

Komplexe Situationen, wie der Straßenverkehr, sind für Demente immer schwieriger zu verarbeiten, da die Denkprozesse sich verlangsamen. Während der Betroffene sich anfangs zu Fuß, mit der Bahn oder dem Bus noch gut fortbewegen kann, wird für ihn das Autofahren immer problematischer: Schnelle Entscheidungen und Reaktionen fallen ihm immer schwerer, und so gefährdet er im Auto bald sich selbst und andere. Manchen Betroffenen lässt sich gut verdeutlichen, dass sie nicht mehr selbst am Steuer sitzen sollten. Ist das nicht möglich, kann der Hausarzt oder Neurologe mit einer größeren Autorität oft weiterhelfen. Denn auch die Beurteilung der Fahrtauglichkeit gehört zur Fürsorgepflicht des betreuenden Arztes. Bleibt der Demente uneinsichtig, so können Sie als Angehörige aus Sicherheitsgründen die zuständigen Behörden informieren: Diese werden den Betroffenen zu einer Fahrtauglichkeitsprüfung vorladen und dann gegebenenfalls den Führerschein einziehen. Meist wird diese Entscheidung akzeptiert.

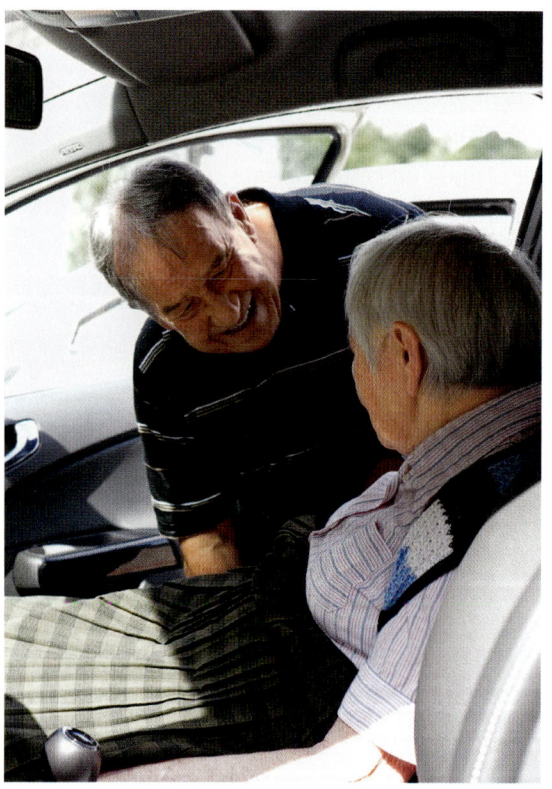

Noch selbst zu fahren, wäre für die Frau und für andere eine Gefährdung. Der Ehemann hilft seiner Frau in den eigens neu gekauften Wagen.

# Psychische Probleme

Zu Vergesslichkeit und Desorientierung kommen im Verlauf der Erkrankung bei neun von zehn Patienten auch Veränderungen der Psyche und des Verhaltens hinzu. Eine negative Grundstimmung oder Antriebslosigkeit vor allem am Morgen sind oft Hinweise auf eine Depression. Studien zufolge leidet fast die Hälfte der Dementen darunter. Viele Statistiken gehen sogar davon aus, dass bis zu 90 % der an Alzheimer Erkrankten mehr oder weniger an einer depressiven Verstimmung leiden. Depressive Symptome wie Stimmungsschwankungen, Selbstzweifel und herabgesetztes Selbstbewusstsein, aber auch körperliche Beschwerden wie Herz-Kreislauf-Beschwerden und Verdauungsstörungen stehen oft am Anfang der Erkrankung im Vordergrund und bilden sich im weiteren Verlauf eher wieder zurück. Typisch ist auch ein sogenanntes agitiertes Verhalten: Unruhe und „Aufgeregtheit" kommen bei über der Hälfte der Demenzkranken vor. Viele sind zudem deutlich ängstlicher als früher.

Als besonders anstrengend erleben viele Angehörige häufig eine apathische, desinteressierte, antriebslose Grundstimmung, aber auch plötzliche „Aggressionen", während für professionelle Pflegende häufig agitiertes Verhalten zur Herausforderung wird, weil die Kranken dann wenig einsichtig für Pflegemaßnahmen sind. Im Gegensatz zur Depression nehmen Symptome wie Apathie, Wahnvorstellungen oder Halluzinationen im Verlauf der Demenz eher zu. Wahnvorstellungen äußern sich oft in Eifersucht: Wenn die pflegende Ehefrau fünf Tage allein in den Urlaub fährt, um neue Kräfte zu schöpfen, vermutet der Ehemann einen Nebenbuhler und reagiert dementsprechend eifersüchtig und argwöhnisch. Angehörige und Pfleger werden zudem verdächtigt, Dinge gestohlen zu haben. Dieses Verhalten verletzt umso mehr, je intensiver sich die Angehörigen um den Dementen kümmern müssen.

## kurz + knapp

So reagieren Sie auf Wahnvorstellungen des Betroffenen richtig:
- Versuchen Sie, die Halluzinationen zu erklären.
- Versuchen Sie, ihn abzulenken.
- Versuchen Sie, die Ursache herauszufinden und die Umgebung zu ändern (evtl. ängstigt ein Bild den Betroffenen).

So reagieren Sie auf aggressives Verhalten richtig:
- Bleiben Sie selbst ruhig und gelassen.
- Lenken Sie ihn vom Thema ab.
- Halten Sie den Kranken nicht gegen seinen Willen fest.
- Achten Sie auf Ihre Sicherheit und verlassen evtl. den Raum.

**Ich habe Demenz.**

**Bitte haben Sie etwas Geduld. Danke.**

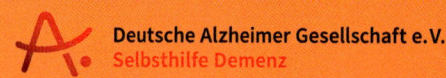

**Deutsche Alzheimer Gesellschaft e.V.**
Selbsthilfe Demenz

Solche „Verständniskärtchen" für Betroffene gibt es schon länger von verschiedenen Alzheimer-Angehörigen-Initiativen.

Oft deuten Angehörige ein Verhalten als „aggressiv", beispielsweise zerrt ein Dementer plötzlich sehr fest am Arm seiner Frau, er wird auf der Toilette dem Pfleger gegenüber wütend oder beschimpft einen fremden Arzt bei der Neuaufnahme in eine unbekannte Klinik. In solchen Situationen ist die vermeintliche Aggression des Betroffenen meist Ausdruck von Angst oder Unsicherheit; anders kann er sich nicht mitteilen. Daneben kommen noch andere Gründe als Erklärung für aggressives Verhalten infrage: Zu Anfang der Demenz reagiert der Kranke eher frustriert und traurig, weil ihm bewusst wird, wie vergesslich und hilflos er geworden ist. Auch eine (unbewusste) Überforderung durch die Angehörigen („Das kannst du doch wohl noch!") kann zu Stress und psychischen Symptomen führen. Grundsätzlich können Alkohol, manche Medikamente, Schlafmangel, Infekte etc. solche Symptome verstärken. Hier sollten Angehörige genau auf mögliche Zusammenhänge achten, damit Medikamente gegebenenfalls ausgetauscht werden können.

Damit Sie sich mit dem Dementen sicher in der Öffentlichkeit bewegen und Ihre Umgebung über sein eventuell „peinliches" und auffälliges Verhalten aufklären können, gibt es (Visiten-)Karten beispielsweise mit folgendem Hinweis: „Ich bitte um Verständnis! Mein Angehöriger ist dement (verwirrt) und verhält sich deshalb ungewöhnlich." Oder: „Ich bitte um

> ### Tipps für Angehörige
>
> Wenn Ihr Partner wütend reagiert, versuchen Sie, die Situationen zu ändern: Möglicherweise kann er in einer engen Toilette wenig erkennen und bekommt Angst. Sorgen Sie für eine ausreichende Beleuchtung. Falls Ihnen Gefahr droht, weil er um sich schlägt, verlassen Sie rechtzeitig den Raum. Versuchen Sie, solche Wutausbrüche nicht persönlich zu nehmen, denn oft weiß er sich nicht anders zu helfen oder mitzuteilen.

Verständnis! Mein Kopf lässt mich manchmal im Stich." Hierdurch können Sie eine brenzlige Situation leicht entschärfen, ohne dass Sie der Verkäuferin im Supermarkt oder dem Angestellten in der Bankfiliale langwierig erklären müssen, warum sich der Demente „anders" verhält.

Die Ursache psychischer Störungen im weiteren Verlauf liegt aber (auch) an der Krankheit selbst: Degenerative Veränderungen im Gehirn führen zu Depression, Angst, Wahn oder Aggressivität. Je nach Demenzform sind solche Symptome mehr oder weniger typisch: Während Alzheimer-Patienten zunächst vergesslich werden und später psychisch auffällig, sind Halluzinationen und Wahnvorstellungen typisch für die Lewy-Körperchen-Demenz. Im Gegensatz zu anderen Demenzen stehen bei der frontotemporalen Demenz Veränderungen der Persönlichkeit und des Sozialverhaltens im Vordergrund. Dazu zählen insbesondere Aggressivität, Taktlosigkeit, maßloses Essen, aber auch Teilnahmslosigkeit. Bei dieser auch Morbus Pick genannten Form der Demenz findet der Abbau von Nervenzellen zunächst im Stirn- und Schläfenbereich (frontotemporaler Lappen) des Gehirns statt. Von hier aus werden u. a. Emotionen und Sozialverhalten kontrolliert. Das Gedächtnis bleibt zunächst relativ gut erhalten. Betroffene fallen also weniger durch „Vergesslichkeit" als vielmehr durch „merkwürdige Verhaltensweisen" wie Enthemmung auf.

Bei vaskulären, also gefäßbedingten Demenzen treten oft stufenförmige Verläufe mit langen Phasen der Stabilität und auch zeitweiser Besserung auf. Gemeinsam ist diesen Symptomen jedoch, dass sie über kurz oder lang die Angehörigen an deren Grenzen bringen und oft entscheidend dafür sind, eine Heimunterbringung anzustreben.

# Körperliche Einschränkungen

Zu Vergesslichkeit und psychischen Symptomen kommen veränderte „Gewohnheiten" von Demenzkranken: Sie sind tagsüber sehr unruhig, ständig auf den Beinen und unterwegs. Meist lassen sie sich nicht stoppen oder ruhig auf einem Stuhl halten – wenn doch, dann blättern sie ständig in einem Buch herum, sortieren den Inhalt von Schubladen um oder ziehen Vorhänge auf und zu. Problematisch wird es, wenn Opa auf seinen Touren durch die Wohnung immer wieder stürzt oder er so weit wegläuft, dass niemand ihn findet.

Zu dem Verlust der Orientierung kommen oft Gangunsicherheit und Gleichgewichtsprobleme hinzu. Außerdem haben viele eine „Weglauftendenz" – die Betroffenen ziehen plötzlich ihre Jacke an und meinen,

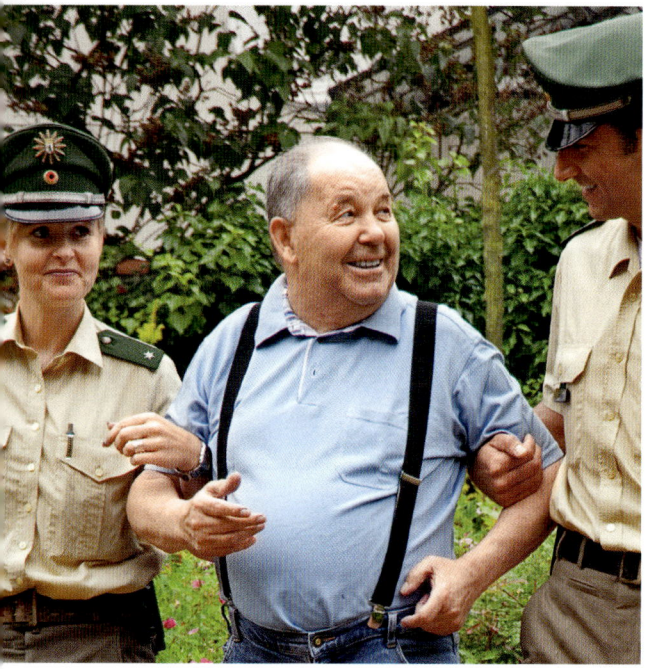

ins Büro oder zum Einkaufen zu müssen. Manche verkennen auch ihre Wohnung und haben das Gefühl, sie müssten jetzt weg, nämlich „nach Hause". Wegen der Gedächtnis- und Orientierungsprobleme jedoch vergessen sie oft ihr Ziel oder verlaufen sich.

Mögliche Gründe für dieses „Weglaufen" sind die innere Unruhe und Anspannung, und manche Demenzkranke langweilen sich auch einfach. Das kann zu unangenehmen Szenen führen, wenn etwa der jugendliche Enkelsohn den körperlich noch robusten Opa davon abhalten will, schon wieder das Grundstück zu verlassen. In diesem Fall kann der Enkel mit dem Opa rausgehen, eine kleine Runde drehen und dann wieder zurückkommen – und dies meist ganz ohne Überredung.

Die Polizisten helfen dem orientierungslosen Herrn zurück ins Heim. Die Beamten sind geschult darin, was sie in solchen Fällen zu tun haben.

Generell hilft oft Ablenkung: Wenn Betroffene mehr einbezogen werden, beispielsweise beim Putzen helfen, Kartoffeln schälen oder Besteck einräumen, sind sie eingebunden (auch wenn nicht alle Gabeln schließlich in der richtigen Schublade landen). Auch ein gemeinsamer Spaziergang oder eine Tasse Tee in gemütlicher Runde hält Demenzkranke eher davon ab, sich allein auf den Weg zu machen. Ist die Wohnungs- oder Haustür hinter

## Tipps für Angehörige

Angehörige müssen nicht nur tagsüber auf den plötzlich weglaufenden Partner aufpassen, nachts sind sie erst recht gefordert, wenn es gilt, den häufig aufwachenden Betroffenen davor zu bewahren, die Treppe herunterzustürzen. Hier helfen Gitter am Treppenabgang oder mobile Geländer sowie Bewegungsmelder, die an Licht oder Klingel gekoppelt sind und Sie wecken, sobald der Demente aufsteht und „rumgeistert".

Das können Sie gegen nächtliches Wandern tun:
- Lassen Sie den Betroffenen tagsüber nicht schlafen, verschaffen Sie ausreichend Bewegung, die müde macht.
- Sorgen Sie für seine Sicherheit beim nächtlichen Wandern.
- Geben Sie ihm etwas Milch oder ein Glas Wasser: Das wirkt beruhigend.
- Sprechen Sie mit dem Arzt über eine mögliche Therapie.

einem Vorhang versteckt, so kommt der Kranke nicht so schnell auf die Idee, hinauszuwollen. In jedem Fall sollte der Patient sichtbare Zettel bei sich tragen, auf denen Adresse und Telefonnummer sowie die Aufforderung für „Finder" notiert ist, sich doch bitte zu melden.

## Zunehmende Inkontinenz

Gerade nachts wird oft das Problem der Blasenschwäche deutlich – noch vor Erreichen der Toilette geschieht das Malheur auf dem Teppich im Flur. Die meisten Demenzkranken verlieren mit der Zeit die Kontrolle über Harnblase und Darm. Anfangs bedeutet dies, dass Angehörige alles tun sollten, damit der Erkrankte die Toilette schnell aufsuchen kann – also sofort Hilfe anbieten oder auch Toiletten in der Wohnung mit deutlichen Symbolen versehen, damit sie leicht zu finden sind. Zusätzlich sollte darauf gedrängt werden, nach dem Trinken die Toilette aufzusuchen.

Sowohl für den Betroffenen als auch für den pflegenden Angehörigen bedeutet Inkontinenz eine große Belastung. Der Ehemann empfindet es als äußerst beschämend und erniedrigend, keine Kontrolle mehr über Blase und Darm zu haben. Die pflegende Ehefrau fühlt eventuell Ekel oder Wut, vielleicht auch Schuldgefühle, weil sie nicht gelassener mit der Situation umgehen kann. Versuchen Sie, verständnisvoll zu sein – trotz der eigenen Schwierigkeiten. Denn wenn der Betroffene mit der Zeit Schuldgefühle entwickelt, kann es passieren, dass er die „Anzeichen seines Missgeschicks" in Schränke, unter den Teppich oder in Schubladen „verstecken" will.

Später helfen Einlagen oder Windeln, die in Drogeriemärkten, Apotheken oder Sanitätshäusern erhältlich sind, und schließlich auch Harnkatheter. Allerdings empfinden die Betroffenen solche ableitenden Hilfsmittel oft als störend, reißen diese ab und verletzen sich eventuell dadurch.

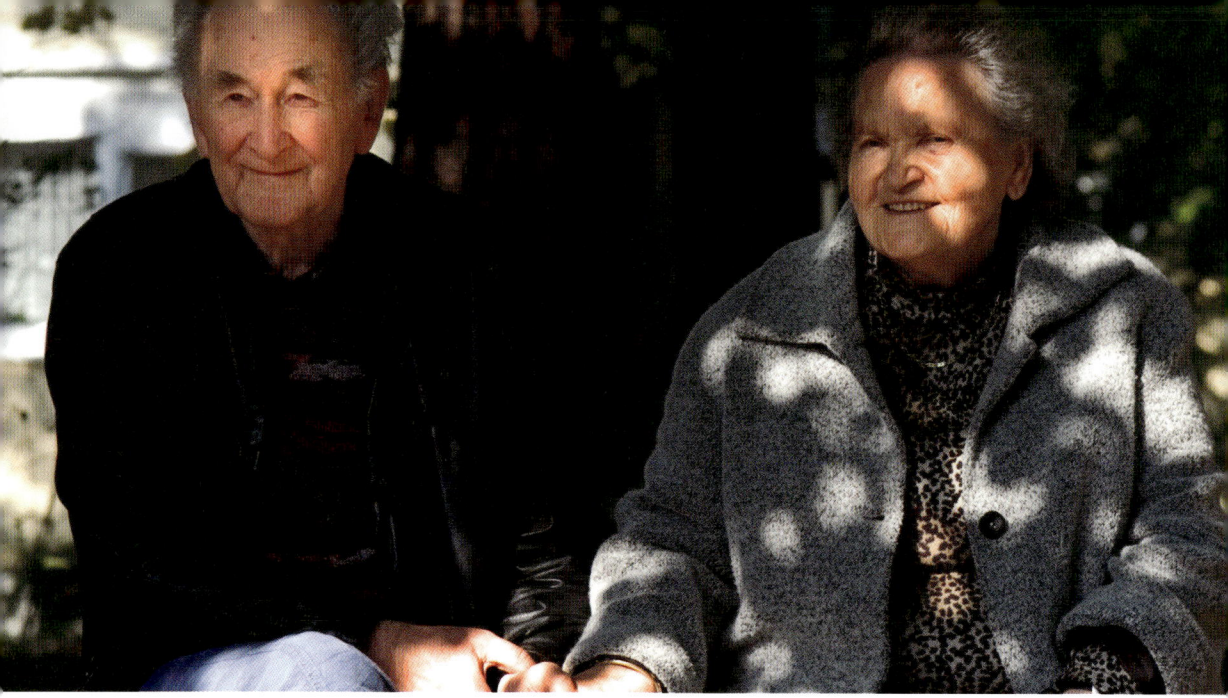

# Richtig behandeln:
# Was hilft wie?

Je früher die Diagnose gestellt wurde, umso eher kann eine Behandlung der Demenzfolgen beginnen und der Krankheitsverlauf beeinflusst werden. Dabei muss die Therapie individuell gewählt und dem Verlauf angepasst werden.

Der Krankheitsverlauf kann sehr unterschiedlich sein, nicht zuletzt, weil sich die Bedürfnisse und Verhaltensweisen der an Demenz Erkrankten und der Angehörigen unterscheiden. Daher gibt es kein allgemeingültiges Vorgehen für den Umgang mit dieser Erkrankung. Entscheidend bei der Wahl der Behandlung ist das Wohlbefinden der Betroffenen und Angehörigen, sodass beide die gemeinsamen Jahre so angenehm und erfüllt wie möglich erleben. Unterstützung bekommen die Betroffenen und Angehörigen beispielsweise bei Krankenkassen, Gemeinden, Selbsthilfegruppen oder auch im Internet. Allen voran steht jedoch der behandelnde Arzt, der eine optimale Therapie – sei es in Form von Tabletten oder nicht medikamentösen Behandlungsformen – für den Dementen empfiehlt. Wichtig ist, dass der Arzt mit dem Betroffenen, den Angehörigen, aber auch mit Pflegern zusammenarbeitet.

# Medikamentöse Behandlung

In der Behandlung einer Demenzerkrankung können Medikamente eine wichtige Rolle spielen, da sie die geistige Leistungsfähigkeit und die Alltagsbewältigung verbessern, Verhaltensstörungen mildern und weitere Schädigungen des Gehirns verhindern können.

Während sekundäre Demenzen geheilt werden können, indem die Grunderkrankung behandelt wird, gilt dies für eine Alzheimer-Demenz nicht. Bisher existiert noch kein Medikament, das heilt oder vorbeugend genommen werden kann. Dennoch gibt es Hilfe: Sogenannte Antidementiva unterstützen den Patienten darin, seine Alltagskompetenz und Lebensqualität länger aufrechtzuerhalten. Gemeinsam mit einer psychosozialen Hilfestellung wie der Tanztherapie oder Validation (bei der sich der Angehörige in die Welt des Dementen hineinversetzt und dessen Aussagen und Verhalten weder bewertet noch korrigiert, siehe S. 120) bildet die medikamentöse Behandlung die Basis der Therapie. Da die Symptome von Mensch zu Mensch sehr unterschiedlich sind, muss die Behandlung individuell geplant, abgestimmt und möglichst gemeinsam mit dem Betroffenen besprochen werden.

## Antidementiva

Antidementiva können die Kernsymptome der Alzheimer-Demenz – Gedächtnisverlust, Orientierungsstörungen und andere geistige Schwierigkeiten – sowie in geringerem Ausmaß auch die psychischen Probleme und Verhaltensauffälligkeiten mildern. Die Wirkstoffe aus der Gruppe der sogenannten Acetylcholinesterase-Hemmer (AChE-I) und der N-Methyl-D-Aspartat-Rezeptor-Antagonist (NMDA-Antagonist) Memantin beeinflussen die Botenstoffe (Neurotransmitter) im Gehirn. Trotz zahlreicher Studien zur Wirksamkeit fehlt jedoch bisher der Beweis dafür, dass diese Mittel das biologische Fortschreiten der Demenz aufhalten könnten – sie bewirken also „lediglich" eine Linderung der Symptome. Gegen die eigentliche Ursache (also den Abbau des Hirngewebes) könnten sogenannte krankheitsmodifizierende Medikamente wirken; diese sind in der Entwicklung, aber noch nicht zur Therapie zugelassen.

Für die leichte bis mittelschwere Alzheimer-Demenz sind die AChE-Hemmer Donepezil, Galantamin und Rivastigmin zugelassen. Schreiten die Symptome unter der AChE-Hemmer-Therapie hin zu einer schweren Demenz voran, kann die Therapie mit Donepezil und Galantamin fortgeführt werden, da beide Medikamente sich in Studien auch bei schweren

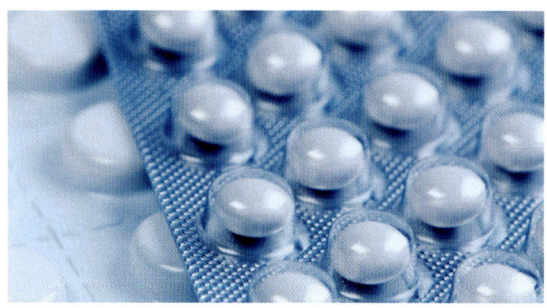
Antidementiva wirken in der Regel umso besser, je höher sie dosiert werden.

Formen wirkungsvoll zeigten. Memantin kommt bei der mittelschweren und schweren Demenz zum Einsatz; Memantin kann dann auch zusätzlich zu Donepezil verordnet werden.

Der Nutzen der Antidementiva wird in vielen Fällen durch eine Verzögerung des Krankheitsverlaufs deutlich: Eine (frühzeitige) Therapie kann dem Patienten und seinen pflegenden Angehörigen helfen, möglichst lange ein weitgehend selbstständiges und selbstbestimmtes Leben zu führen, da die Betroffenen im Alltag besser zurechtkommen, weil sie alltägliche Aufgaben (wie Anziehen, Waschen, Essen) besser bewältigen können. Auch die kognitiven Fähigkeiten (Erinnerungsvermögen, Merkfähigkeit, Auffassungsgabe) bleiben bei einer Therapie mit Antidementiva bei vielen Patienten länger erhalten als ohne eine solche Therapie.

Fest steht, dass eine frühzeitige Therapie in der Regel von Nutzen ist und dass die Medikamente bei den meisten Patienten umso besser wirken, je höher sie (im Rahmen der empfohlenen Dosis) dosiert werden. Dementsprechend wird der Arzt den jeweiligen Wirkstoff langsam aufdosieren – unter Beachtung der möglichen Nebenwirkungen, wie Übelkeit, Durchfall, Kopfschmerz oder Schwindel. Ist bei einem Patienten durch die Therapie mit einem der AChE-Hemmer keine Besserung zu beobachten, so wirkt manchmal ein anderer – es lohnt sich, dies beim Arzt anzusprechen.

## Das rät der Arzt

Die zugelassenen Mittel zur Therapie der leichten und mittelschweren Alzheimer-Demenz (Donepezil, Galantamin und Rivastigmin) halten die geistigen Fähigkeiten Studien zufolge im Durchschnitt etwa ein Jahr stabil. Da die Substanzen jedoch bei jedem Patienten verschieden gut oder auch gar nicht wirken bzw. sogar deutliche Nebenwirkungen haben können, sollte der Erfolg regelmäßig ärztlich überprüft werden. Entsprechend muss die Dosis verändert, ein anderes Mittel probiert oder das Präparat abgesetzt werden. Medikamente gegen psychische Auffälligkeiten (Antidepressiva, Beruhigungsmittel) sind vorsichtig einzusetzen, da sie die geistigen Fähigkeiten verschlechtern können.

Grundsätzlich ist es bei der (Alzheimer-)Demenz schwierig, eine „Besserung" zu beurteilen – schließlich schreitet die Krankheit voran, und das Ausbleiben einer Verschlechterung kann durchaus als positive Wirkung der Therapie gelten. Bleibt der Zustand stabil, kann dies schon ein deutlicher Effekt der Medikamente sein.

## Psychopharmaka

Viele Demente weisen im Lauf der Erkrankung psychische Veränderungen auf, die sowohl sie selbst als auch die Angehörigen enorm belasten können. Darunter fallen unter anderem Angst, Schlafstörungen, Unruhe, Wahn, Halluzinationen oder Depression. Besonders belastend für die Angehörigen oder Pflegepersonen sind Aggressivität und die Umkehr des Tag-Nacht-Rhythmus. Leider zeigen die Antidementiva in der Regel nur einen geringen Effekt gegen solche Symptome.

Psychopharmaka können laut Expertenempfehlung dann verschrieben werden, wenn der Patient an deutlichen psychischen Symptomen oder Verhaltensauffälligkeiten leidet und bereits alle sonstigen nichtpharmakologischen Möglichkeiten der Therapie ausgenutzt bzw. genau beurteilt worden sind. Darunter fallen auch mögliche Veränderungen der Betreuung und/oder der Wohnsituation (s. unten). Auch wenn solche sonstigen Maßnahmen nicht verfügbar sind oder der Patient sich selbst oder andere gefährdet, können Psychopharmaka zum Einsatz kommen.

Zur Behandlung setzen Ärzte Substanzen gegen psychotische (Antipsychotika) und depressive (Antidepressiva) Symptome sowie Beruhigungsmittel ein. Bestimmte Antidepressiva können gegen depressive Symptome empfohlen werden. Sogenannte trizyklischen Antidepressiva jedoch sind eher nicht geeignet, da sie den geistigen Abbau verstärken können. Gegen starke psychotische Symptome (Wahn, Halluzinationen) ist in Europa das Mittel Risperidon für Patienten mit Demenz zugelassen.

Manche Patienten mit Alzheimer-Demenz leiden unter agitiertem und aggressivem Verhalten; auch hier kann Risperidon empfohlen werden. Hingegen ist die medikamentöse Behandlung von Angststörungen, schwerer psychomotorischer Unruhe oder auch Schlafstörungen bei dementen Patienten schwierig.

Grundsätzlich ist es wichtig, die Symptome des einzelnen Patienten genau zu beobachten und mit dem Arzt zu besprechen, welche Behandlung über welchen Zeitraum sinnvoll sein könnte. Denn sehr viele Psychopharmaka können – je nach Medikament unterschiedlich ausgeprägt – gerade bei älteren Demenzkranken das Risiko für eine Verschlechterung

## Medikamente bei Demenz

### Für leichte und mittelschwere Alzheimer-Demenz: AChE-Hemmer (Donepezil, Rivastigmin und Galantamin)

| Dosierung pro Tag | Vorteile | Nachteile |
|---|---|---|
| **Donepezil** 5 mg (zur Nacht) als Anfangsdosis; 10 mg (nach einem Monat) <br><br> **Rivastigmin** 2 x 1,5 mg (zu den Mahlzeiten) als Anfangsdosis; 6–12 mg nach einem Monat (auch als Pflaster erhältlich) <br><br> **Galantamin** 2 x 4 mg als Anfangsdosis; 16–24 mg (nach einem Monat) | • Verbesserung der Gedächtnisleistungen ist möglich <br> • Aktivitäten des täglichen Lebens (Anziehen, Waschen, Essen etc.) fallen den Demenzkranken wieder für eine gewisse Zeit leichter | • Fortschreiten der Erkrankung kann nicht aufgehalten werden <br> • Bei Verhaltensauffälligkeiten kaum wirksam <br> • Mögliche Nebenwirkungen – meist schwach ausgeprägt: <br> → Kopfschmerzen <br> → Übelkeit, Erbrechen <br> → Durchfall <br> → Schwindel <br> → Magenverstimmungen <br> → Bauchschmerzen <br> → Appetit- und Gewichtsverlust <br> → Seltener: Schlafstörungen, Müdigkeit, Muskelkrämpfe |

### Für mittelstarke bis stark ausgeprägte Alzheimer-Demenz: NMDA-Rezeptoragonist (Memantin)

| Dosierung pro Tag | Vorteile | Nachteile |
|---|---|---|
| **Memantin** 1 x 5 mg als Anfangsdosis; 2 x 10 mg oder 1 x 20 mg (nach einem Monat) | • (Geringfügige) Verbesserung der Alltagsfähigkeiten und kognitiven Leistungsfähigkeit <br> • Reduzierte Pflegeabhängigkeit möglich | • Fortschreiten der Erkrankung kann nicht aufgehalten werden <br> • Bei Verhaltensauffälligkeiten kaum wirksam <br> • Mögliche Nebenwirkungen – meist schwach ausgeprägt: <br> → Schwindel, erhöhter Blutdruck <br> → Schläfrigkeit <br> → Kopfschmerzen <br> → Verstopfung |

### Weitere Medikamente

| Art | Vorteile | Nachteile |
|---|---|---|
| **Antidepressiva** | • Stabilisierung der Stimmung | • Nebenwirkungen |
| **Neuroleptika („Nervendämpfungsmittel")** | • Erregung und Aggression werden reduziert | • Erhöhtes Todesrisiko (Zusammenhänge bislang unklar) |
| **Beruhigungsmittel** | • Angst, Erregung, Aggression, Schlafprobleme werden gemildert | • Fehlende Zulassungsstudien <br> • Unerwünschte Arzneimittelwirkungen <br> • Erhöhte Sturzgefahr <br> • Erhöhtes Schlaganfallrisiko |

der geistigen Fähigkeiten, für Schlaganfälle oder für Stürze erhöhen.

Experten empfehlen daher, bei psychischen Auffälligkeiten genau zu prüfen, ob alternative Maßnahmen helfen können. Denn gegen Angst oder auch Agitiertheit, Aggressionen, Schlafstörungen oder Weglauftendenzen helfen oft schon Umstellungen im sozialen Umfeld. Laut Studien geht die Verordnung von Antipsychotika in Pflegeheimen deutlich zurück, wenn verschiedene psychosoziale Maßnahmen (siehe auch S. 120 ff) konsequent angewandt werden. Beispielsweise richtete ein Pflegeheim eine Bushaltestelle nahe dem Haus ein – allerdings hielt hier nie ein Bus. Die dementen Patienten, die es nach draußen „zog", blieben auf ihrem Weg oft auf der

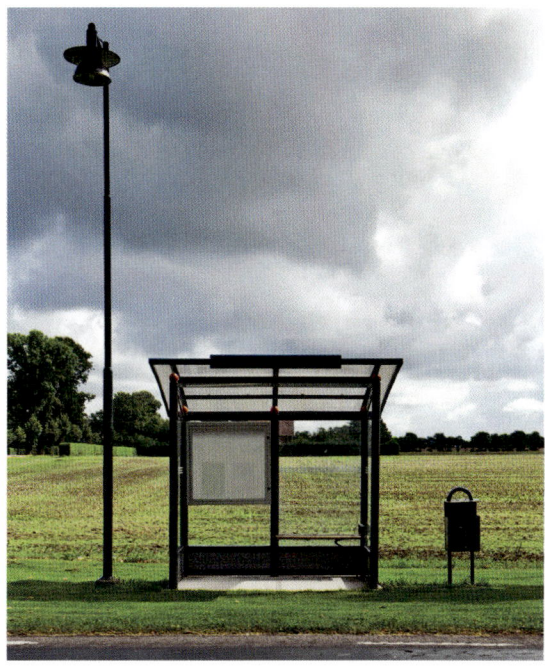

Eine Bushaltestelle vermittelt vielen Betroffenen etwas Beruhigendes.

vertrauten Bank der Haltestelle sitzen und warteten. Ebenso ist eine (architektonisch) großzügig gestaltete Einrichtung mit viel „Auslauf" für die Betroffenen vorteilhafter.

## Pflanzliche Mittel

Zahlreiche andere Substanzen, darunter pflanzliche Mittel, sollen Demenzkranken helfen. So kann die Behandlung mit Ginkgo Biloba EGb 761 den Krankheitsverlauf positiv beeinflussen, wobei mit der Einnahme möglichst früh begonnen werden sollte. Wichtig sind zudem die ausreichende Dosierung, die der behandelnde Arzt festlegen wird, sowie die Bereitschaft des Patienten, das Präparat auch regelmäßig einzunehmen.

Viele andere Therapeutika werden in Expertenempfehlungen nicht erwähnt oder es wird davon abgeraten. Wenn ein Patient zusätzliche Präparate wie Phytopharmaka oder Homöopathika einnehmen möchte oder bereits verwendet, sollte der Arzt darüber informiert werden. Viele solcher Substanzen können die Wirkung von verordneten Medikamenten gegen die Demenz beeinflussen. Nachfolgend erhalten Sie einen Überblick über eine kleine Auswahl solcher Mittel, deren Wirksamkeit aber nicht belegt ist. Lassen Sie sich von Ihrem Arzt beraten.

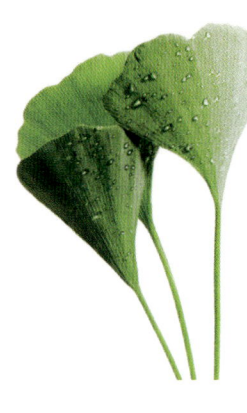

### Ginkgo biloba

Für Ginkgo biloba gibt es Studien, in denen sich eine postive Wirkung auf Verhaltensauffälligkeiten bei Patienten mit leichter bis mittelgradiger Alzheimer-Demenz oder vaskulärer Demenz zeigte. Auch auf die Verrichtung alltäglicher Aufgaben wirkte sich das Mittel positiv aus. Die Dosierung sollte mit dem behandelnden Artz abgesprochen werden.

### Knoblauch

Der Knoblauch war bereits im alten Ägypten für seine vitalisierende Wirkung bekannt, da die Pflanze Inhaltsstoffe enthält, die sich positiv auf Herz, Gefäße und Gehirn auswirken sollen. Vor allem dem Inhaltsstoff Alliin wird eine positive Beeinflussung des Cholesterinspiegels nachgesagt.

### Lecithin

Lecithin soll die Leistungsfähigkeit des Gedächtnisses fördern und die Konzentrationsfähigkeit erhöhen. Auch verschiedene Nahrungsmittel enthalten Lecithin, beispielsweise Sojasprossen, Eigelb und Innereien.

### Rhodiola rosea

Diese Pflanze, die auch Rosenwurz genannt wird, soll einen positiven Einfluss auf die geistige und körperliche Leistungsfähigkeit ausüben, indem die Ausschüttung der Botenstoffe im Gehirn stimuliert wird. Außerdem wird ihr nachgesagt, dass sie dem Organismus hilft, sich an veränderte Lebensbedingungen anzupassen. Dies soll wiederum eine gesteigerte mentale Wachheit, Aufmerksamkeit und Entscheidungsfähigkeit bewirken. Zusätzlich soll Rhodiola rosea über antioxidative Inhaltsstoffe verfügen, die die Gehirnzellen vor dem Einfluss von freien Radikalen und so vor geistigem und körperlichem Stress bewahren.

### Mistel

Bekannt ist die Mistel vor allem aus der Krebstherapie. Die zuckerbindenden Proteine in der Pflanze sollen unter anderem das Allgemeinbefinden verbessern, den Appetit, die körperliche und seelische Form steigern sowie Schmerzen und eine Infektanfälligkeit verringern und den Bluthochdruck senken. Allerdings gibt es zahlreiche Nebenwirkungen wie Kopfschmerzen, Fieber oder Kreislaufstörungen.

## Grüner Tee

Forscher haben kürzlich entdeckt, dass die Substanz EGCG (Epigallocatechin-3-gallat), die im grünen Tee enthalten ist, schädliche Eiweißablagerungen, wie sie für die Alzheimer-Erkrankung verantwortlich gemacht werden, auflösen und eine Neubildung solcher Ablagerungen verhindern kann. Derzeit handelt es sich bei diesen Ergebnissen allerdings um Laborergebnisse an Zellkulturen. Ob die entsprechenden Effekte auch klinisch wirksam sind, ist derzeit völlig unklar.

## Kurkuma

Kurkuma, auch Gelbwurz genannt, weist eine Reihe verschiedener Heilwirkungen auf, insbesondere im Bereich der Verdauung beziehungsweise des Magen-Darm-Traktes. Kurkuma lindert Schwellungen und Entzündungen im Körper und gilt als natürliches Antioxidationsmittel. Darüber hinaus haben Studien gezeigt, dass er auch bei Herzerkrankungen wirksam ist und gegen Demenz helfen soll.

Da Indien eine der niedrigsten Demenzraten weltweit hat, suchten die Forscher nach Gründen und stießen dabei auf Kurkuma. Die Studienergebnisse legen nahe, dass das tiefgelbe asiatische Gewürz, das unter anderem in Currymischungen zu finden ist, das Wachstum von neuen Nervenzellen im Gehirn fördert. Kurkuma soll demnach das Gehirn in Schwung halten und Alzheimer vorbeugen.

## Ginseng

Ginseng gilt in den asiatischen Ländern als Allheilmittel und soll innerlich wie äußerlich bei allen nur denkbaren Beschwerden und Krankheiten helfen. Er soll die geistige Leistungsfähigkeit anregen, dadurch kommt es zur Steigerung der Konzentrationskraft und der Gedächtnisleistung, zu einem höheren Auffassungstempo und zu einer besseren Reaktionsfähigkeit und Bewältigung von Stresssituationen. Ginseng soll auch ein Fortschreiten der Demenzerkrankung hinauszögern und dadurch die Lebensqualität von Betroffenen deutlich verbessern.

Geprüft wurde auch die Gabe von Vitamin E oder die Therapie von Frauen mit Hormonersatzpräparaten zur Behandlung einer Demenz. Beide Wirkstoffe zeigen hier keinen Effekt; aufgrund der Nebenwirkungen wird der Einsatz bei Alzheimer-Demenz von Experten nicht empfohlen.

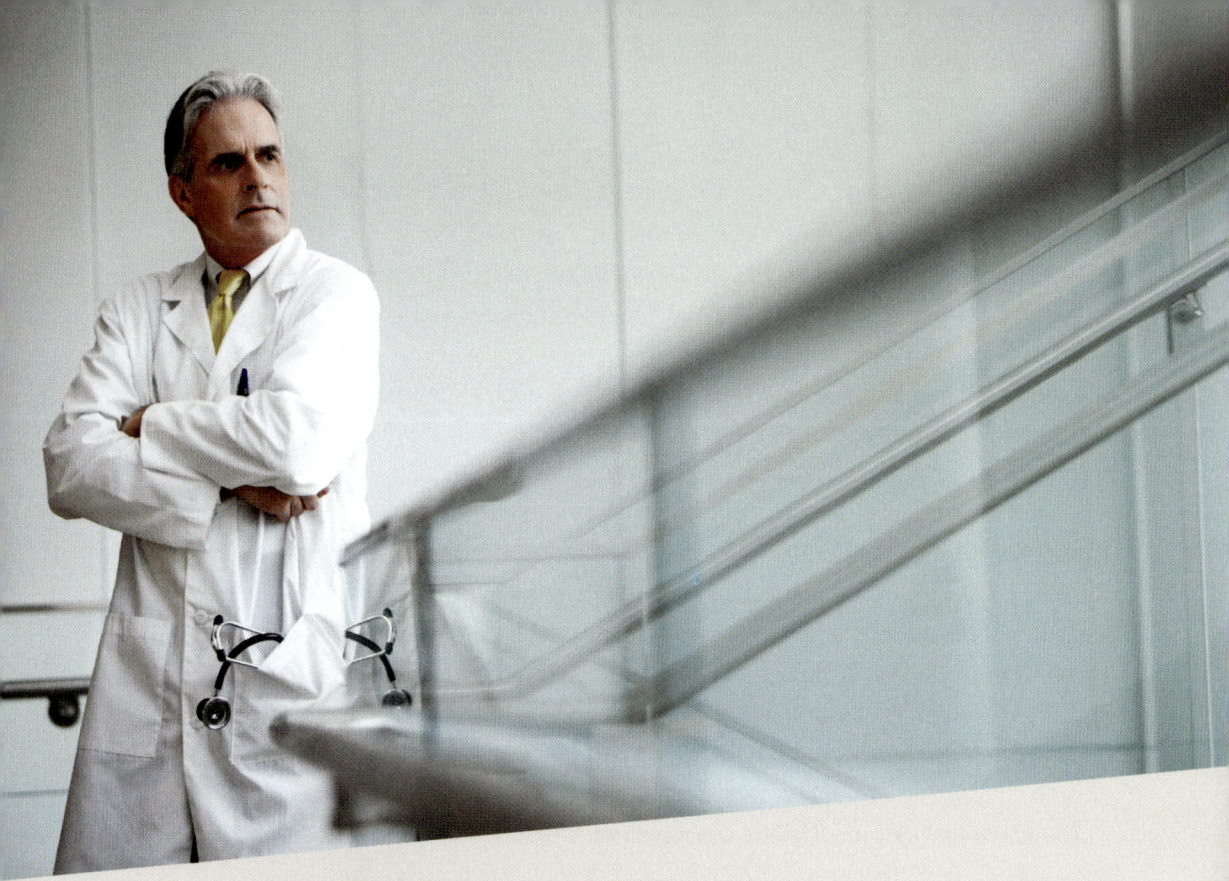

# Therapieoptionen der Zukunft

Das Vergessen bei Alzheimer-Demenz ist Folge ganz unterschiedlicher Prozesse im Gehirn. Im Zentrum steht die Ablagerung eines bestimmten Proteins namens Beta-Amyloid, das zum Teil löslich ist (etwa im Hirnwasser), zum Teil in Form sogenannter Amyloidplaques das Hirngewebe schädigt. Hinzu kommen als spezielle Charakteristika schädliche Neurofibrillen aus Tau-Protein. Ob Alzheimer jemals heilbar sein wird, hängt auch davon ab, ob sich die Prozesse, die zur Bildung dieser schädlichen Strukturen führen, aufhalten oder gar rückgängig machen lassen. Untersuchungen gibt es zu zahlreichen dieser Mechanismen. Einige Therapieoptionen sollen hier kurz erklärt werden:

▪ Das Prinzip einer **passiven Impfung** ahmen Antikörper nach, die spezifisch an (lösliches) Amyloid binden und dieses damit unschädlich machen sollen. Eine gut erforschte Substanz, Solanezumab, enttäuschte nun: Im Januar 2018 wurde eine große Studie an über 2000 Patienten publiziert – im Vergleich zum Scheinmedikament zeigten die Patienten mit leichter Alzheimer-Demenz keine Besserung der Ergebnisse in einem Test, der die kognitiven Fähigkeiten prüft.

- Eine **aktive Impfung** hat ebenfalls zum Ziel, lösliches Amyloid aus dem Hirn zu entfernen, bevor es durch Ablagerungen zu Schäden führen kann. Dieses Prinzip kann also theoretisch vor Alzheimer schützen oder in sehr frühen Krankheitsstadien dafür sorgen, dass die weitere Schädigung des Gehirns effektiv gestoppt wird. Seit einigen Jahren testen Forscher verschiedene Ansätze – Grundprinzip ist Folgendes: Patienten wird ein speziell verändertes Beta-Amyloid gespritzt, woraufhin das körpereigene Abwehrsystem spezifische Abwehrkörper gegen Beta-Amyloid bildet (entsprechend einer Impfung zum Beispiel gegen Masernviren). Dies führt zu einem Abbau des Amyloids im Gehirn. Die ersten dieser Studien waren durch Rückschläge geprägt, weil ein Teil der Patienten eine schwere Hirnentzündung erlitt. Mittlerweile sind die Forscher aber einen großen Schritt weitergekommen. Schwere Entzündungen lassen sich vermeiden und die Impfung führt dazu, dass Antikörper in größeren Mengen gebildet werden.

- Eine ganz andere Methode verwendet elektrische Ströme, um im Hirn von Alzheimer-Patienten unter anderem die Freisetzung von Botenstoffen zur Signalübertragung anzuregen: Bei der **tiefen Hirnstimulation** (TMS) wird über eine im Hirn eingebrachte Elektrode elektrischer Strom geringer Stärke gezielt in bestimmte Hirngebiete abgegeben. Trotz zahlreicher Studien in den letzten Jahren mit teilweise positiven Ergebnissen, ist es laut einer Studie von 2018 noch zu früh, abschließend den möglichen Nutzen dieser Methode für Demenz-Patienten zu beurteilen.

- Weitere Ansatzpunkte sind die Verhinderung der Bildung von Beta-Amyloid oder von Neurofibrillen, Schutz gesunder Nervenzellen oder die Verhinderung der entzündlichen Vorgänge im Gehirn von Demenzkranken. Wenn auch manche der bisher geprüften neuen Therapiemöglichkeiten Erfolge verzeichnen konnten, gibt es derzeit keine Möglichkeit, den demenziellen Abbau zu stoppen oder gar rückgängig zu machen.

Grundsätzlich gilt: Ebenso, wie sich sekundäre Demenzformen durch eine gesunde Lebensführung mit ausgewogener Diät, ausreichend Bewegung sowie einem optimal therapierten Bluthochdruck oder Diabetes mellitus (sollten diese Krankheiten vorliegen) oft verlangsamen oder aufhalten lassen, nützen diese Optionen auch Alzheimer-Patienten. Dennoch wird eine Therapie dringend benötigt.

# Nicht medikamentöse Therapien

Parallel zur Behandlung mit Medikamenten sind nicht medikamentöse Therapien gerade bei einer Demenz besonders wichtig. Für diese lang andauernde Erkrankung mit verschiedenen Phasen und individuell verschiedenen Symptomen gibt es zusätzlich zu oder anstelle von Medikamenten verschiedene Therapieverfahren, die die Alltagskompetenz und die Lebensqualität des Betroffenen länger aufrechterhalten können. Studien haben gezeigt, dass in Kombination mit medikamentöser Behandlung sogar eine Abschwächung der vorliegenden Beschwerden erreicht werden kann. Je früher nach der Diagnose mit entsprechenden Maßnahmen begonnen wird, desto größer sind die Chancen, dass der Patient noch über viele Jahre hinweg ein eigenständiges Leben im Rahmen der gesundheitlichen Möglichkeiten führen kann.

Bei der Entscheidung über die Behandlung sind die Bedürfnisse der Betroffenen und ihrer Angehörigen genauso wichtig wie die Empfehlungen der Medizin. Hierbei geht es darum, dass zum einen die Pflege, die sich an den emotionalen Bedürfnissen der Demenzkranken orientiert, und eine bedarfsgerechte Umgestaltung des Umfeldes einen positiven Effekt erwirken. Zum anderen hat das regelmäßige Training von Aktivitäten des täglichen Lebens wie das selbstständige Anziehen und Essen nachweislich einen vorteilhaften Einfluss auf den Krankheitsverlauf.

## Ergotherapie

Wem es im Alltag schwerfällt, sich selbstständig anzuziehen oder zu waschen, weil er die Übersicht über die verschiedenen Handgriffe verloren hat, dem können Ergotherapeuten helfen. Im Rahmen der Ergotherapie übt der Demente die üblichen Abläufe immer wieder und erhält sich so seine Alltagskompetenz. Gemeinsam mit Angehörigen oder Therapeuten wird der Alltag strukturiert, der Demente beschäftigt. Bei dieser Therapie werden die Betätigungsbereiche Selbstversorgung (Essen, Anziehen etc.), Freizeit (Spielen, Handarbeiten etc.) und Produktivität (Fensterputzen, Gartenarbeit etc.) gefördert. Ziel ist eine zufriedenstellende Ausführung alltäglicher

**Wer regelmäßig Sport treibt, regt auch das Gehirn an. Das gilt für Gesunde wie für an Demenz Erkrankte.**

Handlungen und die damit verbundene möglichst lange selbstbestimmte Teilnahme am Alltagsleben. In (Klein-) Gruppen lernen die Dementen in regelmäßigen Wiederholungen beispielsweise, wie eine Möhre geputzt oder eine Kartoffel geschält wird. Hierbei geht es nicht darum, fehlerfrei zu arbeiten, sondern diese alltäglichen Verrichtungen (wieder) zu erlernen bzw. nicht zu vergessen. Untersuchungen haben gezeigt, dass die Patienten mit Alzheimer und anderen Erscheinungsformen

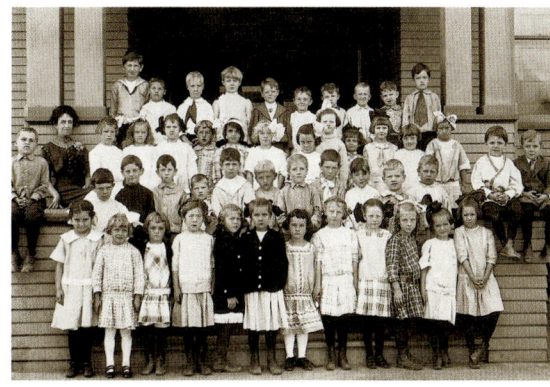

Fragen wie „Wie alt warst du damals?" regen das Gedächtnis an.

der Demenz wesentlich länger ohne stationäre Betreuung allein oder durch ambulante Unterstützung ihr Leben selbstständig bewältigen können, wenn sie regelmäßig ergotherapeutisch unterstützt werden. Auch im weiteren Krankheitsverlauf kann diese Therapie bei Demenz aus medizinischer und psychologischer Sicht Vorteile für die Betroffenen verschaffen: Der Alltag kann so durch regelmäßiges Trainieren unter Anleitung von Therapeuten einen Teil seiner sonst oft gravierenden Bedrohung für Demenzerkrankte verlieren.

## Erinnerungsarbeit

Demente „leben" in der Vergangenheit, sie können sich an Dinge, Ereignisse, Personen von früher erinnern, nicht an solche von gestern. Hier setzt die Erinnerungsarbeit an: Fotoalben, Bilder von früheren Familienurlauben, Geschichten aus dem Berufsleben oder Ähnliches regen den Demenzkranken positiv an und wecken Erinnerungen. So können alte Bilder von Klassenkameraden zu einer Reise in die Vergangenheit genutzt werden: Wer ist wer auf dem Foto? Gab es früher getrennte Klassen? Welche Streiche habt ihr ausgeheckt? Im Gespräch sollten Sie regelmäßig auf die Zeit, den Ort und die Anwesenden hinweisen und diese benennen, denn so verliert der Demente nicht den „roten Faden" und profitiert von der Erinnerungsarbeit.

### kurz + knapp

Wiederholen Sie in Gesprächen regelmäßig den Namen eines Besuchers oder das Datum, um so beim Betroffenen Orientierung und Sicherheit zu schaffen. Vermeiden Sie Vorwürfe, warum er den Gast wiederholt nach dem Namen fragt, denn sie helfen nicht.

## Validation

Auch durch eine bewusste Gesprächsführung zeigen sich Rücksichtnahme, Respekt, Verständnis und Wertschätzung für den Kranken – ein Umgang oder eine Haltung des Angehörigen oder Pflegers, die als Validation bezeichnet wird. Hierbei wird nachempfunden, wie der Demenzkranke seine Umgebung erlebt – das erfordert ein hohes Maß an Geduld und Einfühlungsvermögen, macht es jedoch möglich, in Kontakt mit dem Betroffenen zu bleiben, selbst wenn dieser sich schon sehr stark in seiner „eigenen Welt" bewegt. Mit großem Einfühlungsvermögen lässt sich dann beispielsweise erkennen, dass die Oma, wenn sie ihr Enkelkind unsanft zu sich heranzieht, vielleicht eigentlich ihren Wunsch ausdrücken möchte, sich geborgen und zugehörig zu fühlen.

## Milieutherapie

Ziel dieser Therapie ist es, verloren gegangene Fähigkeiten in einer vertrauten Umgebung neu zu entwickeln und im sicheren Umfeld auszuprobieren. Außerdem soll die Therapie die Alltags- und Freizeitaktivitäten des Patienten fördern, ihn so weit wie möglich in das normale Familienleben einbinden und eine einfühlsame und würdevolle Beziehung zwischen den pflegenden Personen und dem Kranken aufbauen.

Die beiden dementen Bewohnerinnen einer Einrichtung nehmen im Rahmen der Milieutherapie während der Karnevalszeit bereits bekannte Rollen an.

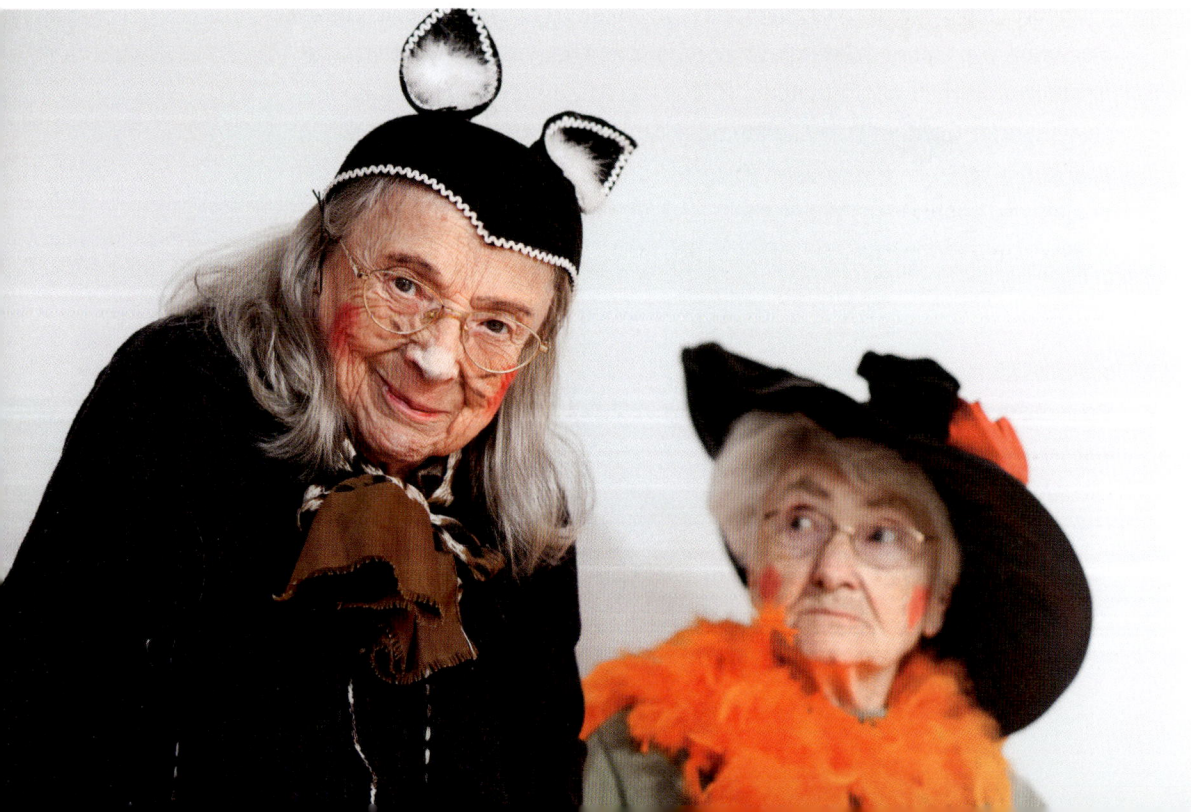

Erleichtert werden kann dies durch

- die Anpassung der äußeren Umgebung: Die Räumlichkeiten sollen hell, gut ausgeleuchtet sein, es werden störende Gegenstände, die zum Stolpern führen können, entfernt, es wird eine überschaubare, stress-, aber nicht reizfreie, sondern durchaus stimulierende Umgebung geschaffen etc.;
- die Anpassung des Alltags: Es wird ein konstant strukturierter Tagesablauf angeboten, in dem sich Ruhe- und Aktivitätsphasen die Waage halten. Dadurch fühlt sich der Betroffene sicher und geborgen;
- die Anpassung der sozialen Umgebung: Der Umgang mit dem an Demenz Erkrankten ist durch Respekt, Partnerschaftlichkeit und Akzeptanz geprägt, das Milieu, aus dem er stammt, wird beachtet und dementsprechend integriert: Die häusliche Umgebung des Kranken wird weitest-gehend nicht verändert, damit der Erkrankte nicht verwirrt und verängstigt wird. So wird die Oma nicht mit einer Küchenmaschine konfrontiert, da sie zu Hause den Kuchenteig mit den Händen durchgeknetet hat.

## Tanz-, Musik- und Kunsttherapie

Je nach persönlicher Neigung bringen auch Musik-, Kunst- oder Tanztherapie Abwechslung und gute Stimmung in den Alltag. Patienten, die bereits Probleme mit der Verständigung haben, können sich durch diese ausdrucksorientierte Therapieform noch mitteilen. Alte Kinderlieder, Tanzschritte oder selbst das Spielen von Instrumenten sind noch lange im Gedächtnis abrufbar. Gerade Demenzpatienten haben in ihrem Gedächtnis die Bewegungsabläufe von Walzer, Foxtrott und Co. oder Text und Melodie von alten Schlagern noch gut gespeichert. Auch beim Theaterspielen werden viele Fähigkeiten angesprochen: Sprechen, Singen, Handeln, Sehen, Zuhören, Bewegen, Berühren etc. Gerade beim Spielen von bekannten Theaterstücken können die Betroffenen ihr meist erhaltenes Langzeitgedächtnis nutzen und sich an die „guten alten Zeiten" und die damit verbundenen angenehmen Gefühle erinnern. Viele haben vor allem am Verkleiden und Maskieren Freude.

## Bewegungstherapie

Bewegung und Sport haben einen hohen Stellenwert in der Therapie der Demenz. Studien haben gezeigt, dass die Alltagsaktivitäten wie Körperpflege, Anziehen besser bewältigt werden, wenn regelmäßig Sport getrieben wird. Für Personen mit beginnender, aber auch fortgeschrittener Demenz bieten Ärzte spezielle Sportprogramme an – das reicht von der Anleitung zum Aufstehen aus dem Bett über gezieltes Muskeltraining an Fitnessgeräten

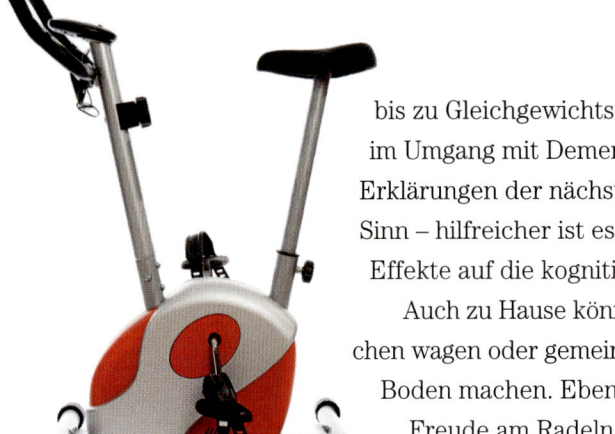

bis zu Gleichgewichtsübungen. Die Therapeuten sollten im Umgang mit Demenzkranken geschult sein, denn lange Erklärungen der nächsten Übung machen hier oft kaum Sinn – hilfreicher ist es, alles vorzuturnen. Messbar sind die Effekte auf die kognitiven und motorischen Fähigkeiten.

Auch zu Hause können Sie mit dem Dementen ein Tänzchen wagen oder gemeinsam gymnastische Übungen auf dem Boden machen. Ebenso haben die Erkrankten oft noch Freude am Radeln auf dem Heimtrainer. Sinnvoll sind auch Spaziergänge an der frischen Luft oder Radfahren auf besonderen Tandemrädern, bei denen der Demente vorn und der Angehörige hinter ihm sitzt, strampelt und das Rad lenkt.

Erste Untersuchungen legen nahe, dass sich der demenzielle Verfall durch geeignete Sportprogramme deutlich hinauszögern lässt. Das hoffen unter anderen Experten der Universität in Heidelberg – vielleicht besser als durch Medikamente.

## Sensorische Therapie

Schreitet die Demenz weiter fort und wird ein verbaler Austausch immer schwieriger, so lässt sich der Kontakt zum Patienten auch über ganz unterschiedliche sensorische Therapien aufrechterhalten – unter anderem mithilfe von Aromatherapie, basaler Stimulation (zum Beispiel Snoezelen, siehe Kasten links), körperlicher Berührung und viel Licht. Diese Behandlungen beruhigen und vermitteln bei vielen Patienten ein Wohlgefühl, wirken meist jedoch „nur" in dem Moment der Anwendung, haben demnach keinen langfristigen Effekt.

Auch zu Hause können Sie in einer Zimmerecke eine „Kuschelzone" einrichten: Eine bequeme Matratze und viele weiche Kissen, angenehme Düfte aus einer Aromalampe und sanftes Streicheln vermitteln ein Zusammengehörigkeitsgefühl, Geborgenheit und Ruhe.

### kurz + knapp

Der Begriff „Snoezelen" ist ein Kunstwort aus den zwei niederländischen Begriffen „snuffelen" (schnüffeln, schnuppern) und „doezelen" (dösen, schlummern). Gemeint ist der Aufenthalt meist in speziell ausgestatteten Räumen, in denen der Demente bequem liegt oder sitzt, umgeben von leisen Klängen und Melodien, Lichteffekten und angenehmen Gerüchen. Das Snoezelen soll alle Sinne ansprechen wie bei einem kleinen Kind. Es dient zugleich der Entspannung und fördert ein Gefühl von Wohlbefinden und Sicherheit.

# Ausgewogene Ernährung und Bewegung

Eine ausgewogene Ernährung mit viel Vollkorn, Gemüse, Obst und wenig tierischen Fetten sowie Bewegung tragen auch bei Dementen zum Wohlbefinden bei. Denn eine unzureichende Versorgung mit Nährstoffen und Flüssigkeit sowie Bewegungsmangel fördern den körperlichen Verfall.

Menschen mit Demenz haben – wie alle anderen auch – Vorlieben und Abneigungen gegenüber bestimmten Nahrungsmitteln und Getränken. Die im Leben lieb gewordenen Gewohnheiten, Vorlieben und individuellen Essgewohnheiten sollten weiterhin im Vordergrund stehen und möglichst berücksichtigt werden.

Bei vielen Dementen treten neben den Vorlieben und Abneigungen, die sie möglicherweise nicht sprachlich zum Ausdruck bringen können, zusätzliche Probleme bei der Ernährung auf:

- Viele Medikamente wirken sich negativ auf den Appetit aus.
- Eine eingeschränkte Beweglichkeit führt zu einem geringeren Hunger und eventuell zu Verstopfung.
- Viele Gerichte oder Nahrungsmittel werden geschmacklich oder optisch nicht mehr erkannt.
- Eine Depression führt oft zu Appetitlosigkeit.
- Die Betroffenen verlieren das Zeitgefühl und wissen nicht mehr, wann es Zeit ist zu essen oder ihnen fehlt die Einsicht in die Notwendigkeit von Essen und Trinken.
- Bei Wahnvorstellungen oder Vergiftungsängsten wird das Essen verweigert.

Hier sollten Angehörige und Pflegepersonen frühzeitig mit geeigneten Gegenstrategien eingreifen:

- Notieren Sie die Vorlieben, Abneigungen, Lieblingsspeisen und besonderen Leckereien, damit auch andere Personen darauf eingehen können.
- Servieren Sie die Mahlzeiten möglichst immer zur gleichen Uhrzeit (zumindest in der Anfangsphase der Demenzkrankheit).
- Sorgen Sie für eine angenehme und ruhige Atmosphäre, hetzen Sie den Patienten nicht.
- Beteiligen Sie den Betroffenen so lange wie möglich an der Zu- und Nachbereitung der Mahlzeiten, das heißt beim Tischdecken, Gemüseschneiden, Geschirrspülen, Kochen etc.
- Reichen Sie über den Tag verteilt mehrere kleine Mahlzeiten mit Berücksichtigung des Energiebedarfs sowie genügend Flüssigkeit wie Wasser oder Tee.
- Sorgen Sie für reichlich Bewegung, denn das macht Appetit.

Gerade ältere und kranke Menschen bewegen sich zu wenig. Vor allem, wenn der Betroffene in ein Pflegeheim kommt, gibt er nicht nur ein großes Stück seiner Selbstständigkeit auf; häufig werden der sonst so agile Vater, die früher körperlich noch rüstige Oma plötzlich immobil. Es fehlt an einer ausreichenden Bewegung. Als Folge werden die Betroffenen immer „ungelenkiger" und unbeweglicher, fallen leichter hin, da sie die Bewegungsabläufe nicht mehr koordinieren und das Gleichgewicht nicht mehr verlässlich halten können, und nehmen an Gewicht zu. Zusätzlich haben sie weniger Appetit und leiden unter Schlafstörungen.

Sorgen Sie für reichlich Bewegung, denn durch regelmäßiges körperliches Training werden der Muskelaufbau gefördert, Beweglichkeit und Gleichgewicht verbessert und die Alltagsfähigkeiten bleiben länger erhalten. Außerdem kann die Unruhe, an der viele Betroffene zunehmend leiden, gezielt in körperliche Aktivität umgelenkt werden, sodass Anspannungen abgebaut werden können. Für Angehörige und Pflegekräfte ist dies oft eine Entlastung. Regelmäßige Bewegung fördert das körperliche Wohlbefinden des Betroffenen. Wichtig dabei ist, diese Bewegungen auch in den Alltag zu integrieren.

Einige kleine Übungen, die Sie gemeinsam regelmäßig mit dem Betroffenen absolvieren können, helfen ihm, länger mobil zu bleiben und Gang- und Gleichgewichtsdefizite zu minimieren.

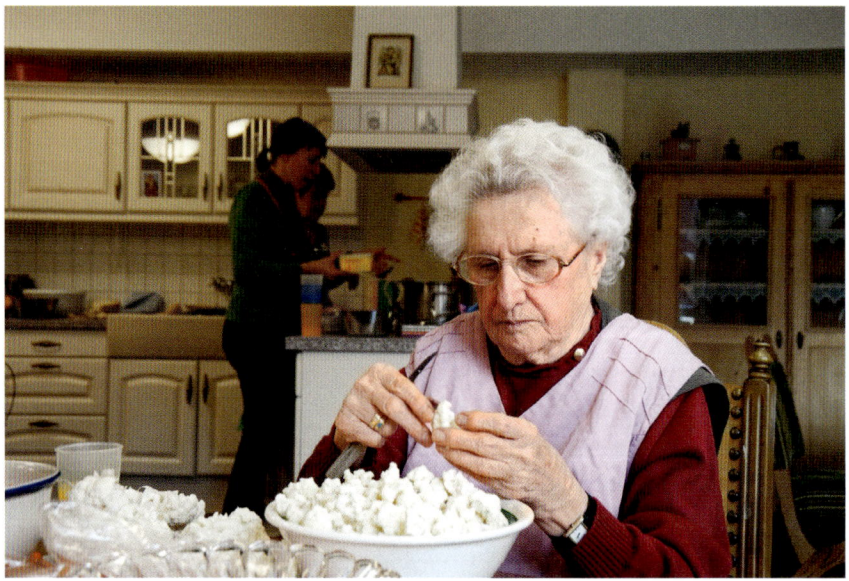

Ein Essen vorzubereiten hält die Feinmotorik fit und bindet Betroffene auch im Pflegeheim in die Gemeinschaft ein.

**Übungen, die die Muskulatur stärken:**

- eine Treppe hinauf- und hinabsteigen
- regelmäßig auf einem Ergometer radeln
- einen Gegenstand (beispielsweise Wäschekorb oder Wasserkasten) anheben oder mit den Händen je eine Wasserflasche über den Kopf stemmen

**Übungen, die die Beweglichkeit fördern:**

- auf allen Vieren abwechselnd Katzenbuckel und Hohlkreuz machen
- den Kopf vorsichtig auf der Schulter hin- und herrollen
- mit den Schultern, den Armen oder einem Bein kreisen
- den Brustkorb nach rechts und links drehen, während der Unterkörper sich nicht bewegt
- auf dem Tisch mit den Fingern „Klavier" spielen
- mit den Fingern abwechselnd eine Faust machen und wieder lösen

**Übungen, die das Gleichgewicht verbessern:**

- von einem Stuhl, einer Couch oder einer Toilette mehrmals hintereinander aufstehen – ohne sich festzuhalten – und sich wieder hinsetzen
- markierte Gehstrecken (in der Wohnung beispielsweise im Flur, beim Spazierengehen parallel zur Bordsteinkante) sicher bewältigen
- in der Wohnung mit eng nebeneinandergestellten Füßen aufrecht stehen bleiben
- auf einem unebenen Bürgersteig oder auf Pflastersteinen gehen, ohne dabei zu stürzen. Verschiedentlich gibt es Barfußpfade, auf denen man auf wechselnden Untergründen barfuß gehen kann. Das fördert die Wahrnehmung, Muskelarbeit und das Gleichgewicht.

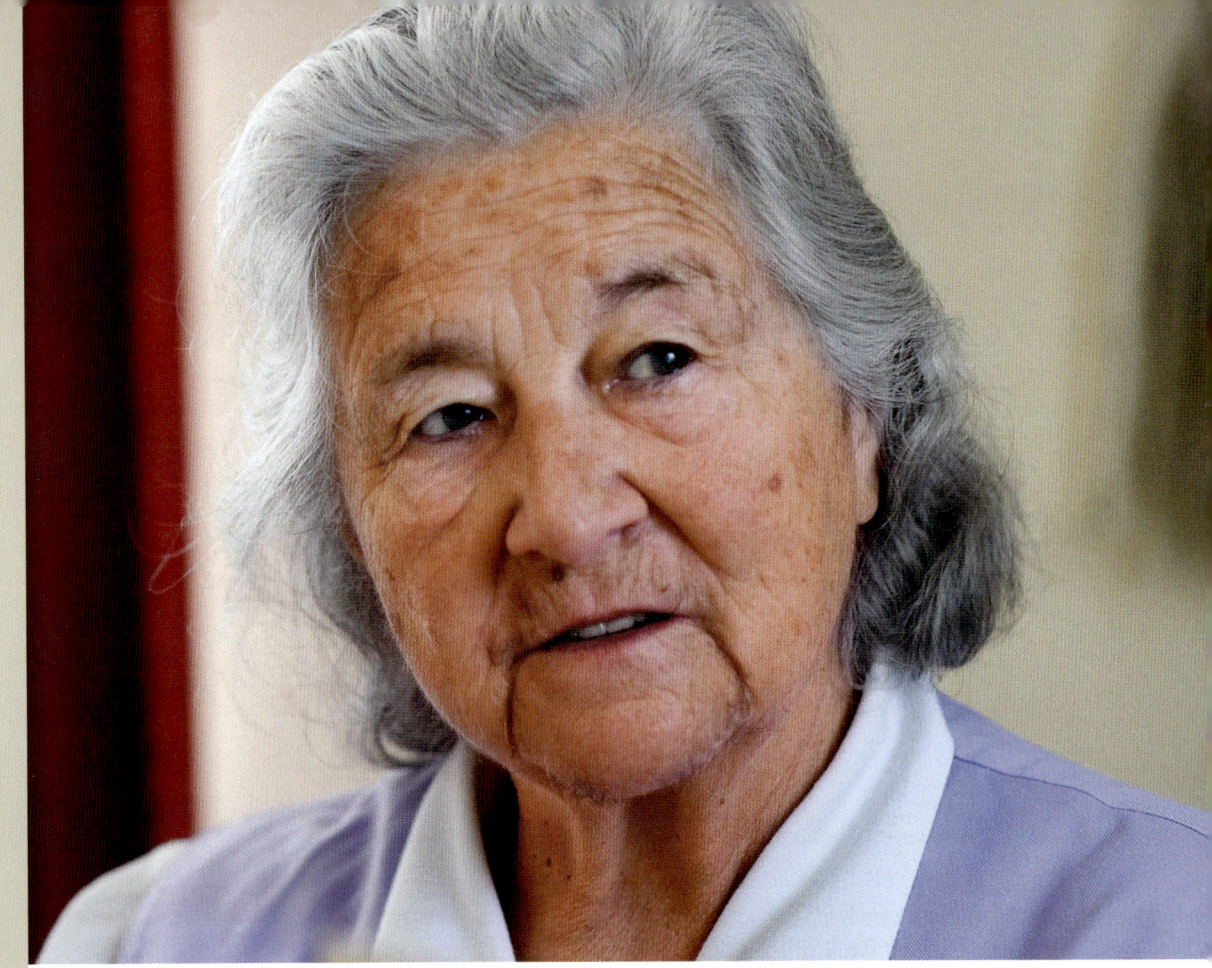

# Fragen und Antworten

„Da kann man nichts machen" – diesen Satz hören Demenzkranke und Angehörige nicht selten. Nachfolgend finden Sie einige Fragen, die Sie sich bestimmt auch schon gestellt haben – und Antworten, die Ihnen weiterhelfen.

### ? Ab wann müssen Medikamente eingenommen werden?

Experten zufolge erhält nur jeder fünfte Demente Medikamente gegen die Erkrankung (Antidementiva). Da meist zu spät mit der Therapie begonnen wird, ist es wichtig, frühzeitig eine Demenz zu erkennen, um dann gegebenenfalls auch früh mit der Therapie beginnen zu können. Antidementiva sind in zahlreichen Studien erforscht und als wirksam gegen das Vergessen beurteilt worden. Insofern lohnt sich der Versuch einer solchen Behandlung. (Neben-)Wirkungen sollten Angehörige genau beobachten und mit dem Arzt besprechen. Wichtig ist es, sich an die Verordnung zu halten und dem Arzt mitzuteilen, welche anderen Medikamente oder pflanzlichen Mittel der Demenzkranke einnimmt.

### Können Tabletten die Demenz hinauszögern?

Tatsächlich gibt es keine Medikamente, die den geistigen Zerfall langfristig aufhalten oder sogar rückgängig machen könnten. Jedoch können die empfohlenen Antidementiva, wie Donepezil, Galantamin, Rivastigmin und Memantin, Studien zufolge den Prozess des Vergessens verlangsamen. Studienergebnisse sagen jedoch nichts über den einzelnen Patienten aus: Möglicherweise profitiert der eine deutlich mehr von den Medikamenten, während ein anderer nur unter den Nebenwirkungen leidet, ohne einen Effekt zu bemerken. Deshalb ist es grundsätzlich wichtig, regelmäßig vom Arzt die Wirkung der eingenommenen Medikamente beurteilen zu lassen.

### Wie kann ich mit einem Demenzkranken „sinnvoll" sprechen?

Mit einem Demenzkranken so zu sprechen, dass sich beide Seiten wohl fühlen, ist eine ständig neue Aufgabe: Sie zu lösen, erfordert nicht nur je nach Krankheitsstadium verschiedene Strategien, sondern mitunter von Tag zu Tag oder Minute zu Minute. Im mittleren Stadium können viele Demenzkranke noch am Gespräch teilnehmen, wenn klare, kurze Sätze mit eindeutigem Inhalt gesprochen werden und sich der Gesprächspartner ganz auf den Kranken einlässt. Dabei sollten Sie dem Betroffenen ausreichend Zeit lassen, auf das Gesagte zu reagieren. Vermeiden Sie es, sofort ungehalten zu sein, das Gesprächsthema zu wechseln oder die Antwort vorwegzunehmen, wenn keine Reaktion kommt.

### Was soll ich tun, wenn ich mich überfordert fühle?

Wirklich helfen kann nur jemand, der selbst ausgeglichen und ausgeruht ist – das ist leichter gesagt als getan. Es ist kein Zeichen für mangelnde Hilfsbereitschaft oder Kraft, Bekannte und Freunde um Unterstützung zu bitten oder sich regelmäßig eine „Auszeit" (auch als Urlaub) zu gönnen. Wer sich den ganzen Tag mit einem Demenzkranken beschäftigt, braucht Zeit für sich – bei Sport, einem Konzert ohne den Kranken. Auch professionelle Hilfe ist wichtig: Pflegekräfte für zu Hause oder eine Tagespflege für Demenzkranke. In fortgeschrittenen Stadien oder auch bei starken psychischen Veränderungen ist eine Pflege zu Hause oft unmöglich – und kein Zeichen von Schwäche. Die Betreuung in einem Heim ist dann meist die bessere Lösung, auch für den Demenzkranken.

### ? Wie erkläre ich die Demenz Kindern?

Kinder lösen bei den meisten älteren Menschen positive Gefühle aus –
so auch bei Dementen. Viele Kinder gehen gern mit ihren dementen Großeltern um, solange diese noch nicht zu vergesslich oder unberechenbar sind.
Wichtig ist, den Kindern vorher verständlich zu erklären, dass Opa oder
Oma vergesslich sind und möglicherweise unerwartet reagieren können.
Kleine Kinder sollten jedoch nicht mit Demenzkranken allein gelassen
werden. Unter den richtigen Umständen kann es Kinder sehr freuen oder
auch stolz machen, mit ihren geliebten Großeltern weiter umzugehen beziehungsweise für sie zu sorgen.

### ? Wie gehe ich mit Aggressionen um?

Viele Demenzkranke reagieren aggressiv: Sie schlagen mit dem Kopf an
die Wand, bedrohen den Ehepartner oder halten ihn fast gewaltsam fest.
Gründe dafür sind mannigfaltig: Angst vor scheinbar „fremder" Umgebung
macht aggressiv, Überforderung im Alltag, Frustration über die eigene
Unfähigkeit oder Schamgefühl aufgrund der intimen Pflege durch andere
Menschen schlagen in Wut um. Angehörige sollten in solchen Situationen
versuchen, ruhig zu bleiben, den Kranken abzulenken, beruhigend zu sprechen, die eigene Wut möglichst nicht zu zeigen. Oft sind Aggressionen nur
eine „Phase", und dieses Verhalten ändert sich nach einiger Zeit wieder.
Nehmen solche „Ausbrüche" allerdings überhand, ist eine Heimunterbringung oft nicht mehr zu umgehen.

### ? Meine an Demenz erkrankte Mutter schafft es in letzter Zeit oft nicht mehr, rechtzeitig die Toilette aufzusuchen. Was kann ich tun?

Harninkontinenz – oder Einnässen – gehört mit zu den größten Problemen
zwischen Kranken und Pflegenden. Oft werden geistige Defizite wie Vergesslichkeit von den Angehörigen noch hingenommen. Bei der Inkontinenz
sind sie jedoch schnell durch die Geruchsbelästigung angewidert und durch
die zusätzliche Arbeit belastet.

Wichtig ist, dass neben der Demenz auch die Inkontinenz behandelt
wird. Dazu gehört oft eine Verhaltenstherapie, die unter anderem ein
Toilettentraining umfasst. Die Betroffenen sollen lernen, die Toilette regelmäßig und zu bestimmten, festgelegten Zeiten aufzusuchen – beispielsweise immer nach den Mahlzeiten. Fragen Sie Ihre Mutter aber auch,
ob Sie sie beim Toilettengang begleiten sollen. Vielleicht hat sie einfach
Probleme, den Reißverschluss an der Hose zu öffnen oder das Licht im
Bad einzuschalten.

**? Meine Mutter hat Probleme, sich selbst an- und auszuziehen. Was kann ich tun, damit sie sich möglichst lange noch allein ankleiden kann?**

Sinnvoll sind große Reiß- oder Klettverschlüsse, Röcke, BHs und Kleider mit Vorderverschluss, Schuhe zum Hineinschlüpfen, ein elastischer Bund an Röcken, Hosen usw. Verbannen Sie Knöpfe, kleine, versteckte Reißverschlüsse, Haken oder Ösen, Schnür- und Schnallenschuhe, BHs, Kleider und Röcke mit Rückverschluss, Gürtel mit Schnallen und enge, halterlose Strümpfe. Dadurch vermeiden Sie, dass das selbstständige An- und Ausziehen den Betroffenen allzu früh Probleme bereitet.

**? Wie kann ich es verhindern, dass mein Mann nachts das Haus verlässt?**

Gerade nachts werden viele Betroffene aktiv, da ihnen die zeitliche Orientierung fehlt. Für sie hat es keine Bedeutung, ob es 1 Uhr in der Nacht ist oder nicht. Damit Sie ruhig schlafen können und Ihr Mann sich nicht verletzt oder verirrt, gibt es einige Maßnahmen, die ihn davon abhalten, die Wohnung oder das Haus unbemerkt zu verlassen. Bauen Sie akustische und/oder optische Signalgeber in die Türen ein. Lassen Sie abschließbare Griffe an den Fenstern montieren, so kann der Betroffene auch nicht aus dem Fenster klettern. Zäunen Sie das Grundstück ein.

**? Mein 80-jähriger Vater weigert sich plötzlich, ohne einen alten Teddybären ins Bett zu gehen. Was soll ich dagegen machen?**

Der Teddybär oder auch eine Puppe erinnern den Betroffenen an seine Kindheit. Wie damals geben ihm diese Spielsachen wieder Geborgenheit, Halt und Wärme. Lassen Sie Ihrem Vater ruhig diese Einschlafutensilien.

**? Darf ein Demenzkranker noch selbst mit dem Auto fahren?**

Selbst das Auto zu steuern, bedeutet für viele Menschen Unabhängigkeit und Kompetenz. Demenzkranke können meist noch recht lange ein Auto „fahren", sie verkennen jedoch oft, dass sie durch mangelnde Aufmerksamkeit oder auch Desorientierung zunehmend eine Gefahr für den Straßenverkehr darstellen. Wenn die Sorge besteht, dass der Kranke das Autofahren nicht mehr beherrscht, sollten Sie ihn zunächst freundlich (ohne Kränkung) überzeugen, nicht mehr zu fahren. Geht das nicht, so könnte ein Arzt möglicherweise mit mehr Autorität den Patienten umstimmen. Für den Alltag helfen auch Tricks: der Schlüssel ist verloren, das Auto muss zum TÜV oder soll besser verkauft werden, weil es zu klein/zu groß ist. Sträubt der Demenzkranke sich weiterhin, können Angehörige beim TÜV ein Gutachten zur Fahrtauglichkeit anfordern.

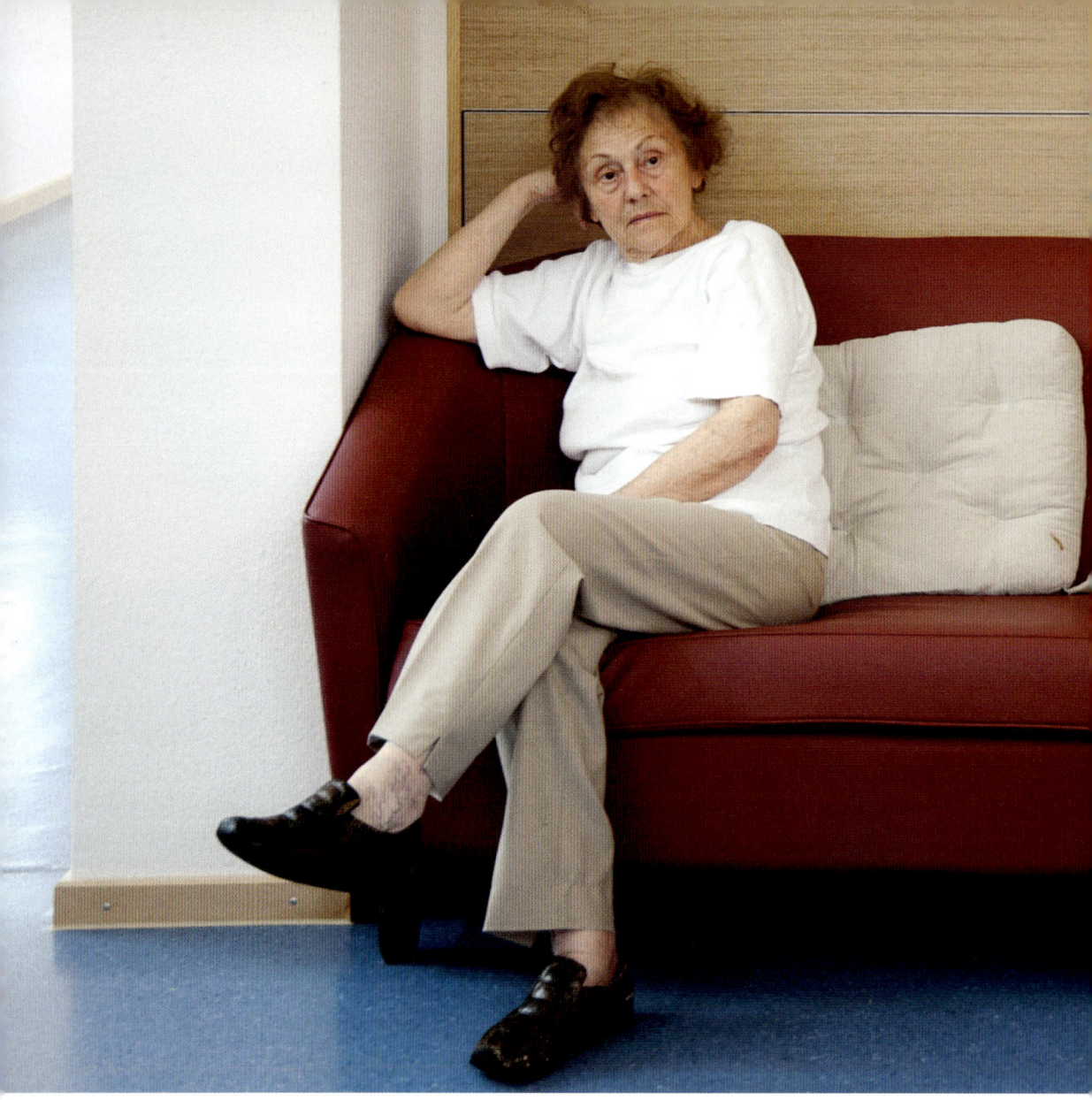

Je länger eine Demenz andauert, desto weniger Fähigkeiten bleiben dem Betroffenen. Wie kann der weitere und zunehmend schwierig werdende Alltag mit einem Dementen bewältigt werden? Was können Angehörige tun, was müssen sie tun? Wo gibt es Grenzen? Außerdem: Ist das Pflegeheim auch eine Chance für eine bessere Betreuung? Und welche Alternativen gibt es?

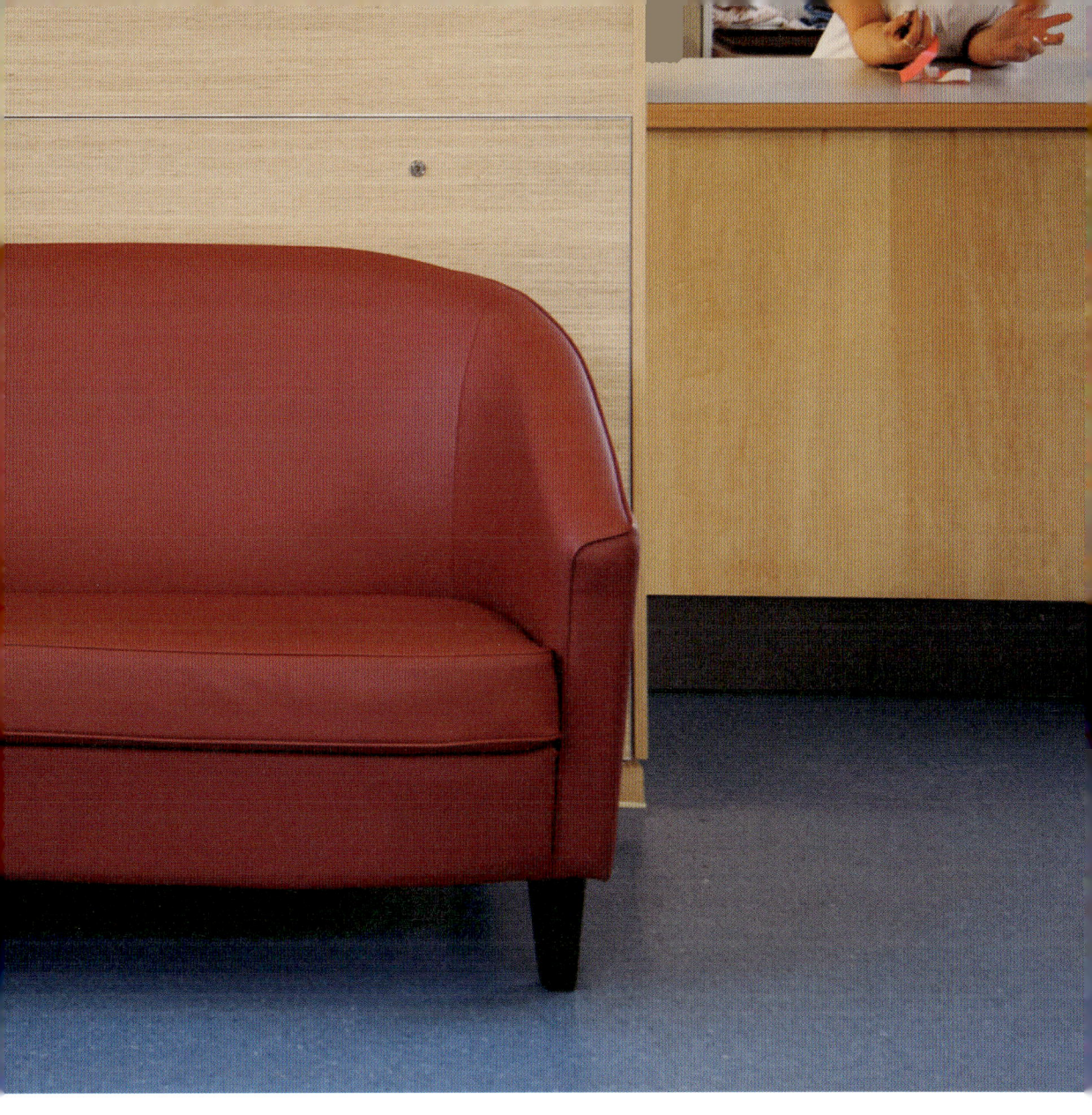

# Späte Phase – schwere Demenz

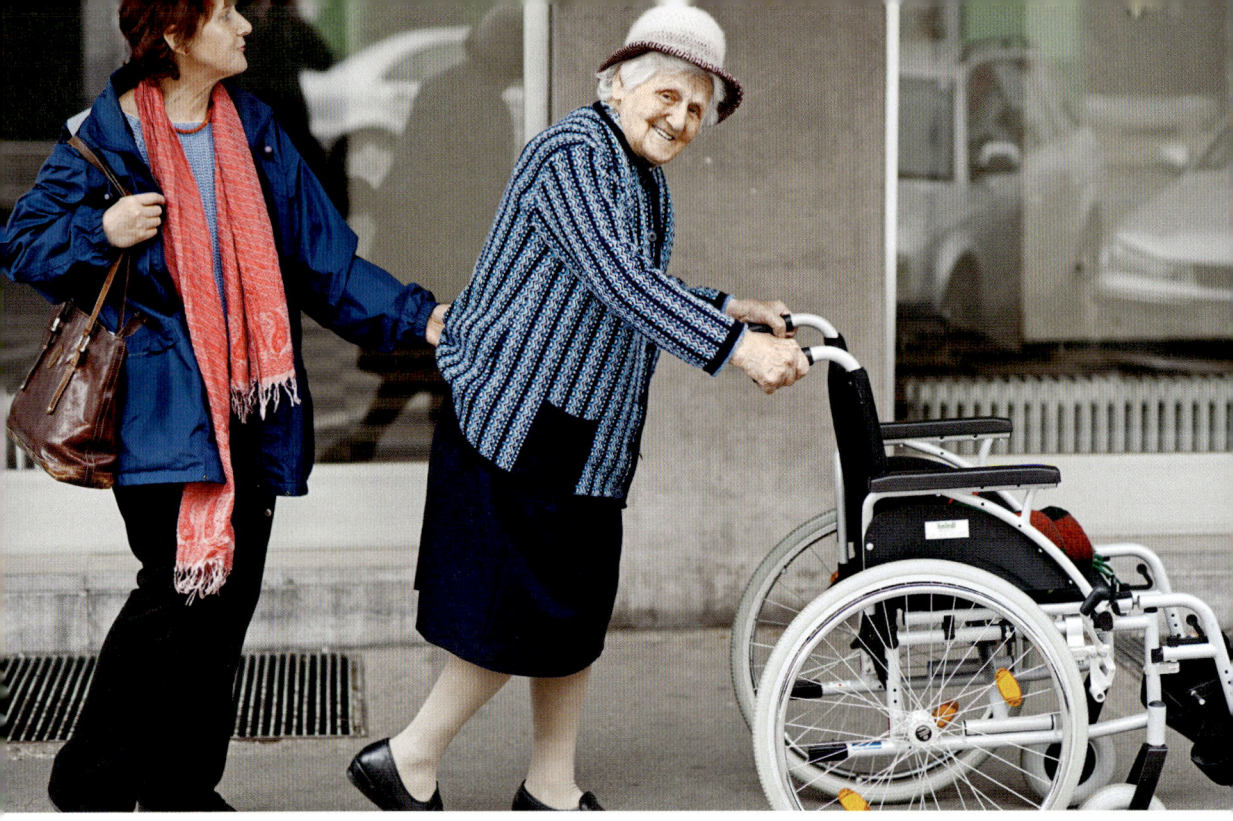

# Wie sieht der weitere Verlauf aus?

Die meisten Betroffenen sind jetzt auf die Hilfe anderer angewiesen. Allerdings wird nicht jeder sehr rasch vollkommen pflegebedürftig. Es gibt durchaus gewisse Schwankungen, was den Zustand angeht.

Mit zunehmender Erkrankung wird der Patient immer hilfloser und antriebsloser. Alle Bewegungen und das Gehen werden langsamer, die Sprache verarmt immer mehr. Die Kranken sitzen häufig oder liegen, da auch das aufrechte Sitzen schwierig werden kann. Vor allem über die Stimme, das Berühren und den Blickkontakt können Angehörige eine Verbindung zum Dementen aufnehmen. Manchmal zeigen Kranke auch jetzt noch für kurze Zeitspannen erstaunliche Reaktionen wie ein freundliches vertrautes Lächeln oder eine treffende Antwort auf eine Frage. Es gibt auch in diesem Stadium schöne Momente – sowohl für den Kranken als auch für Sie.

# Die Mobilität nimmt weiter ab

Die späte Phase einer Demenz ist oft geprägt von ganz gegensätzlichen Erfahrungen der Angehörigen: Zum einen ist es erschreckend und unfassbar traurig, einen so nahen Menschen immer weiter „verschwinden" zu sehen. Zum anderen jedoch sind manche Ängste und Sorgen, die die vorangegangene Zeit bestimmt haben, leichter zu tragen. Wenn sich der Demenzkranke immer weniger selbstständig bewegen kann, besteht weniger die Gefahr, dass der Ehepartner oder Opa wegläuft und sich verirrt, dass er die Motorsäge oder Küchenmaschine wie früher selbst bedienen möchte und sich verletzt, dass er zu schnell für alle auf eine befahrene Straße läuft. Denn mit dem weiteren geistigen Abbau verschlechtert sich auch die Beweglichkeit; Muskulatur und Gelenkigkeit nehmen merklich ab.

Häufigere Verwirrtheit und Orientierungslosigkeit des Betroffenen können zunächst die Gefahr erhöhen, dass er sich verläuft. In der späten Phase der Erkrankung verliert er meist die Absicht, irgendwohin zu gehen, oder er lässt sich leichter als zuvor davon abhalten, das Haus eigenständig zu verlassen.

Solange es möglich ist, sollten Sie auch jetzt noch den Betroffenen in Bewegung halten und mit ihm nach draußen gehen. Lässt er sich zunächst noch auf längere Spaziergänge mitnehmen, müssen die Wegstrecken langsam kürzer werden, und eine Unterstützung wird erforderlich. Eventuell hilft ein Gehstock oder ein Rollator. Da das Spazierengehen den meisten Betroffenen guttut und lange Freude macht, sind Sie gut beraten, sich

## Tipps für Angehörige

Selbst wenn es immer schwieriger wird: Versuchen Sie, einen strukturierten und regelmäßigen Tagesablauf mit möglichst viel Bewegung an der frischen Luft und genügend Tages- beziehungsweise Sonnenlicht einzuhalten. Wenn Demente tagsüber ausreichend lange aus dem Haus kommen, wirkt sich das positiv auf die Nachtruhe aus. Auch regelmäßige Mahlzeiten zu möglichst gleichen Zeiten sowie täglich ähnliche Wach- und Schlafenszeiten sind hilfreich im Zusammenleben mit Dementen. Eine solche Routine bedeutet auch ein Stück Sicherheit oder Verlässlichkeit für Demenzkranke.

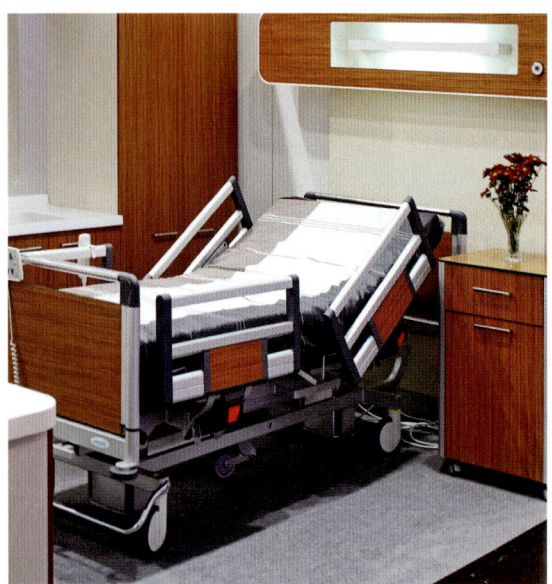

Solche in der Höhe verstellbaren Betten können die Pflege immens erleichtern. Sie können auch zu Hause aufgestellt werden.

frühzeitig um einen stabilen, funktionstüchtigen Rollator zu kümmern. Sobald ein Rollstuhl nötig ist, sollte dieser sehr bequem und mit geeigneten Arm- und Beinstützen ausgestattet sein, damit der Demente dort auch gemütlich längere Zeit sitzen kann. Denn auch Sitzen erfordert Muskelkraft, die zunehmend schwindet.

Wegen der körperlichen Schwäche muss sich der Kranke im weiteren Verlauf immer häufiger hinlegen und ausruhen. Ein geeignetes (Pflege-) Bett ist dann sehr hilfreich. Spätestens jetzt ist eine Pflegekraft, die mehrmals täglich ins Haus kommt, oft unumgänglich. Sie leistet Hilfe bei der Körperpflege, beim An- und Ausziehen, bei der Ernährung, beim Aufstehen, Lagern und Mobilisieren der Kranken. Viele Betroffene sind in diesem Stadium jedoch schon seit längerer Zeit in einem Pflegeheim untergebracht, weil die Versorgung zu Hause nicht mehr zu leisten war.

Welchen Kriterien sollte ein Pflegebett genügen?

- Es soll dem Betroffenen ein erholsames Ruhen und Schlafen ermöglichen.
- Der Betroffene kann ohne Probleme – z. B. durch eine zu weiche Matratze, einen zu hohen Bettrahmen – verschiedene therapeutische Maßnahmen im Bett ausüben wie das Strecken und Anziehen der Beine.
- Darüber hinaus kann sich der Demente selbst oder andere ihn ohne Probleme im Bett verlagern.
- Bei der Matratze handelt es sich um eine Dekubitusmatratze, die ein Druckgeschwür durch zu langes Liegen auf einer Stelle verhindert. Außerdem passt sie sich der Körperform des Benutzers und dessen Gewicht an.
- Das Bett muss in Höhe und Breite so beschaffen sein, dass der Pflegende die notwendigen Arbeitsabläufe ergonomisch ausführen kann.
- Es muss den besonderen Hygieneanforderungen in der Pflege gerecht werden. Ungeeignet sind deshalb Bettrahmen, die mit Stoff bezogen sind, sodass eine Reinigung kaum möglich ist.
- Bei unruhigen Patienten bietet sich ein Bett mit einem Seitengitter an, sodass sie nicht herausfallen oder darüber klettern können.

# Ein Gespräch ist kaum noch möglich

In dieser Phase wird es zudem immer schwieriger, mit dem Betroffenen ein „sinnvolles" Gespräch zu führen oder sich wirklich mit ihm zu verständigen. Es erfordert viel Aufmerksamkeit und Konzentration von Ihnen, zu erkennen, was der an Demenz Erkrankte möchte, woran er gerade denkt oder was er erzählen will.

Immer häufiger sind sich die Demenzkranken selbst gar nicht mehr bewusst darüber, dass sie sich nicht ausdrücken können oder etwas nicht verstehen. Wechseln sich zunächst verständliche Sätze, Halbsätze oder zumindest Worte noch mit unverständlichen Lauten ab, so nehmen sinnlose Wörter oder nur noch Laute immer mehr Raum ein. Im Verlauf jedoch hören die meisten Betroffenen schließlich ganz auf, sich mitteilen zu wollen – sie äußern sich gar nicht mehr und verstummen völlig. Oft sind Stöhnen oder andere Laute von Unwohlsein die einzigen Geräusche, die Angehörige und Pflegende von Dementen zu hören bekommen.

Schließlich erkennen die Kranken im Verlauf dieser Phase selbst enge Angehörige nicht mehr (zunächst nur zeitweise, dann gar nicht mehr). Das lässt viele Angehörige selbst still werden – dabei sind bekannte Stimmen durchaus positiv für Demente. Sprechen Sie also ruhig und einfühlsam mit Ihrem Mann oder Ihrer Frau, erzählen Sie Ihrem Vater oder Ihrer Mutter vom Tag, von anderen Verwandten, den Kindern oder Enkeln. Berühren Sie ihn oder sie dabei, erwecken Sie so Aufmerksamkeit, so weit das möglich ist, und halten Sie auf diese Weise Kontakt.

## Tipps für Angehörige

Wann ein Dementer gerade „klar" ist und wann nicht, wird zunehmend schwieriger einzuschätzen. Ununterbrochen konzentriert auf ihn zu achten, um ja keine klaren Momente zu verpassen, kann unglaublich anstrengend sein. Gönnen Sie sich Pausen, das Verstehen ist auch ohne Worte möglich. Ein gemeinsamer Spaziergang oder gemeinsames Musikhören auf dem Sofa bedeutet ebenso ein Wohlgefühl für den an Demenz Erkrankten. Nehmen Sie ihn oft in den Arm, fassen Sie ihn an der Hand beim Spaziergang oder stimmen Sie ein bekanntes Lied an – das stellt auch einen Kontakt zwischen Ihnen und dem Betroffenen her.

Dass eine gewohnte Kommunikation unmöglich wird, ist als Angehöriger schwer zu ertragen – ein Trost kann jedoch sein, dass der Demenzkranke selbst jetzt zumindest immer seltener frustriert und verzweifelt über seine eigene Lage ist. Die Patienten nehmen ihren Zustand eher hin, da sie sich immer seltener an andere Zeiten erinnern. Da sie sich nicht mehr erinnern, scheint in jeder Minute alles immer wieder neu zu sein und muss stets neu sortiert werden – ein anstrengender Zustand. Wenn man sich als Angehöriger diese ständige Neuorientierung klarmacht, wird so manche merkwürdig erscheinende Situation plötzlich nachvollziehbar.

## Zunehmende Antriebslosigkeit und Depression

Mit der schwindenden Geisteskraft wird auch die Psyche labiler – Demenzkranke werden zunehmend antriebsärmer, verlieren jegliche Motivation, sitzen immer öfter teilnahmslos am Tisch oder in einer Runde von eigentlich bekannten Menschen. Diese Antriebslosigkeit kann mit depressiven

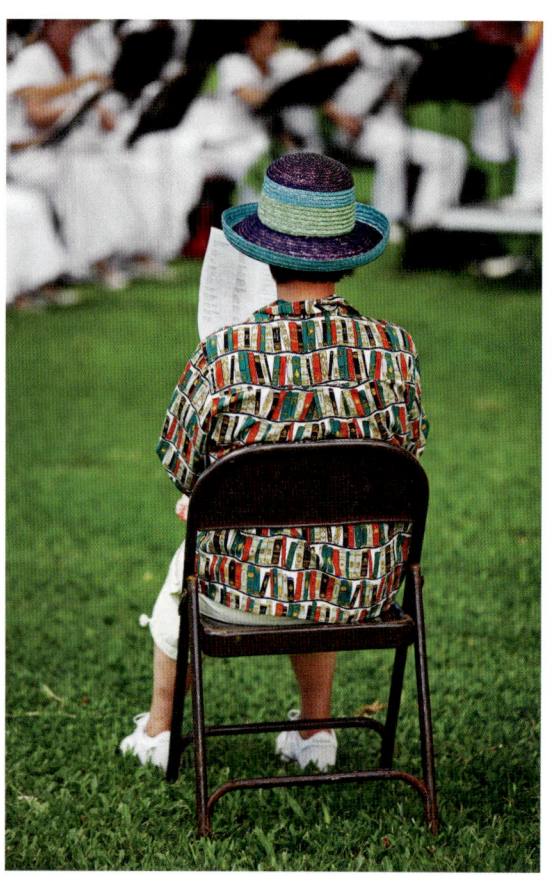

Stimmungen einhergehen, gerade im späteren Stadium ist der fehlende Antrieb aber auch ein eigenständiges Symptom der meisten Demenzen. Die Betroffenen zum Rausgehen zu bewegen, sie aufzumuntern, sich etwas gemeinsam anzusehen oder Ähnliches, wird immer schwieriger. Am ehesten lassen sich Demenzkranke oft von bekannten alten Fotos, von Kindern oder auch von Musik anregen. Gemeinsames Singen hilft vielen aus diesem Tiefpunkt wieder heraus. Oft erstaunt es Angehörige, dass die Oma plötzlich Liedtexte gut mitsingen oder altbekannte Verse aufsagen kann, obwohl sie schon lange die Namen ihrer Enkel nicht mehr kennt.

Auch wenn Betroffene kaum noch ein Konzert besuchen können, gibt es vielleicht noch andere Möglichkeiten, Musik zu hören. Spielt im Sommer eine Blaskapelle im Park, wohin Sie ihn im Rollstuhl begleiten können? Der gewohnte Radiosender, der immer zur gleichen Stunde am Vormittag eingeschaltet wird, oder die Lieblings-CD, die am Abend eine halbe Stunde läuft, erzeugt meist Wohlbefinden. Radio oder CD-Spieler sollten jedoch nicht den ganzen Tag der wahllosen Berieselung dienen. Ist die Demenz fortgeschritten, so sind es meist einfache, klare Rhyth-

**kurz + knapp**

Wählen Sie ruhige und am besten auch bekannte Musikstücke aus. Aufregende oder aggressive Musik jedoch sollten Sie grundsätzlich meiden.

men, die anregen oder Aufmerksamkeit erwecken können. Lassen Sie sich nicht entmutigen, wenn der Betroffene keine offensichtlich positive Regung zeigt – so lange er nicht negativ reagiert, spielen Sie ihm die Musik ruhig wieder vor.

# Verwandte und Freunde werden nicht erkannt

Die Welt schrumpft für Demente unaufhörlich weiter – schließlich sind selbst vertraute Personen nicht mehr zu erkennen. Zwischendurch haben Sie vielleicht das Gefühl, erkannt zu werden, aber diese Momente werden immer seltener. Dennoch kann man davon ausgehen, dass ein Betroffener „merkt", wenn eine ihm vertraute Person ihn umgibt und er vertraute Stimmen hört.

Da der Betroffene zunehmend verunsichert ist und immer weniger versteht, was um ihn herum passiert, reagiert er möglicherweise ängstlich oder aggressiv. Unsicherheit fördert Argwohn und Misstrauen – was, wenn der fremde Mann, der mittags immer mit warmem Essen kommt, eigentlich ein Dieb ist?

Aggressives, ängstliches oder argwöhnisches Verhalten kann aus der schwindenden Orientierung folgen, aber auch den weiteren Abbau von Hirngewebe als Ursache haben. Abgesehen von den möglichen Gründen ist jedoch der Umgang mit solchen Verhaltensweisen entscheidend. Zu oft erhalten „schwierige" Patienten Psychopharmaka (gerade im Pflegeheim) – dabei wäre ein bewussterer Umgang mit ihnen hilfreicher. Laut einer Studie profitierten Demenzpatienten von einer Schulung der Pflegekräfte, bei der diese lernten, gezielter auf die Betroffenen einzugehen, Signale besser zu deuten, eine wertschätzende Haltung einzunehmen, in die Betreuung genügend Bewegung und gezielte Erinnerungsarbeit neben weiteren Therapieformen einzubauen und auf Krisensituationen, wie plötzliche

Wutausbrüche, adäquat zu reagieren: Die Patienten zeigten sich deutlich weniger aggressiv. Auch Angehörige können sich beispielsweise in Selbsthilfegruppen entsprechend informieren und sich noch bewusster gegenüber dem Betroffenen verhalten.

# Verweigerung der Nahrung

Fehlender Antrieb und Lustlosigkeit machen sich auch beim Essen bemerkbar. Oft wird es zunehmend schwieriger, für eine ausreichende Ernährung zu sorgen. Wenn Sie sich um die Ernährung des Betroffenen kümmern, sollten Sie sich Tipps und Ratschläge für geeignete Nahrungsmittel holen. In Selbsthilfegruppen, bei Ärzten, von Ernährungsberatern oder im Internet bekommen Sie zahlreiche Informationsmaterialien.

Neben den geeigneten Nahrungsmitteln sollten Sie darauf achten, in welcher Form Sie dem Betroffenen das Essen am besten reichen können. Ein großes Problem sind Schluckstörungen, denn die Degeneration der Nervenzellen im Gehirn schreitet immer weiter fort und betrifft zunehmend Fähigkeiten, die eigentlich automatisch ablaufen. Schluckstörungen lassen sich neben dem tatsächlichen

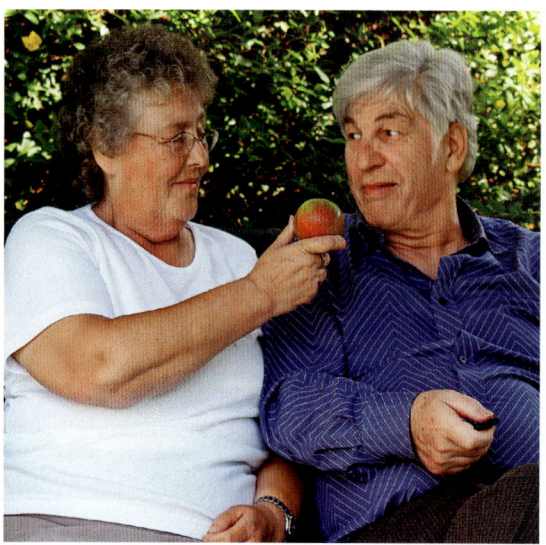

Obst ist sinnvoll, aber achten Sie darauf, es zu portionieren, statt es als Ganzes zu reichen.

## Das rät der Arzt

So reagieren Sie auf Nahrungsverweigerung:
- Versuchen Sie, die Ursache für die Verweigerung herauszufinden: Was ist anders als sonst (anderes Gewürz, andere Umgebung, Ablenkung etc.)? Schmeckt dem Dementen das Essen womöglich nicht? Hat er Schmerzen? Sind Sie selbst zu unruhig?
- Versuchen Sie, die Ursache auszuschalten. Falls das nicht möglich ist, üben Sie keinen Zwang aus, sondern versuchen Sie es zu einem späteren Zeitpunkt erneut.

Bestimmte Gewürze stimulieren, andere hemmen den Appetit. Besonders appetitanregend wirken Chili, Curry, Ingwer, Paprika, Piment und Pfeffer. Zimt dagegen hemmt den Appetit. Auch regelmäßiger Knoblauchkonsum kann zu Unterernährung führen, weil die Fett- und Kohlenhydrataufnahme gestört wird.

Erkundigen Sie sich beim Ernährungsberater oder bei einer Selbsthilfegruppe nach der richtigen Ernährung.

„Verschlucken" daran erkennen, dass Speichel oder Flüssigkeit aus dem Mund läuft, das Kauen und Schlucken nicht koordiniert ablaufen oder der Betroffene häufig hustet.

Die Ernährung muss für Demenzkranke nicht fleischlos sein, allerdings sollten viel Gemüse, Salat und Obst angeboten werden. Obst wird gern gegessen, wenn es geraffelt oder püriert wird. Salate sollten ebenfalls fein geraffelt oder klein geschnitten und damit leicht zu kauen sein.

Das Essen sollte gut gewürzt, aber nicht sehr salzig oder sauer sein. Fleisch muss weich geschmort werden, damit es geschluckt werden kann. Ist es zu hart oder zäh, kaut der Betroffene stundenlang auf einem Stückchen herum. Achten Sie darauf, dass die weichen Speisen (beispielsweise Suppe) keine harten Anteile enthalten (zum Beispiel knackige Möhrenstücke oder Kürbiskerne), denn viele Kranke „sortieren" im Mund die festen Bestandteile von den weichen und spucken sie anschließend aus.

Ist der an Demenz Erkrankte bereits in einem schlechten Ernährungszustand, kann vor jeder Mahlzeit eine sehr gehaltvolle, relativ schnell zu schluckende „Vorspeise" gereicht werden, beispielsweise Milch, Kakao oder Trinkjoghurt mit eingerührten Schmelzflocken (frisch einrühren). Achten Sie darauf, dass Körner, Nüsse etc. fein gemahlen sein müssen.

Wer nicht richtig schlucken kann, isst dementsprechend ungern, allerdings hat die Unlust, etwas zu essen, auch viele andere Ursachen. Betagte und besonders demente Patienten verspüren oft wenig Appetit oder verlieren ein Hungergefühl, sie wissen nicht mehr, dass man am Tisch sitzt, um zu essen, meinen, doch gerade erst gegessen zu haben. Es gibt viele Möglichkeiten, einen Dementen trotzdem ausreichend zu ernähren:

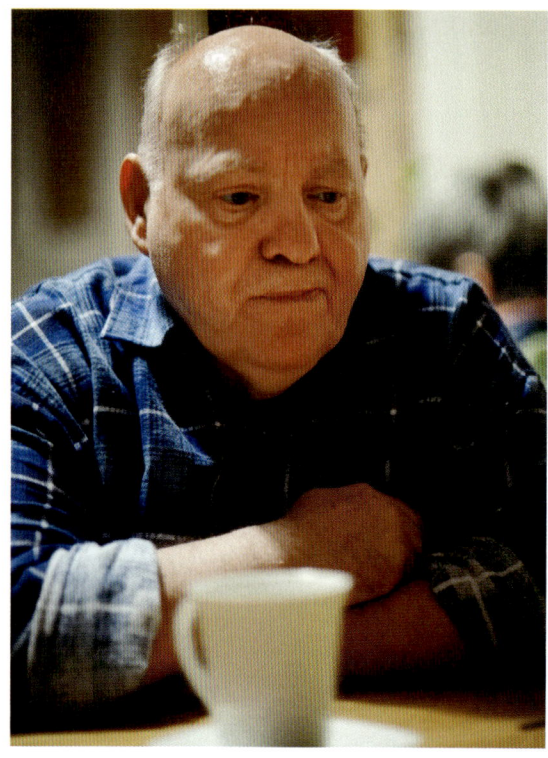
Kakao ist lecker und beruhigt – aber nur in Maßen.

- Planen Sie fünf kleinere statt drei großer Mahlzeiten, lassen Sie den Betroffenen das essen, was er möchte, auch wenn es „ungesund" ist. Grenzen sind hier jedoch bei verstopfenden Nahrungsmitteln wie Schokolade oder zu viel Weißbrot gesetzt.

- Lassen Sie ihn mit den Fingern essen, denn das Füttern mit den „bedrohlichen" Geräten wie Gabel oder Löffel führt oft zu einem Schutzreflex: Der Mensch will besonders sein Gesicht vor gefährlichen Gegenständen schützen.

- Achten Sie auf eine angenehme Temperatur des Essens – weder zu heiße noch zu kalte Happen sind angenehm, ein plötzlicher Wechsel der Temperatur oder Konsistenz verunsichert den Patienten.

- Auch eine (gift-)grüne oder (verdorben) braune Farbe kann den Betroffenen verunsichern, gelbe Nahrungsmittel hingegen wirken meist appetitlich.

- Kleine Stückchen lassen sich besonders schlecht schlucken, an krümeligen Nüsschen oder Sonnenblumenkernen halten Betroffene sich manchmal minutenlang auf. Besser sind etwas größere, weiche Bissen.

- Süßen Sie die Speisen ruhig, wenn Sie merken, dass der Demente hier eine Vorliebe entwickelt. Säfte lassen sich andicken und mit Honig süßen, auch das mindert das Risiko, sich zu verschlucken.

## Das rät der Arzt

Setzen Sie den Kranken beim Essen nicht unter Druck: Ein „Nun mach endlich den Mund auf!" sollten Sie vermeiden. „Mmh, ist das lecker, möchtest du auch?" ist meist hilfreicher. Vor allem: Nehmen Sie sich ausreichend Zeit für die Mahlzeiten!

- Machen Sie zwischen den Bissen genügend Pausen, denn oft bleibt der Bissen lange im Mund, bevor der Betroffene schluckt.
- Hat er oder sie keine Lust zu essen, dann lassen Sie den Geruch von frisch gebrühtem Kaffee in das Zimmer wehen oder öffnen Sie zischend eine Sprudelflasche neben dem Bett oder Stuhl des Patienten – solche Gerüche oder Geräusche können den Appetit anregen.
- Fordern Sie weiterhin geduldig immer wieder dazu auf, noch ein Stück zu nehmen oder einen Schluck zu trinken, meist hat der Betroffene schon vergessen, dass es die zehnte Aufforderung ist. Suchen Sie besonders nahrhafte Nahrungsmittel (Sahnejoghurt statt Magerquark) oder auch angereicherte Getränke aus.
- Servieren Sie keine pürierten Gerichte, auch wenn der Betroffene kaum noch kauen kann, sondern richten Sie die Nahrung ansprechend auf dem Teller an und zerdrücken zum Beispiel Kartoffeln oder Gemüse – wenn nötig – erst kurz vor dem Verzehr.

Trotz aller Ideen, Maßnahmen und Geduld nehmen Demenzkranke im Verlauf meist immer weiter ab. Ebenso gibt es Krankheitsphasen, in denen der Betroffene noch recht mobil ist, geistig noch halbwegs orientiert, sich am Leben zu freuen scheint – und dennoch immer weiter abnimmt. Appetitlosigkeit, keine Lust am Essen, Vergesslichkeit können Gründe dafür sein. Eine Magensonde erlaubt es, den Patienten mehrmals täglich mit kalorienreicher Nahrung zu versorgen – nebenher kann er weiterhin natürlich essen oder trinken. Durch diese zusätzliche Ernährung soll der Körper gesund bleiben, Infekte besser abwehren können, der Muskelabbau und allgemein körperlicher Abbau sollen hinausgezögert werden. Ob die „künstliche" Ernährung dies im Einzelfall erreichen kann, konnte auch in diversen Studien nicht eindeutig bewiesen werden: Überwiegend zeigte eine Ernährung über eine Sonde zumindest bei fortgeschrittener Demenz keinen Nutzen für den Ernährungsstatus, die Lebensqualität oder die Überlebenszeit der Patienten. Bei einigen Patienten jedoch hatte eine solche Ernährung einen positiven Effekt.

In manchen Situationen ist es also sinnvoll, schon „relativ früh" im Verlauf der Demenz über die Option einer Magensonde nachzudenken. Allerdings sollten Sie sich auch mit dem Arzt oder der Pflegeperson überlegen, ob man

## kurz + knapp

Das Legen einer Magensonde ist ein chirurgischer Eingriff und erfordert die Zustimmung des Patienten. Hat er diese in einer Patientenverfügung fixiert? Ansonsten müssen Arzt und Angehörige nach dem mutmaßlichen Willen handeln.

einem Patienten, der nur noch im Bett liegen kann und kaum noch etwas von seiner Umwelt mitzubekommen scheint, damit etwas Gutes tut. In den letzten Jahren vertreten Experten immer häufiger die Meinung, besser keine Magensonde bei schwerer Demenz zu legen, auch wenn der Kranke dadurch kaum noch Nahrung zu sich nimmt. Stattdessen reichen auch sehr kleine Portionen auf natürlichem Weg.

# Kontrollverlust über Blase und Darm

Neben anderen „Funktionen" verlieren Demente auch zunehmend die Kontrolle über die Blasen- und Darmfunktion. Dies kann durch Medikamente noch verstärkt werden – fragen Sie am besten gezielt den Arzt danach –, ist aber grundsätzlich eine weitere Folge des Hirnabbaus. Bei solchen intimen Verrichtungen Hilfe annehmen zu müssen, ist für niemanden leicht, auch nicht für Demente. So mancher Wutausbruch auf der Toilette ist vielleicht eher Ausdruck von Scham oder peinlichem Berührtsein als tatsächliche Aggression gegenüber dem Angehörigen. Trotzdem ist Hilfe geboten: Gegen das Malheur kurz vor der Toilette helfen grundsätzlich Hosen mit einem Gummibund oder ähnlich lockere Kleidungsstücke, denn langes Nesteln an Knöpfen und am Reißverschluss hält nur unnötig auf. Außerdem geben Protokolle, die über mehrere Tage geführt werden, wertvolle Hinweise: Wie viel hat der Betroffene wann getrunken? Wann musste er zur Toilette oder wann war eine Einlage nass? Solche Standardprotokolle sind als Vorlage

| Uhrzeit | Einfuhr | Uhrzeit Katheterisierung | Ausfuhr Urinmenge | Bemerkung |
|---------|---------|--------------------------|-------------------|-----------|
| 07:15 | 2 Tassen Schwarztee (300 ml) | 07:30 | 400 ml | Urin sehr konzentriert |
| 08:30 | Wasser (200 ml) | | | |
| 10:30 | Wasser (300 ml) | | | |
| 11:15 | | 11:45 | 500 ml | |
| 12:15 | 1 Flasche Limo (330 ml) | | | |
| 13:20 | 1 Becher Kaffee (250 ml) | | | |
| 15:00 | 1 Glas Saft (200 ml) | 15:15 | 350 ml | |

Sogenannte Miktionstagebücher geben Auskunft über Körperfunktionen.

## Tipps für Angehörige

Lassen Sie sich in Apotheken über die Inkontinenzhilfen beraten. Dort können Sie auch Muster erhalten, um zu testen, wie der Betroffene damit zurechtkommt, aber auch, welche Größe die richtige ist.

(Miktionstagebuch, Blasenentleerungs-protokoll, Tagebuch Stuhlinkontinenz) im Internet oder beim Arzt erhältlich. Manchmal wird dadurch schnell klar, dass etwa zwei Stunden nach dem Kaffee am Morgen ein (vorbeugender) Gang zur Toilette regelmäßig sinnvoll ist, um spätere „Unfälle" zu vermeiden.

Diese regelmäßigen Gänge zum WC, ein sogenanntes Toilettentraining, können entsprechend den Hinweisen aus einem Tagesprotokoll individuell angepasst sein oder auch in einem festen Rhythmus, etwa alle zwei bis drei Stunden erfolgen. Probieren Sie aus, ob sich dadurch die Inkontinenz besser in den Griff bekommen lässt. Zusätzlich sind Einmaleinlagen, Windeln oder auch spezielle Inkontinenzhosen sinnvoll. Entsprechende Firmen schicken auf Anfrage hin auch Proben (ganz diskret in neutralen Briefumschlägen verpackt) per Post zu. Ebenso können Sie in Drogeriefachmärkten entsprechende Produkte finden.

Klären Sie, inwieweit der Demente noch selbstständig ist, wie mobil er ist und ob die Inkontinenz beispielsweise nur tagsüber, nur nachts oder ständig auftritt. Lassen Sie sich im Fachhandel oder von Angehörigengruppen über verschiedene Toilettenhilfsmittel beraten: Kommt der Betroffene nicht mehr rechtzeitig zur Toilette, helfen vor allem nachts ein Toilettenstuhl oder eine Urinflasche weiter. Für Männer kann ein Kondomurinal hilfreich sein, das über den Penis gestülpt wird und den Urin in eine Plastiktasche ableitet, die beispielsweise am Bein befestigt wird.

Überlegen Sie als Angehörige bereits vor der Anschaffung, ob Sie einen Toilettenstuhl im Schlafzimmer stehen haben möchten und ob es Ihnen etwas ausmacht, diesen regelmäßig zu reinigen. Wenn Sie damit Schwierigkeiten haben, sollten Sie sich eventuell für einen Blasenverweilkatheter entscheiden, der von einer Pflegekraft gelegt und regelmäßig überprüft werden muss. Diese Katheter sind eine Möglichkeit, bedürfen aber einer sorgfältigen Pflege, um Harnwegsinfektionen zu vermeiden. Informieren Sie sich vorab beim Arzt oder in einem Pflegeheim. Vorsicht ist grundsätzlich

## kurz + knapp

Nehmen Sie Rücksicht auf die Intimsphäre und die Würde des Demenzkranken:

- Lassen Sie ihn, so lange wie möglich, allein zur Toilette gehen.
- Weisen Sie ihn auf „Missgeschicke" nicht extra hin.
- Fragen Sie nach, ob Sie helfen sollen, bevor Sie eingreifen.

Trotz vieler Möglichkeiten, die Inkontinenz in den Griff zu bekommen: Sobald Demente kaum noch Kontrolle über Harn und Stuhlgang haben, ist an eine Einweisung in ein Pflegeheim zu denken.

geboten, da Demente solche ableitenden Hilfsmittel oft als störend empfinden, abreißen und sich dadurch verletzen können.

Besteht auch eine Stuhlinkontinenz, wird die Pflege noch aufwendiger. Hier kann regelmäßiges Abführen notwendig werden, allerdings sind dann „Unfälle" weniger gut zu vermeiden. Vorbeugend gegen Verstopfung wirkt eine ballaststoffreiche Ernährung mit viel Flüssigkeit.

## Schlafstörungen nehmen zu

Mit zunehmender Erkrankung nehmen die Schlafstörungen bei den Betroffenen zu. Die durch die Demenz hervorgerufenen degenerativen Veränderungen erfassen die Nervenzellgebiete der inneren Uhr und zerstören dadurch die Funktion des inneren Rhythmusgebers: Die Betroffenen werden bei zunehmender Dämmerung unruhig, legen sich oft zu früh ins Bett, ohne sofort einzuschlafen, schlafen flach und werden daher in der Nacht mehrfach wach. Viele irren nachts verwirrt und unruhig in der Wohnung umher und sind bereits frühmorgens vor der üblichen Aufstehzeit wach. Diese Störung des Tag-Nacht-Rhythmus quält die Betroffenen selbst meist weniger, als die Menschen in ihrem Umfeld. Der Kranke versteht oft gar nicht, warum er nicht mitten in der Nacht einkaufen gehen oder sein Frühstück essen darf. Um die Betroffenen nachts zu beschäftigen bzw. sie daran zu hindern, das Pflegeheim zu verlassen, wurden in einigen Pflegeheimen bereits Nachtcafés eingerichtet.

Betroffene, die noch zu Hause versorgt werden und Schlafstörungen entwickeln, verhindern damit oft (allerdings bestimmt nicht absichtlich), dass die pflegenden Angehörigen durchschlafen und so wieder Kraft für den nächsten Tag sammeln können.

### Das rät der Arzt

Alte Menschen im Allgemeinen und Demente im Besonderen können Schmerzen oft nicht entsprechend äußern. Stattdessen atmen sie schneller oder deutlich mühsamer, stöhnen, keuchen oder bewegen sich unruhig auf dem Stuhl oder im Bett. Auch ein Dementer, der wiederholt ziellos um Hilfe ruft, Grimassen zieht oder eine eigentlich vertraute Person wegstößt, leidet möglicherweise an Schmerzen. Beschreiben Sie solche Signale beim nächsten Arztbesuch genau, denn oft erhalten Patienten statt Schmerzmitteln, die schnell Abhilfe schaffen, Psychopharmaka zur Beruhigung oder Angstlösung.

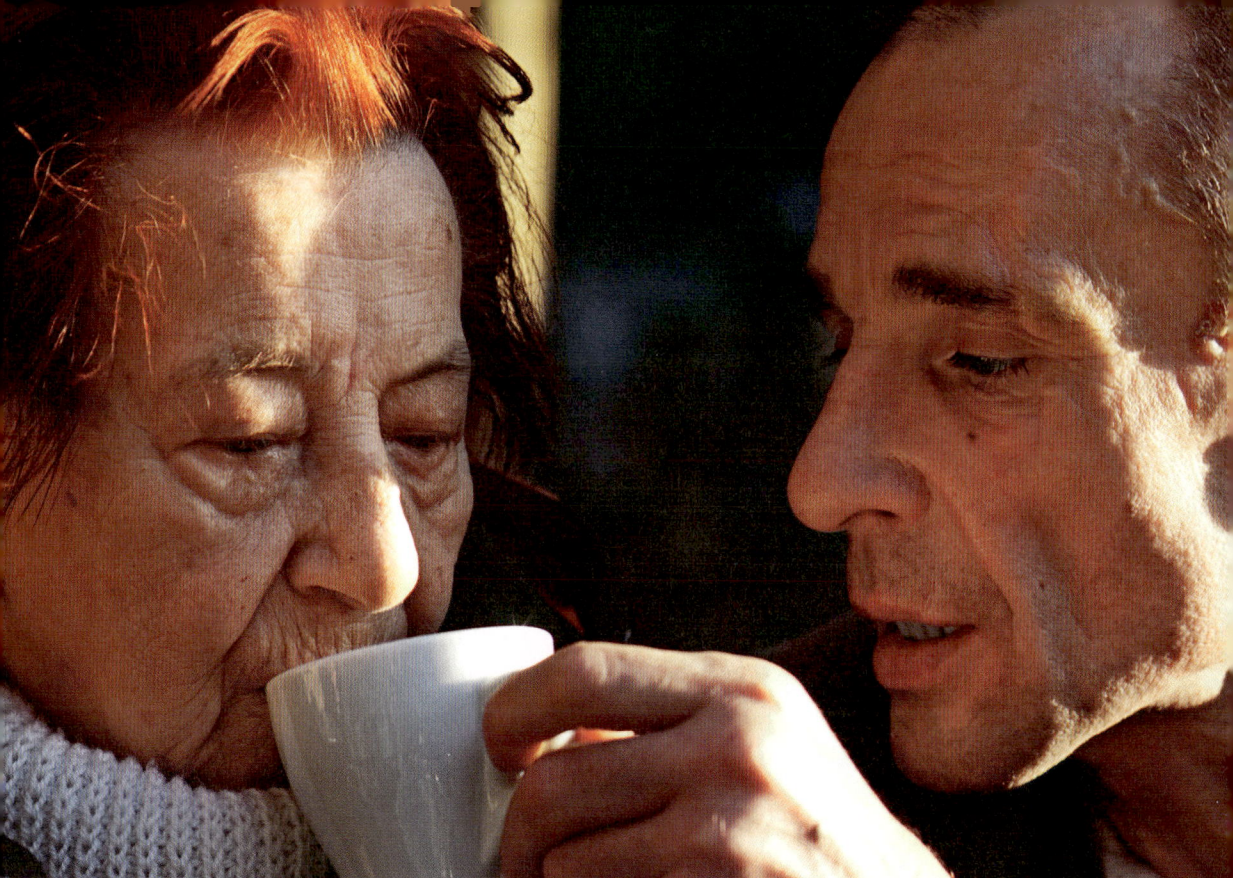

**Heiße Milch mit Honig oder Tee am Abend hilft beim Einschlafen.**

Auch der Mittagsschlaf kann die Schlafstörungen fördern. Depressive Verstimmungen beeinträchtigen den nächtlichen Schlaf zusätzlich.

Nachfolgend finden Sie einige Tipps, wie Sie die Schlafstörungen des Betroffenen vermeiden können:

- Sollten andere körperliche oder psychische Beschwerden oder Krankheiten den Betroffenen am Schlafen hindern (beispielsweise Schmerzen, psychische Krankheiten), sollten diese behandelt werden.
- Sorgen Sie für ausreichend Bewegung am Tag und versuchen Sie, den Patienten auch im sozialen Kontakt möglichst zu aktivieren. Beides kann zu einem besseren Schlaf-Wach-Rhythmus beitragen.
- Gestalten Sie den Tag möglichst mit Aufenthalten an der frischen Luft und in der Sonne. Es wird diskutiert, ob der Einsatz von hellem Licht (durch spezielle Lampen) am Tage (Lichttherapie) gegen Schlafstörungen hilft. Laut Experten gibt es hier für eine Empfehlung speziell bei Demenz jedoch keine ausreichend genauen Ergebnisse aus Studien.
- Schlafmittel sollten immer nur vorübergehend und unter ärztlicher Aufsicht eingesetzt werden.
- Hilfreich sind auch bestimmte Einschlafrituale wie heiße Milch mit Honig, ein Beruhigungsbad oder Einschlafmusik vor dem Schlafengehen.

# Weitere Tipps für zu Hause: Wohnung und Alltag

Um den Betroffenen möglichst lange zu Hause betreuen zu können, falls das gewünscht ist, sind oft weitergehende Änderungen der Wohnung nötig als bisher schon vorgestellt.

Im Kapitel „Frühe Phase – leichte Demenz" haben Sie bereits einige Tipps zur Umgestaltung der Wohnung erhalten. In diesem Kapitel geht es darum, die Wohnung und den Alltag so abzusichern, dass dem Kranken (und auch Ihnen) nichts passieren kann. Denn oft reicht bereits ein lose auf dem Boden liegender Läufer, um zu fallen, oder offen liegende Kabel, um darüber zu stolpern.

## Einfache Hilfen mit großer Wirkung

Schon mit vergleichsweise geringen Veränderungen lässt sich viel erreichen. Es gibt beispielsweise technische Hilfsmittel, die Demente – sofern sie noch mobil sind – am Weglaufen hindern:

- Infrarotsender am Eingang, Funksender, die piepen, wenn der Betroffene sich zu weit entfernt, Chips im Schuh, die beim Betreten der Fußmatte vor der Haustür Alarm schlagen, oder ein Glöckchen an der Haustür können dazu beitragen, dass er nicht unbemerkt verschwindet. Um einen verirrten Patienten wiederzufinden, eignen sich Personenortungssysteme.

- Für den umgekehrten Fall, dass der Betroffene sich im Haus oder Bad eingeschlossen hat, empfehlen sich Türschlösser, die sich von beiden Seiten öffnen lassen, selbst wenn ein Schlüssel steckt.

- Für den Notfall sollten Sie sich einen Notruf installieren lassen, sodass jemand zu Hilfe kommen kann, wenn Sie selbst Unterstützung brauchen – etwa, wenn der Betroffene Sie im Fallen mitgerissen hat und plötzlich auch Sie Hilfe benötigen.

- Sensormatten im Lieblingssessel oder im Bett, die bei Druckentlastung klingeln, wenn der Demenzpatient unbemerkt aufsteht, schränken weitere Gefahren ein.

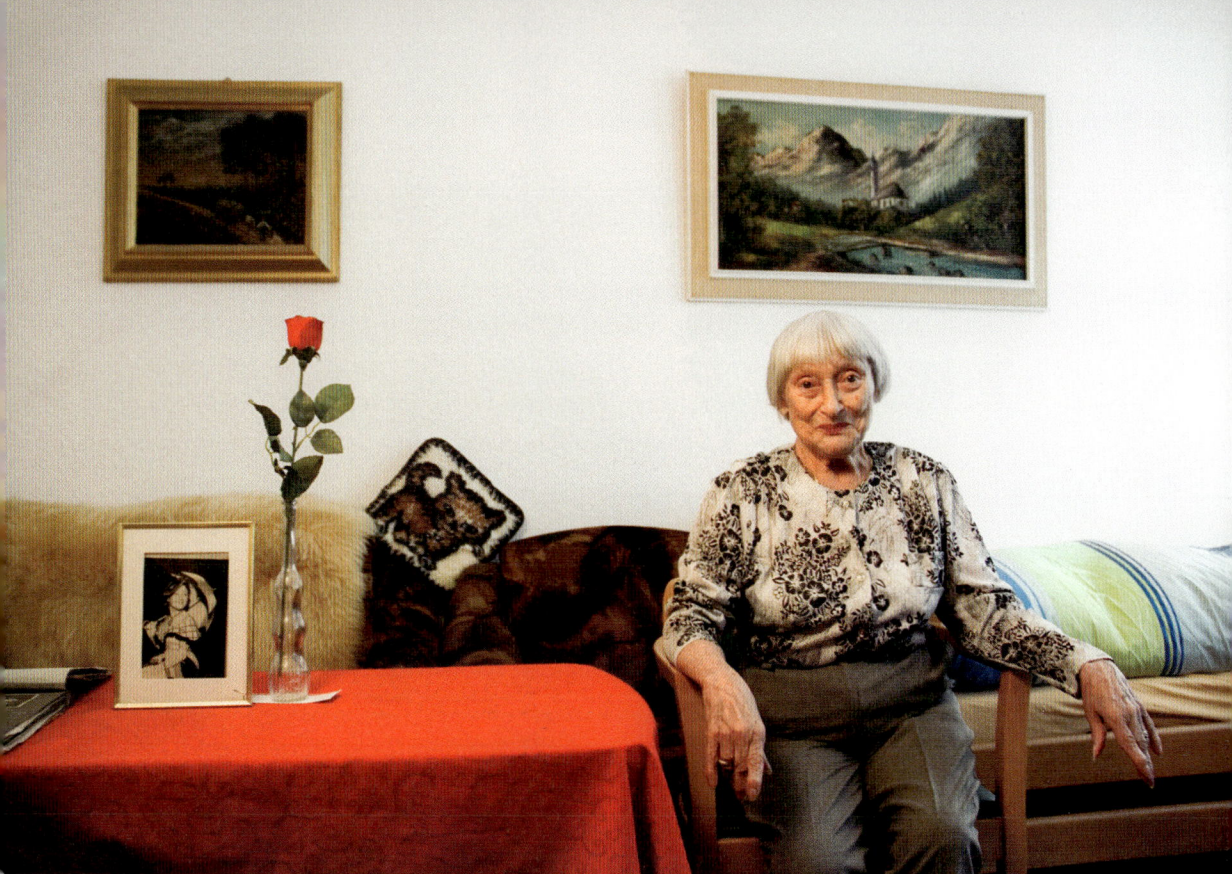

Neben technischen Hilfsmitteln sind auch persönliche Erinnerungsstücke wie Fotos oder Handarbeiten wichtig. Sie erhöhen das Wohlbefinden, indem sie eine Brücke in die Vergangenheit schlagen.

- Nachtlichter, die den Weg vom Bett zum Bad beleuchten, oder auch Gitter an Treppen können so manchen Sturz verhindern. Schwere Stürze werden durch Hüftprotektoren abgefedert, die in die Bekleidung eingenäht sind. Eine weiche Matte vor dem Bett kann einen Sturz zumindest etwas mildern.
- Auch in der Küche drohen Gefahren: Für Elektroherde gibt es integrierte Sicherungen, die sich bei Überhitzung oder zu langer Kochdauer automatisch abschalten. Herdgitter verhindern, dass Töpfe oder Pfannen vom Herd rutschen. Die Herdsicherung lässt sich ebenso wie ein Rauchmelder an ein Notrufsystem und Handy koppeln, sodass gleichzeitig Angehörige informiert werden.
- Nicht gebrauchte Steckdosen sollten sicher verschlossen werden.
- Hängen Sie große Uhren und Kalender auf, damit sich der Demente orientieren kann. Ebenso hilfreich sind große Tafeln mit der Tagesplanung.
- Da sich einige Betroffene vor ihrem eigenen Spiegelbild erschrecken, sollten Sie eventuell die Spiegel abhängen, um keine Unruhe entstehen zu lassen.

- Mögliche Stolperfallen wie Kabel, wacklige Regale oder Schränkchen, zerbrechliche Vasen oder auch große Blumenkübel, die vielleicht zum Urinieren einladen, sollten Sie wegräumen.
- Üben Sie den Einsatz eines neuen Hilfsmittels (beispielsweise eines Treppenlifts) vorab an einer gesunden Person, bevor Sie es bei dem Betroffenen einsetzen.
- Überschätzen Sie nicht Ihre eigenen Kräfte, versuchen Sie beispielsweise nicht, Ihren 80 kg schweren Ehemann aus dem Bett herauszuheben, wenn Sie selbst nur 50 kg wiegen. Bitten Sie besser eine weitere Person um Hilfe.
- Bei Arbeiten im und am Bett sollten Sie dieses auf die richtige rückenschonende Arbeitshöhe einstellen.
- Legen Sie Brille (falls möglich), Schmuck, Uhr und Ringe ab, um den Betroffenen bei Hilfestellungen nicht zu verletzen. Außerdem kann er sich so nicht an der Kette festkrallen und Sie damit strangulieren oder diese abreißen.
- Sollten Sie lange Haare haben, binden Sie sie zusammen, damit der Betroffene nicht danach greifen kann.
- Stellen Sie den Heißwasserbereiter am Waschbecken auf eine niedrige Temperatur ein, das verhindert Verbrühungen.

# Stressfrei baden und duschen

Viele Betroffene reagieren erregt, verärgert oder aggressiv, wenn sie gebadet oder geduscht werden sollen. Dennoch ist die Körperpflege wichtig. Wenn Sie keine Badewanne haben oder es für Sie zu beschwerlich ist, den Betroffenen aus der Wanne zu heben, kann er in der Dusche – bequem und sicher – auf einem Duschhocker sitzen und so problemlos gewaschen werden. Zum Festhalten eignen sich Haltegriffe in der Dusche. Oft wird das

Waschen unter der Brause eher angenommen, da eine Badewanne für viele beengend wirkt und Angst macht. Nachfolgend finden Sie einige Hilfestellungen, wie Sie dem Betroffenen ein entspannendes Baden ermöglichen:

- Wählen Sie immer den gleichen Tag für Ihr Vorhaben (Beispiel: Samstag ist Badetag) und immer die gleiche Tageszeit (beispielsweise nach dem Abendessen oder kurz vor dem Schlafengehen), denn das schafft Beständigkeit.
- Schaffen Sie eine entspannte Atmosphäre, beispielsweise durch Musik im Hintergrund, gut riechende Badezusätze, durch eine angenehme Raumtemperatur und durch nicht zu grelles Licht.
- Beschreiben Sie dem Betroffenen bereits vorher und währenddessen, wie angenehm ein Bad sein kann und dass er sich danach nicht nur besser und frischer fühlt, sondern auch gepflegter auf andere wirkt.
- Legen Sie bereits frische Sachen wie Nachthemd oder Schlafanzug sowie eventuell notwendige Inkontinenzhilfen bereit.
- Wenden Sie sich dem Betroffenen während des Badens interessiert und aufmerksam zu und sprechen beruhigend mit ihm.

- Lassen Sie ihn an dem Reinigungsprozess teilnehmen, indem Sie ihm einen Waschlappen oder den Kamm in die Hand geben. Oft weiß der Betroffene noch, was man damit anfängt, und übt die gewohnten Handlungen von allein aus.
- Massieren Sie dem Betroffenen während des Bades den Rücken, Nacken oder die Beine.
- Nach dem Baden sollten Sie ihn in ein weiches und warmes Handtuch einwickeln, damit er von der kühleren Luft außerhalb des Wassers nicht erschreckt wird.
- Cremen Sie ihn anschließend mit sanften Streichelbewegungen ein.
- Sicherheitshalber sollten Sie auf jeden Fall ein Telefon bzw. Handy in der Nähe haben, um zur Not schnell Hilfe rufen zu können.
- Räumen Sie vorab alle störenden Gegenstände außer Reichweite, damit diese weder Ihnen noch dem Betroffenen im Weg sind.
- Legen Sie elektrische Geräte wie Fön beiseite, damit diese nicht vom Badenden in das Wasser gezogen werden können.

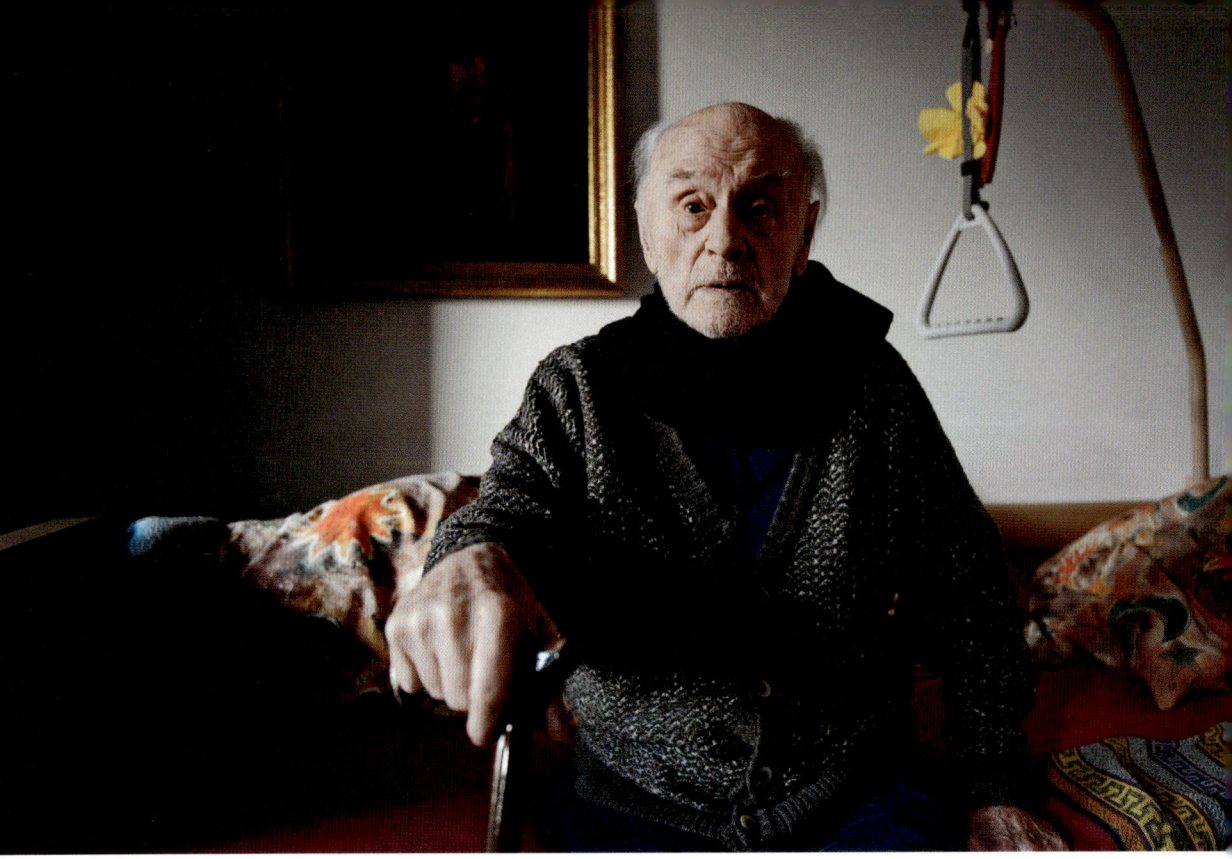

# Richtige Behandlung: Was ist zu Hause möglich?

Um den Betroffenen so viel Lebensqualität so lange wie möglich zu erhalten, kommt es auf die richtige Betreuung und auf Verständnis für den Betroffenen an – ob zu Hause oder im Heim.

Grundsätzlich fühlt sich jeder Patient in seiner vertrauten Umgebung am sichersten – gleichgültig, ob es sich um einen normalen Patienten oder um einen an Demenz Erkrankten handelt. Doch spätestens, wenn eine permanente Betreuung und Pflege notwendig geworden ist, stoßen Angehörige oft an ihre Grenzen, auch wenn sie sich das zunächst nicht eingestehen wollen. Zwar können Kurse zur richtigen Pflege, wie sie viele Krankenkassen anbieten, den Angehörigen wertvolle Hilfestellung geben, dennoch sollten sie sich frühzeitig über Alternativen zur häuslichen Versorgung Gedanken machen: Ambulante Pflegedienste können eine Entlastung sein, indem sie mehrmals täglich bei der Grundversorgung helfen. Eine professionelle Rund-um-die-Uhr-Betreuung zu Hause ist (leider) nur selten möglich – zumal sie sehr teuer ist. Auch alternative Wohnkonzepte, Kurzzeitpflege oder Hilfe im Haushalt stehen zur Wahl. Doch wenn die Krankheit fortschreitet, ist ein Pflegeheim oft die bessere Lösung.

## Zu Hause oder im Heim?

Eine vertraute Umgebung ist für die meisten Demenzkranken beruhigend und wirkt sich positiv aus. Wie können Angehörige den Betroffenen diesen Wunsch nach einer vertrauten Umgebung erfüllen, wie ihn möglichst lange zu Hause verpflegen?

Auch vor diesem Hintergrund ist es hilfreich, mit dem Betroffenen schon in einem recht frühen Stadium zu besprechen, welche Art von Hilfe er oder sie sich vorstellen kann. Möchte er männliche oder weibliche Pflegepersonen, die möglicherweise irgendwann nach Hause kommen? Gefällt ihr das Pflegeheim in der Nähe? Solche Gespräche verlangen Mut und Einfühlungsvermögen – oft treffen Angehörige die Entscheidung erst, wenn der Kranke dazu kaum noch in der Lage ist. Sich rechtzeitig zu informieren, ist aber in jedem Fall sinnvoll, denn nur so lässt sich ein Überblick gewinnen über die verschiedenen Angebote, zum Beispiel:

- Essen auf Rädern
- Hilfe im Haushalt
- Pflege zu Hause (auch als Rund-um-die-Uhr-Versorgung durch Pflegekräfte, die im Haus wohnen)
- Tagespflege in einer entsprechenden Einrichtung
- Kurzzeitpflege für eine begrenzte Dauer (etwa bei Krankheit oder Urlaub des Pflegenden)
- Wohngemeinschaften für Demente mit Betreuung
- Betreutes Wohnen für den Dementen oder auch für beide Ehepartner
- Pflege in einem Heim
- Pflege im Ausland

Für manche Paare, bei denen ein Partner dement ist, bietet es sich an, sich frühzeitig um einen Platz für betreutes Wohnen zu kümmern. Dort können beide zusammen in einer eigenen Wohnung leben, bei Bedarf jedoch die Hilfsangebote der Einrichtung in Anspruch nehmen. Zwar sind die meisten Einrichtungen für betreutes Wohnen noch nicht auf Demenz eingestellt, aber es gibt erste Modelle – dies wird sicher in Zukunft zunehmen.

Hauspflege durch Pflegekräfte, die täglich einmal oder mehrmals zur Körperpflege und gesundheitlichen Versorgung ins Haus kommen, können eine große Entlastung darstellen. Ist der Betroffene gar nicht mehr fähig, auch nur für kurze Zeit allein zu sein, bietet sich für viele Angehörige entweder eine Pflegeperson, die rund um die Uhr zur Verfügung steht, oder eine Tagespflege an. Meist wird der Betroffene bei Letzterer morgens per Fahrdienst abgeholt, verbringt dort den Tag und wird nachmittags wieder nach Hause gefahren. Entsprechende Einrichtungen sollten auf Demenzkranke eingerichtet sein, fragen Sie nach speziellen Angeboten und Betreuungsmöglichkeiten. Solche Angebote richten sich eher an Demente, die sich zwischen der mittleren und späten Phase der Erkrankung befinden.

Hilfreich ist es sicher, vor einer solchen Entscheidung mit dem Betroffenen zusammen mögliche Einrichtungen zu besuchen und kennenzulernen, damit auch er weiß, worüber entschieden werden soll, und sich, wenn möglich, auch dazu äußern kann. Wenn Sie tagsüber einige Stunden für sich selbst und für wichtige Besorgungen Zeit haben und den Dementen gut untergebracht wissen, kann eine geeignete Tagespflege für viele Monate lang die richtige Lösung für Sie und den Demenzkranken sein. Am Nachmittag, Abend und während der Nacht kann der Betroffene zu Hause sein, Sie können entspannter gemeinsame Zeit verbringen und müssen sich nicht mehr ununterbrochen um den Kranken kümmern.

## Schulung für Angehörige

Seit ein paar Jahren gibt es das Konzept der Rehabilitation von Demenzkranken. Demenz kann nicht geheilt werden; dementsprechend verfolgt diese Reha auch nicht den Zweck, einen gesunden Zustand wiederherzustellen. Stattdessen werden die Fähigkeiten des Betroffenen für den Alltag trainiert und die Angehörigen im Umgang mit den Patienten geschult. Solche Rehabilitationsmaßnahmen können ambulant, stationär oder auch zu Hause stattfinden – die Erfahrungen damit sind jedoch noch begrenzt.

### Das rät der Arzt

Sollten Sie selbst krank werden oder in Urlaub fahren wollen, können Sie sich über Ihren Hausarzt oder Neurologen um eine stationäre Kurzzeitpflege kümmern, in der der Kranke für die entsprechende Zeitdauer rund um die Uhr versorgt wird.

Während die Demenzkranken gezielt therapeutisch versorgt werden, lernen Angehörige, die Krankheit besser zu verstehen und besser mit der Situation umzugehen. Dies wirkt sich für die Zeit nach der Rehabilitation oft positiv aus – selbst wenn die Demenz zwischenzeitlich fortgeschritten ist. Durch die erlernten Methoden der Betreuung ist es möglich, die Heimeinweisung hinauszuschieben und Medikamente gegen psychische Symptome zu reduzieren.

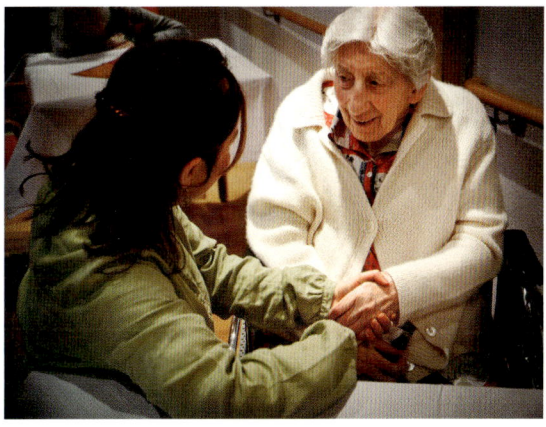

Zuwendung und Berührungen vermitteln Nähe.

## Grenzen der Pflege zu Hause

Die Tagespflege oder jede andere zeitlich begrenzte Betreuung hat jedoch ihre Grenzen: Möglicherweise braucht der Betroffene so viel Pflege und Aufmerksamkeit, dass die Pflegekräfte der Einrichtung schon rein zeitlich überfordert sind. Vielleicht reagiert der Patient aggressiv, trotzig oder sonst schwierig, was die Betreuer vor Ort nicht meistern können. Möglicherweise schaffen aber auch Sie als Angehörige es nicht mehr, den Betroffenen morgens rechtzeitig zu waschen und anzuziehen oder abends adäquat zu versorgen, weil er zu hilfsbedürftig geworden ist oder Sie die Versorgung psychisch und körperlich nicht mehr schaffen können.

Viele Angehörige schieben die Entscheidung viel zu lange auf und hoffen auf eine Besserung – sei es in Bezug auf den Zustand des Betroffenen oder auf die Möglichkeiten zusätzlicher Betreuung. Doch wann ist der Zeitpunkt gekommen? Wann ist die Betreuung in der häuslichen Umgebung selbst mit ambulanter Unterstützung nicht mehr möglich?

Nachfolgend finden Sie einige Verhaltensweisen, die auf Handlungsbedarf hinweisen. Seien Sie ehrlich mit sich und der Situation, denn es geht auch um Ihre Gesundheit. Wenn Sie bei den meisten Punkten Ihre Lage widergespiegelt sehen, sollten Sie sich für eine Unterbringung des Betroffenen in einem Pflegeheim entscheiden.

- Sobald der Betroffene zunehmend (verbal und körperlich) aggressiv wird
- Sobald er im Krankheitsverlauf die Tendenz entwickelt, unkontrolliert umherzuwandern oder das Haus unbeaufsichtigt zu verlassen
- Sobald er sich außerhalb des Hauses bereits mehrmals verirrt oder verletzt hat, da es nicht möglich ist, das Haus so zu sichern, dass er es nicht unbemerkt verlassen kann

- Sobald er dauerhaft inkontinent ist und ständig Harn oder Stuhl verliert
- Sobald eine Pflegekraft für eine Rundumversorgung notwendig wird und für diese beispielsweise kein zusätzliches Zimmer vorhanden ist. Oder keine geeignete Kraft gefunden wird
- Sobald die Angehörigen bereits aufgrund des hohen Pflegeaufwandes Freunde, soziale Kontakte, den Arbeitsplatz verloren haben
- Sobald die Angehörigen körperlich und psychisch nicht (mehr) in der Lage sind, den Betroffenen bei seinen täglichen Verrichtungen wie beim Baden und Toilettengang zu unterstützen

In solchen Situationen ist ein Pflegeheim die richtige Entscheidung. Je früher Sie sich mit dem Gedanken vertraut machen und erste Schritte unternehmen, umso besser. Denn meist haben die Einrichtungen unterschiedlich lange Wartezeiten. Bei der Auswahl kommen verschiedene Kriterien zum Tragen: Für Angehörige, die auf öffentliche Verkehrsmittel angewiesen sind, nützt beispielsweise das beste Heim kaum etwas, wenn die Anfahrt eine Stunde in Anspruch nimmt. Hier wäre die zu Fuß erreichbare Ein-

Die zwei Damen haben sich schon früh für ein Pflegeheim entschieden und nutzen die verschiedenen Angebote zur Freizeitgestaltung im Kreise anderer Bewohner. Sie genießen die Abwechslung und die Gesellschaft sichtlich.

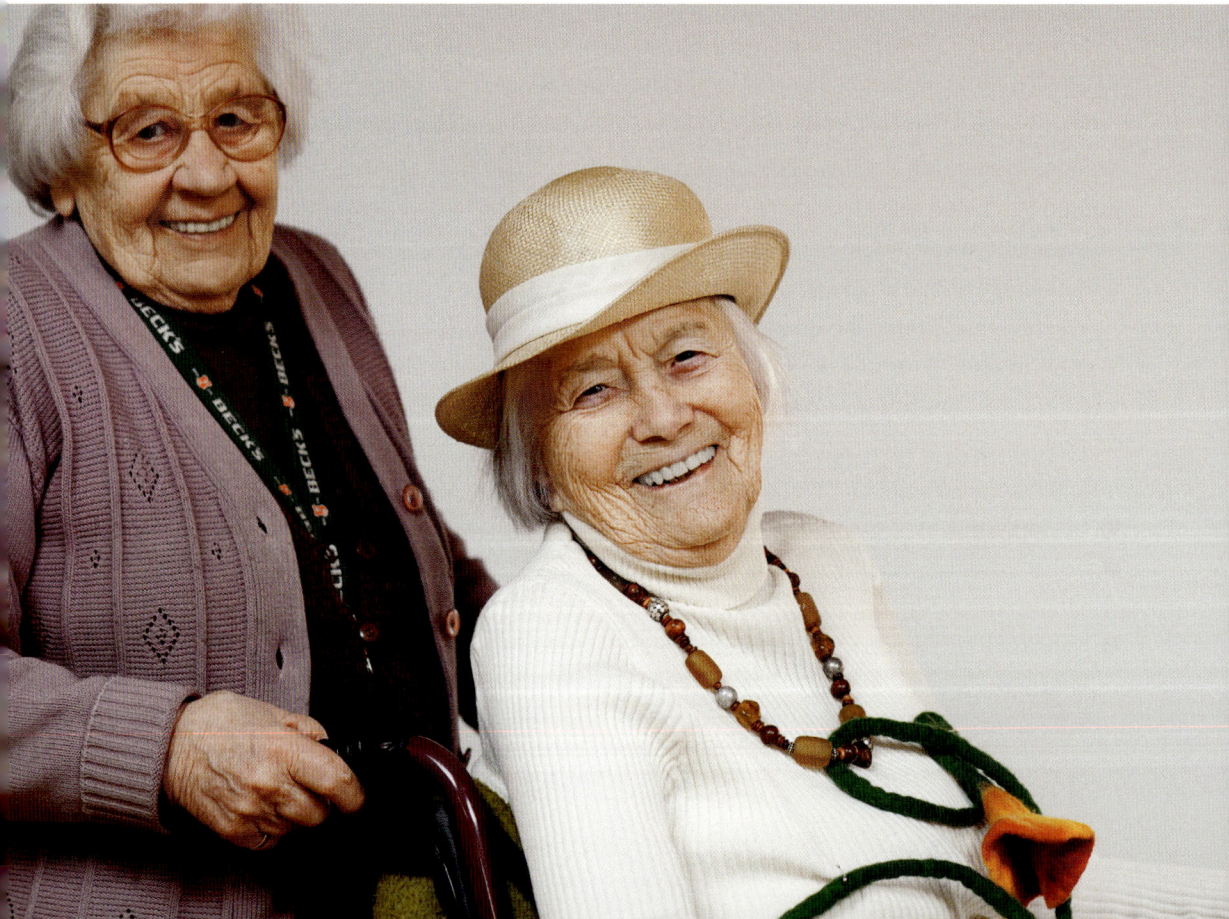

richtung sinnvoller, auch wenn diese nicht ganz so schön eingerichtet ist.
Denn häufige Besuche sind wichtig: Gerade in der späteren Phase der
Demenz hilft der einmalige Sonntagsbesuch über drei Stunden nieman-
dem, weil er den Dementen zu sehr anstrengt – viel sinnvoller sind tägliche
kürzere Besuche.

Denken Sie daran: Wann immer Sie die Entscheidung für ein Pflegeheim
treffen, werten Sie diesen Schritt keinesfalls als persönliches Versagen,
sondern als konsequente und optimale Weiterführung der Pflege des Betroffenen von dafür speziell geschultem Personal. Denn keinem ist damit
geholfen, wenn Sie ein schlechtes Gewissen haben und dementsprechend
angespannt Ihren Vater oder Ihre Mutter im Heim besuchen. Auch an
Demenz Erkrankte erkennen oft noch eine „schlechte" Stimmung und
reagieren dementsprechend wiederum mit Angst oder Wut – wodurch Sie
sich wieder in Ihrem schlechten Gewissen bestätigt fühlen. Vermitteln Sie
dem Dementen ein gutes Gefühl, dann fühlt er sich auch „gut".

# Pflegeheim: Wann ist der richtige Zeitpunkt gekommen?

Meist ist aufgrund des Fortschreitens der Erkrankung ab einem gewissen Zeitpunkt die Unterbringung in einem Pflegeheim unumgänglich. Woran erkennen Sie ein gutes Pflegeheim? Welche Alternative(n) gibt es dazu?

Es gibt in Deutschland über 10 000 Pflegeheime, in Österreich etwa 1000 und in der Schweiz sind es ungefähr 1500 – und es werden ständig mehr. Da auch die Zahl der an Demenz Erkrankten steigt, müssen sich die Einrichtungen auf die besonderen Ansprüche der Betroffenen einstellen. Immer mehr Pflegeheime bieten deshalb auf Demenzkranke zugeschnittene Wohn- und Betreuungsangebote.

## Wenn es nicht mehr weitergeht

Gestaltet sich die Pflege zunehmend intensiver und zeitfordernder, stellt sich zwangsläufig irgendwann die Frage nach einem Pflegeheim. Die Entscheidung ist nicht leicht und wird meist so weit hinausgeschoben, „bis es nicht mehr geht".

Meist ist der pflegende Angehörige zu diesem Zeitpunkt mit seiner Kraft selbst am Ende, wird krank oder leidet nicht selten an einer Erschöpfungsdepression oder einem Burn-out-Syndrom. Hinzu kommen Schuldgefühle bei den pflegenden Angehörigen, die mit dem Umzug – oft als „Abschiebung" empfunden – in ein Heim verbunden sind: Viele Angehörige entwickeln durch die chronische Überlastung eine latente bis starke Aggression gegenüber dem Dementen, die sich bis zum Wunsch steigern kann, den Kranken zu schlagen. Umgekehrt kann es passieren, dass der Kranke selbst in Wort und Tat gewalttätig wird oder ohne nachvollziehbare Ursache schreit, ruft oder weint. Wenn er dann irgendwann zum Beispiel die Toilette nicht mehr findet und sich regelmäßig in der Wohnung auf dem

Teppich erleichtert, ist eine vollstationäre Pflege für alle Beteiligten die beste Lösung.

Allerdings wird eine Heimunterbringung von dem Kranken in den wenigsten Fällen akzeptiert – unabhängig von vorher getroffenen Abmachungen. Aus allgemeiner Unsicherheit heraus lehnt er jede Veränderung seiner Lebenssituation ab und kann die Gründe nicht mehr nachvollziehen. Deshalb hilft es oft, die Umsiedlung zunächst als Krankenhaus- oder Kuraufenthalt zu „tarnen", mit der damit verbundenen Möglichkeit, dass der Betroffene so bald wie möglich wieder in seine gewohnte häusliche Umgebung zurückkehren kann.

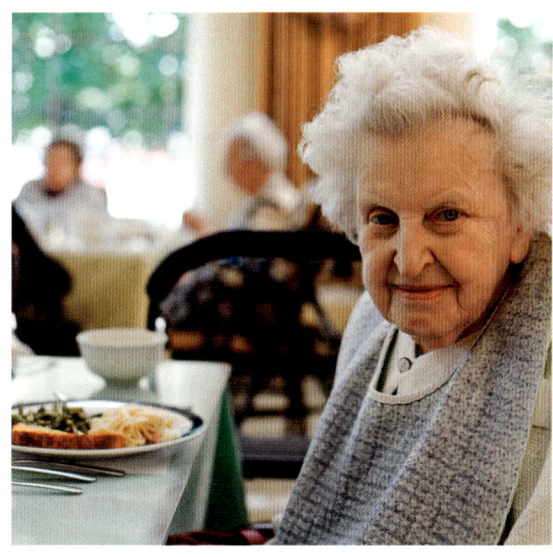

**Am Abendessen in einem Generationenhaus, in dem Menschen mit und ohne Demenz leben, nehmen so lange wie möglich alle gemeinsam teil.**

Letztendlich liegt es in der Entscheidungsgewalt des Betreuenden, auch gegen den Willen des Betroffenen – und gegen die eigenen Gewissensbisse – zu handeln. Dazu ist allerdings eine notariell beglaubigte Vollmacht nötig, die am besten noch im Anfangsstadium der Erkrankung von beiden festgelegt worden ist. Liegt diese Vollmacht nicht vor, muss vor Gericht eine „gesetzliche Betreuung" beantragt werden, deren Bewilligung erst nach einer Prüfung erfolgt. Weigert sich der Angehörige weiterhin, ist speziell bei Zwangseinweisungen trotzdem das Vormundschafts- oder Amtsgericht einzuschalten, das die Unterbringung anordnet. Trotz dieser Einweisung in ein Heim gegen den Willen des Betroffenen bleibt er weiterhin geschäftsfähig, er wird nicht entmündigt. Solche Maßnahmen sollten allerdings nur getroffen werden, wenn es keinen anderen Ausweg mehr gibt.

## Das rät der Arzt

Wann immer Sie die Entscheidung für ein Pflegeheim treffen: Dieser Schritt stellt kein persönliches Versagen dar. Übersteigt die Belastung Ihre eigenen Grenzen, leiden nicht nur Sie, sondern auch der Demenzkranke.

# Wie finden Sie ein geeignetes Pflegeheim?

Welche Art Pflegeheim die richtige ist, entscheidet in erster Linie die finanzielle Belastbarkeit des Betroffenen beziehungsweise der Familie und die Pflegegrade des Patienten. Einige Pflegeheime nehmen beispielsweise keine Dementen auf oder können die Anforderungen, die an eine Behandlung im Pflegegrad 3 geknüpft sind, nicht erfüllen. Zwischen Seniorenresidenzen, Wohnstiften, Spezialpflegeheimen und den Standardobjekten der Wohlfahrtsverbände gibt es nicht nur erhebliche Unterschiede im Preis, sondern auch im Hinblick auf Wohnkomfort, Leistungsspektrum, Personalschlüssel sowie spezielle Therapie- oder Veranstaltungsangebote. Dabei müssen jedoch nicht die teuersten Objekte auch die qualitativ besten sein.

Da es für die meisten Pflegebedürftigen sehr wichtig ist, dass sie auch weiterhin von ihren Verwandten und Freunden regelmäßig besucht werden, sollte bei der Auswahl möglichst auch die Nähe berücksichtigt werden. Im Internet (zum Beispiel unter www.pflegelotse.de, www.heiminfo.ch oder www.nqz-austria.at) können Sie das passende (Pflege-)Heim finden. Sobald einige Heime zur engeren Wahl stehen, sollten Sie diese gemeinsam vor Ort besichtigen, um sich einen persönlichen Eindruck zu verschaffen. Verlassen Sie sich neben rationalen Erwägungen unbedingt auf Ihr Bauchgefühl, denn auch der Patient sollte nicht nur optimal versorgt sein, sondern sich dort wohlfühlen. Speziell für Demenzkranke gibt es objektivierbare Merkmale, die von Vorteil sind: Es sollte beispielsweise einen beschützenden Bereich, wie einen Innenhof mit

## kurz + knapp

Achten Sie bei der Wahl des Pflegeheims auch darauf, ob es einen Heimfacharzt gibt, der regelmäßig vor Ort ist.

## Tipps für Angehörige

Versuchen Sie, vor dem Umzug in das (Pflege-)Heim die Einrichtung gemeinsam zu besichtigen. Eine gute Gelegenheit bieten Tages- oder Kurzzeitpflegeeinrichtungen, die die Betroffenen vorab stundenweise besuchen können.

Gerade in den ersten Tagen nach dem Umzug in das Heim sollten Sie den Kranken oft besuchen. Das hilft einerseits dem Dementen, sich besser einzugewöhnen – und es hilft andererseits Ihnen, sich von den Schuldgefühlen freizumachen.

Gartenanlage, geben, der das Weglaufen des Patienten unmöglich macht. Wünschenswert sind ergänzende Veranstaltungs-, Therapie- und Beschäftigungsangebote, die speziell gegen den geistigen Verfall arbeiten, aber dennoch Raum zur selbstbestimmten Tätigkeit bieten. Als moderne Pflegeheime gelten zunehmend diejenigen, die für etwa zwölf Patienten innerhalb einer – auch räumlich strukturierten – Wohngruppe die Bezugspflege durchführen. Bei gutem Personalschüssel bedeutet das tagsüber nicht nur eine Rund-um-die-Uhr-Betreuung von mindestens zwei Fachkräften, sondern auch, dass es für jeden Bewohner einen hauptamtlichen Mitarbeiter gibt, der seine Belange im Blick hat und zu dem der Patient ein Vertrauensverhältnis aufbauen kann.

Die Kosten für einen **Pflegeheimplatz** betragen in Deutschland und Österreich im Durchschnitt etwa 3500 Euro pro Monat, dabei sind Preise von 7000 Euro keine Seltenheit. Je nach Pflegeheim und Pflegegrad fallen die Kosten unterschiedlich aus. Grundsätzlich ist mit Preisen zwischen 60 und 110 Euro pro Tag zu rechnen. In der Schweiz sind Kosten bis zu 10 000 CHF im Monat nicht selten.

Die Pflegeheimkosten setzen sich zusammen aus den Kosten für Unterkunft und Verpflegung, aus den Kosten für den pflegebedingten Aufwand und aus den Investitionskosten. Hierzu zählen die Kosten, die dem Träger der Pflegeeinrichtung im Zusammenhang mit der Herstellung, Anschaffung und Instandsetzung von Gebäuden entstehen und die der Betroffene bezahlen muss. Entscheiden Sie sich dazu, Ihren Angehörigen in einem Pflegeheim betreuen zu lassen, dann sollten Sie sich darüber informieren, welche Kosten die Pflegeversicherung des Pflegebedürftigen trägt und ob es weitere Träger gibt, die die Kosten teilweise übernehmen.

Darüber hinaus müssen einige Leistungen extra gezahlt werden: Wäscherei, Friseur, Fußpflege, Kosmetikerin, Inkontinenzartikel wie Vorlagen, Freizeitangebote etc.

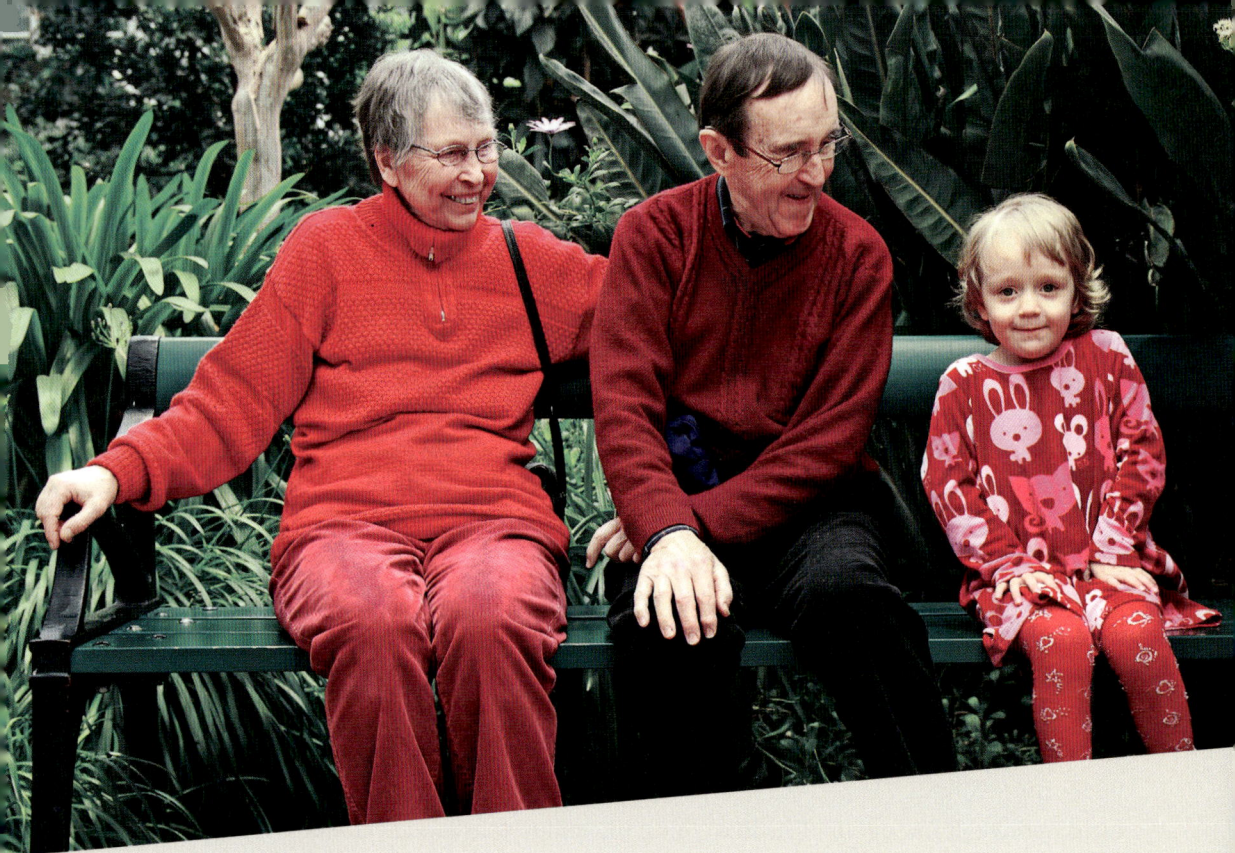

# Checkliste Pflegeheim

Bevor Sie sich für ein Pflegeheim entscheiden, sollten Sie sich die Einrichtung genau ansehen. Achten Sie bei der Auswahl auf folgende Punkte:

- **Lage/Erreichbarkeit der Einrichtung:** Kommen Sie oder andere Besucher mit öffentlichen Verkehrsmitteln zum Heim? Gibt es ausreichend Parkplätze? Sind Grünflächen, Cafés etc. in der Nähe? Liegt das Heim an einer Autobahn oder im Grünen?
- **Ausstattung der Einrichtung:** Stehen den Kranken medizinische Bäder, Einrichtungen für Massage und Gymnastik zur Verfügung? Gibt es gemeinsame Fernsehräume? Wie groß sind die Räume für die gemeinsamen Mahlzeiten? Wie oft werden die Zimmer gereinigt?
- **Größe der Einrichtung:** Wie viele Mitbewohner gibt es? Gibt es ein Gebäude oder mehrere? Gibt es mehrere Etagen? Verfügt die Einrichtung über Außenflächen? Wie viele Demente wohnen hier?
- **Atmosphäre:** Wirkt die Einrichtung dunkel und düster? Wird viel Wert auf Blumen und Sitzgruppen in den Gemeinschaftsräumen gelegt? Wirkt die Atmosphäre eher steril oder heimelig? Wie riecht es auf den Gängen? Sind Haustiere erlaubt?

**Personal:** Wirkt das Personal gehetzt? Ist der Umgangston respektvoll? Werden die Bewohner mit „Sie" angesprochen? Welchen Eindruck macht die Pflegeleitung, und welches Konzept verfolgt sie? Wie viele Mitarbeiter gibt es? Wie viele davon sind Pflegekräfte? Wie viele Therapeuten sind dort beschäftigt?

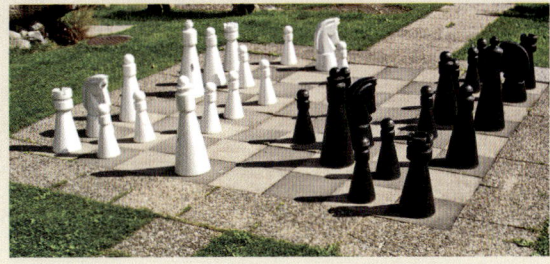

Angebote für Beschäftigungen sind wichtig.

**Ausstattung der Zimmer:** Wie groß sind die Zimmer? Stehen Einzelzimmer zur Verfügung? Können eigene Möbel mitgebracht werden? Gibt es ein (ausreichend großes) eigenes Badezimmer? Sind am Bett/im Zimmer Notrufanlagen bzw. ein Telefon installiert?

**Sicherheit:** Gibt es in den Gängen Haltegriffe? Sind alle Bäder behindertengerecht eingerichtet? Werden die Räume ausreichend beleuchtet? Stehen genügend Notruftelefone zur Verfügung?

**Angebote:** Welche medizinischen/therapeutischen Angebote stehen zur Verfügung? Gibt es Beschäftigungs- und Gruppenangebote? Bietet das Haus besondere Veranstaltungen für Demente an?

**Pflege für die Kranken:** Sehen die Bewohner gut versorgt und zu-frieden aus? Gibt es einen „Heimarzt"? Wie hoch ist der Betreuungsschlüssel? Werden die Kranken auch nachts versorgt? Gibt es zu jeder Tageszeit Getränke? Werden die Bewohner beschäftigt oder nur „versorgt" und ruhig gestellt? Machen die Bewohner einen wachen oder abwesenden Eindruck (Ruhigstellung durch Medikamente)? Gibt es bestimmte Diäten?

**Küche:** Wie ist das Essen organisiert? Wird es vor Ort frisch zubereitet oder aus einer Großküche angeliefert? Können die Bewohner aus mehreren Gerichten auswählen? Gibt es am Nachmittag Kaffee und Kuchen und am Abend ebenfalls warmes Essen? Wird zu den Mahlzeiten Obst, Salat, Gemüse gereicht? Wie werden bettlägerige Bewohner versorgt?

**Zusatzleistungen:** Gibt es einen Friseur, eine Wäscherei? Steht ein Bankautomat, ein Briefkasten zur Verfügung? Können Gäste im Haus übernachten?

**Kosten:** Wie hoch sind die Gesamtkosten inkl. Unterkunfts-, Verpflegungs- sowie Investitionskosten (Kosten, die dem Träger der Pflegeeinrichtung im Zusammenhang mit der Herstellung, Anschaffung und Instandsetzung von Gebäuden entstehen)? Mit welchen Zuschüssen ist zu rechnen? Wie ist das Preis-Leistungs-Verhältnis?

# Alternativen zum Pflegeheim

Neben den „klassischen" Pflegeheimen gibt es immer mehr Alternativen wie Wohngemeinschaften oder Demenzhäuser im Ausland. Diese sollen den besonderen Bedürfnissen demenzkranker Menschen besser gerecht werden, allerdings hat diese spezielle Versorgung ihren Preis.

## Demenz-Wohngemeinschaft

Ambulant betreute Wohngemeinschaften für Demente, auch Demenz-WG genannt, erfreuen sich einer regen Nachfrage. Hier leben sechs bis zwölf demenzkranke Personen in einer geräumigen Wohnung zusammen. Ziel ist, dass die Bewohner der WG mit der Zeit eine feste Gemeinschaft bilden, in der ein möglichst normales „familiäres" Alltagsleben stattfindet. Jeder bewohnt ein eigenes, individuell gestaltetes Zimmer und teilt sich mit seinen Wohngenossen neben einem zentralen Wohnzimmer, einer Küche und meist mehreren Bädern eine Fachkraft, die alle rund um die Uhr betreut. Je nach Bedarf und Finanzen gibt es auch Modelle mit Krankenpflegerin und Haushälterin.

Diese Wohngemeinschaften für Demente ermöglichen ein relativ normales Leben, das dem häuslichen Umfeld ähnelt. Sie lassen viel Freiraum zu – und das bis zum Schluss, gleichgültig, wie viel Pflege benötigt wird. Eine WG eignet sich vor allem für Demente, die nicht mehr allein zu Hause leben können oder bei denen die Pflege durch Angehörige nicht gewährleistet werden kann. Hier kann besser und individueller auf die Kranken eingegangen werden als in großen und oft „unpersönlichen" Pflegeheimen. Dennoch sollten Sie bei der Auswahl bedenken, dass ein hohes Maß an Eigeninitiative nötig ist. Angehörige und Kranke sind für die Gestaltung der Wohnung, aber auch des Alltags verantwortlich: Wie viel Pflegepersonal soll beschäftigt werden? Wie soll der Essensplan aussehen? Soll eine Fußpflege kommen? Wie häufig soll die Reinigungskraft vor Ort sein?

Vorteile einer Demenz-WG:
- Der Demente hat einen „normalen familiären" Tagesablauf.
- Er kann seine kognitiven Fähigkeiten so lange wie möglich erhalten, da er an den Aktivitäten in der Gemeinschaft (gemeinsame Haushaltsführung, Kochen, Spiele, Musizieren, Ergotherapie usw.) teilnimmt.
- Er ist komplett versorgt, aber nicht entmündigt.
- Die Angehörigen können den Dementen in der eigenen Wohnung besuchen.
- Die Kosten sind häufig geringer als bei einer Heimunterbringung.

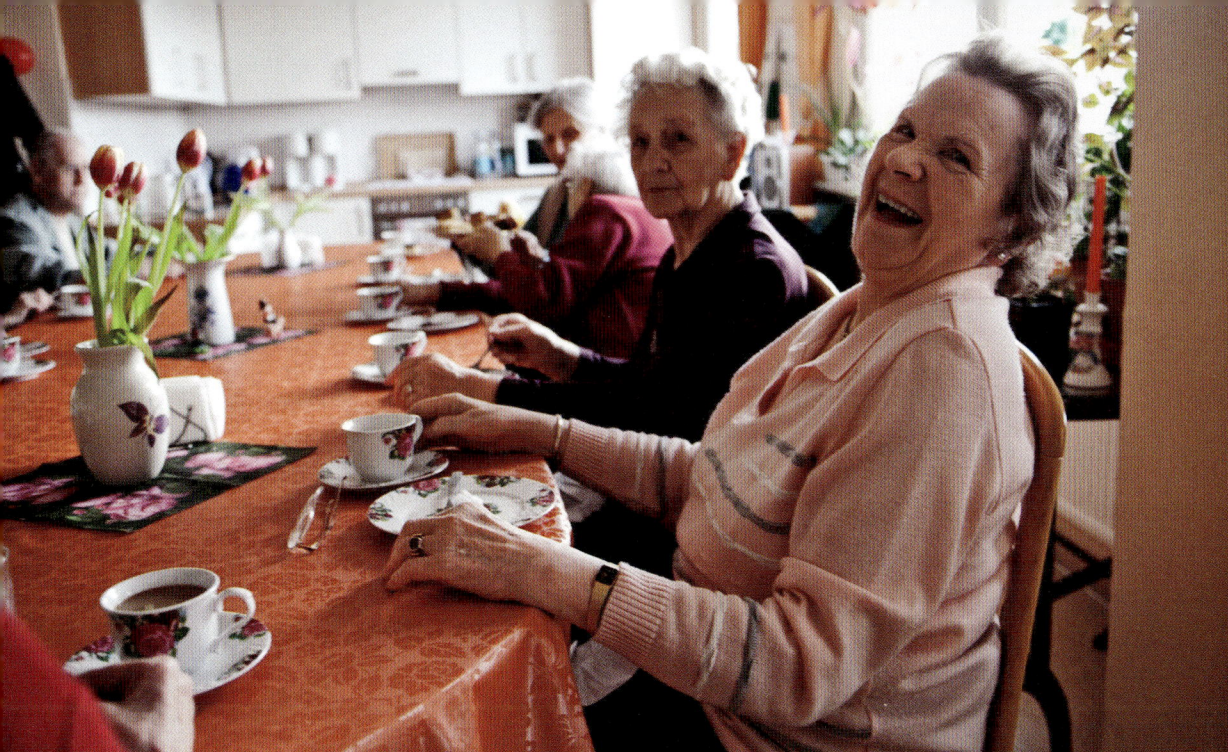

Am Esstisch der Wohngemeinschaft versammeln sich alle zur Kaffeestunde.

**Die Kosten für ein Zimmer in einer Demenz-WG** liegen im Vergleich zu einem Heimplatz im Einzelzimmer deutlich niedriger, da lediglich Miete zuzüglich Nebenkosten sowie Energiekosten für Strom, Gas etc. und Grundverpflegung inklusive der umgelegten Kosten für die Betreuungspersonen anfallen. Zusätzlich anfallende Pflege- und Behandlungsmaßnahmen und Dienste werden einzeln und extra abgerechnet.

## Pflegekraft

Eine weitere Alternative zum Pflegeheim ist es – sofern man es sich räumlich und finanziell leisten kann –, eine Pflegekraft einzustellen. An entsprechende Kräfte gelangt man entweder über die entsprechenden Ämter für Arbeitsvermittlung oder über heimische Pflegedienste, die zum Teil selbst Rundumbetreuungen anbieten. Diese haben den Vorteil, dass sie über

### Tipps für Angehörige

Sobald der Auszug feststeht, sollten Sie den Betroffenen in die Planung mit einbeziehen. Lassen Sie ihn selbst seine Lieblingskleidungsstücke oder auch Gegenstände auswählen.

entsprechende Fachkräfte verfügen, die für einige Zeit im Haushalt des Kranken leben und alle anfallenden Aufgaben übernehmen. Die Pflegedienste kümmern sich auch darum, dass im Krankheitsfall eine Vertretung einspringt. Da es sich bei der Pflegekraft, die 24 Stunden vor Ort ist, um eine Vertrauensstelle handelt, bei der die Betreuungsperson zum einen oft sämtliche Schlüssel erhält und zum anderen viele persönliche Dinge mitbekommt, sollten Sie bei der Auswahl sorgfältig vorgehen.

**Die Kosten für eine Pflegekraft** belaufen sich bei einem eigenen Zimmer in der Regel auf 3000 bis 5000 Euro pro Monat, teilweise können es auch 10 000 Euro sein, je nach Aufwand. Zusätzlich beansprucht die Betreuungsperson ein eigenes Zimmer im Haus beziehungsweise in der Wohnung sowie freie Kost. Weit günstiger sind viele Angebote von Agenturen, die entsprechend dem EU-weiten Arbeitnehmer-Entsendegesetz Haushaltshilfen und Pflegekräfte aus Ländern mit günstigeren Löhnen vermitteln. Meist handelt es sich um Frauen aus Ungarn, der Ukraine, Polen oder Tschechien, die bereit sind, für etwa 1800 Euro pro Monat eine Rundumbetreuung zu leisten. Ungeachtet der rechtlichen Grauzone handelt es sich jedoch bei diesem Personal selten um Fachkräfte, die erst recht nicht über Erfahrungen mit Demenzkranken verfügen. Oft erweist sich auch eine Verständigung aufgrund der mangelnden Sprachkenntnisse als schwierig.

## Betreutes Wohnen

Beim betreuten Wohnen werden die Wohnungen eines Hauses oder eines Häuserkomplexes seniorengerecht gestaltet, die dann gemietet oder gekauft werden. Die Bewohner können aus einem Servicepaket einzelne Leistungen „hinzubuchen": Reinigung, Mahlzeiten, Pflege etc. Vor Ort steht geschultes Personal zur Verfügung. Gerade für (Ehe-)Paare, bei denen einer an Demenz erkrankt ist, bietet sich diese Form der Betreuung an. Für einzelne Betroffene ist das betreute Wohnen nur eingeschränkt geeignet, da ein hohes Maß an Selbstständigkeit nötig ist.

Bei der Auswahl sollten Sie auf folgende Punkte achten:
- Welche Grundleistungen bietet der Betreiber der Wohnanlage?
- Welche zusätzlichen Serviceleistungen können gebucht werden?

- Werden die Bewohner rundum versorgt, auch wenn sie vorübergehend erkranken?
- Gibt es im Haus pflegerisch geschultes Personal, das rund um die Uhr zur Verfügung steht?
- Bietet die Einrichtung selbst eine Betreuungsgruppe für Demenzkranke oder kann sie eine in der Nähe empfehlen?
- Gibt es in der Nähe eine Apotheke, Ärzte, die Hausbesuche machen, Einkaufsmöglichkeiten?

Achten Sie bei der Auswahl für das betreute Wohnen darauf, dass es sich auch wirklich um ein solches handelt. Denn Begriffe wie „Betreutes Wohnen für Senioren", „ServiceWohnen" oder „Wohnen mit Service" sagen nicht allzu viel aus, zumal es keine durchgängig anerkannte Definition gibt. Dementsprechend gibt es viele schwarze Schafe unter den Anbietern, die statt einem betreuten Wohnen Seniorenresidenzen, Altenwohnheime oder an Pflegeheime angegliederte Pflegewohnungen verkaufen. Teilweise werden sogar „normale" Wohnungen mit einem mehr oder weniger inhaltsleeren Servicevertrag angeboten.

Außerdem ist der Markt des „Seniorenwohnens" sehr dynamisch und „erfindet" ständig neue Wohnformen: Mehrgenerationenwohnprojekte, Wohngruppenprojekte, gemeinschaftliche Wohnprojekte etc. Bevor Sie sich für ein Angebot entscheiden, sollten Sie den Vertrag genau prüfen und möglichst mehrere Anlagen besichtigt haben. Vielfach besteht auch die Möglichkeit, ein Wochenende vor Ort probezuwohnen.

**Die Kosten für betreutes Wohnen** setzen sich zusammen aus der Miete oder dem Kaufpreis für die Wohnung, dem Grundservice und den Wahlleistungen. Die Kosten für die Grundleistungen liegen sowohl bei der Miete also auch beim Kauf meist 20 % über dem örtlichen Immobilienniveau. Die Wahlleistungen wie ambulante Pflegeleistungen, hauswirtschaftliche Dienstleistungen, Reinigungsleistungen für die vom Bewohner genutzte

## Das rät der Arzt

Betreutes Wohnen erfordert ein gewisses Maß an Selbstständigkeit bei den Dementen oder einem noch gesunden (Ehe-)Partner. Bei andauernder Pflegebedürftigkeit ist meist der Umzug in ein Pflegeheim notwendig.

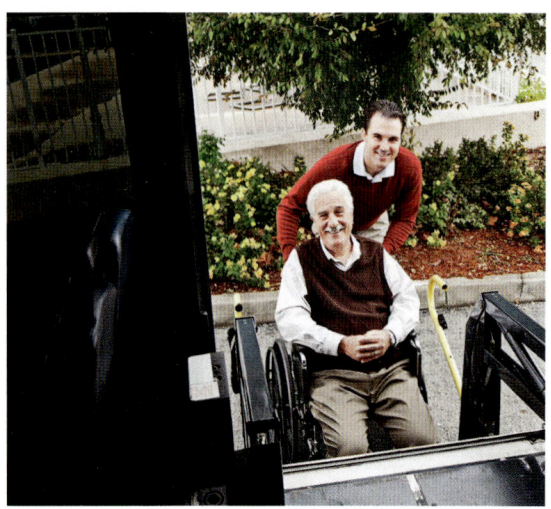
Tagespflegeeinrichtungen organisieren auch den Transport zur Einrichtung und nach Hause.

Wohnung, Einkaufs- und Begleitdienste etc., müssen je nach Inanspruchnahme bezahlt werden. Zugebucht werden kann auch die Teilnahme an gemeinsamen Mahlzeiten.

## Tagespflegeeinrichtungen

Tagespflege ist die teilstationäre Pflege und Versorgung pflegebedürftiger älterer Menschen in einer Pflegeeinrichtung durch qualifiziertes Personal während des Tages. Die Betreuungsangebote in diesen Einrichtungen bieten den Pflegenden die Möglichkeit, tagsüber arbeiten oder einfach ausspannen zu können. Die Kranken werden meist morgens abgeholt und nachmittags bzw. abends zurückgebracht. In der Regel gibt es einen Fahrdienst, sodass der Transport gewährleistet ist. Die Anzahl der Tage, an denen der Demente die Einrichtung besucht, kann abgestimmt werden.

Empfehlenswert sind mindestens zwei Tage wöchentlich, ansonsten können sich die Kranken kaum eingewöhnen. Das Programm reicht vom gemeinsamen Musizieren, Singen, Tanzen und Basteln über Haushaltsarbeit, Kochen und Gartenpflege bis hin zu Ausflügen.

**Die Kosten für einen Platz in einer Tagespflegeeinrichtung** können je nach Einrichtung, Region und Pflegebedürftigkeit bis zu 90 Euro betragen. Dieser Betrag setzt sich zusammen aus dem Pflegeaufwand je nach Pflegebedarf, den Kosten für Unterkunft und Verpflegung, den Fahrdienst für den Dementen und den Investitionskosten. Hierzu zählen die Kosten, die der Einrichtung im Zusammenhang mit der Herstellung, Anschaffung und Instandsetzung von Gebäuden entstehen und die der Betroffene bezahlen muss.

Die Tagespflegeeinrichtungen verhandeln die Pflegesätze mit den Pflegekassen und den Sozialhilfeträgern. In der Regel übernimmt die Pflegekasse die Kosten bis zu einer gewissen Höhe, gestaffelt nach den Pflegegraden.

Der Kostenbeitrag sowie die Zuschüsse für einen Besuchstag in den österreichischen Einrichtungen wird von den jeweiligen Institutionen oder Kommunen festgelegt. Hinzu kommen Kosten für die drei Mahlzeiten und den Fahrtendienst in das Tageszentrum und zurück.

# Heimunterbringung im Ausland

Bei einer Heimunterbringung auf den Philippinen oder in Thailand, wo zunehmend Seniorenresidenzen jeglicher Art insbesondere für Europäer angeboten werden, ist zu prüfen, ob eine Betreuung durch einen deutschsprachigen Arzt gewährleistet ist. Außerdem ist es erforderlich, dass diese Heime eine Behandlungspflege, die über die Betreuung hinausgeht, leisten können. Dies ist allerdings oft nicht der Fall.

Eine Heimunterbringung im Ausland eignet sich nur für einen Dementen, wenn er von einem gesunden (Ehe-)Partner begleitet wird. Da Lebenshaltungskosten und Löhne dort sehr niedrig sind – das Monatsgehalt einer Pflegekraft liegt bei etwa 200 Euro –, gewähren entsprechende Einrichtungen eine 24-Stunden-Betreuung durch drei persönlich abgestellte Frauen. Bevor Sie sich für einen Umzug entscheiden, sollten Sie die Begebenheiten vor Ort genau studieren:

- Welches Klima herrscht vor Ort? Wie belastend ist es für den Betroffenen?
- Gibt es Ärzte vor Ort, die deutsch verstehen und sprechen?
- Welche Sprache wird gesprochen? Können Sie oder der Betroffene sich verständigen?
- Wie ist die Nahrungsmittelversorgung?
- Gibt es gute Krankenhäuser und sind operative Eingriffe möglich? Oder ist für größere Operationen eine Verlegung in die Heimat nötig?
- Kann der Demente bis zum Schluss versorgt werden?

**Die Kosten für die Heimunterbringung im Ausland** sind außerhalb Europas günstiger als in Europa. Auf den Philippinen oder in Thailand ist eine Rundumbetreuung für Demenzkranke bereits für umgerechnet etwa 2000 Euro erhältlich. Hinzu kommen allerdings Reisekosten für Angehörige bzw. Aufenthaltskosten für begleitende Angehörige.

Seit 2002 gibt es das von einem Schweizer gegründete thailändische Alzheimer-Zentrum Baan Kamlangchay. Je nach Situation und Wunsch der

## Tipps für Angehörige

Bedenken Sie, dass der Umzug in ein anderes Land oft auch eine Belastung für den Körper sein kann. Gerade in Ländern wie Thailand fällt die Eingewöhnung an das ungewohnte Klima und Essen sehr schwer.

Angehörigen gibt es eine Tagesbetreuung oder eine 24-Stunden-Betreuung vom nicht deutschsprachigen Pflegepersonal. Ein thailändischer Arzt sorgt für die medizinische Versorgung. In der Regel betragen die Gesamtkosten für einen Aufenthalt weniger als die Hälfte als bei einer Pflegeeinrichtung in Österreich oder in Deutschland.

Eine neue, viel diskutierte Form der Betreuung bietet das Demenzdorf „Tönebön am See" in Hameln. Die nach holländischem Vorbild konzipierte dorfähnliche Anlage mit Einkaufsmöglichkeit und Café zielt auf ein möglichst selbstbestimmtes und aktives Leben der Demenzkranken. Die Kosten liegen bei etwa 2700 Euro monatlich. Informieren Sie sich vorab, ob die Kosten für das Pflegeheim von der Pflegekasse erstattet werden.

## Was können Sie für den Sterbenden tun?

Vielleicht haben Sie schon im Anfangsstadium der Demenz mit Ihrem betroffenen Partner oder Ihrem Vater, Ihrer Mutter darüber gesprochen, ob und welche lebensverlängernden Maßnahmen (noch) angewendet werden sollen. Auch wenn solche Gespräche sehr aufwühlend und schwierig sind, ist eine Patientenverfügung des Demenzkranken sehr hilfreich – und zwar aus einer Zeit, in der er noch bei klarem Verstand war. Hier lassen sich konkrete Situationen beschreiben und verdeutlichen, was wann zu tun beziehungsweise eher zu unterlassen ist.

In dieser Patientenverfügung sollten die folgenden medizinischen Behandlungsmöglichkeiten mit dem Vermerk aufgelistet werden, ob der Betroffene diesen zustimmt oder sie ablehnt.

- Legen einer Magensonde
- Wiederbelebung nach Herzstillstand
- Einsatz lebenserhaltender/lebensverlängernder Maßnahmen
- Operationen, insbesondere Amputationen, Transplantationen
- Behandlung von Begleiterkrankungen wie Lungenentzündung
- Einsatz von Schmerzmitteln wie Opioide
- Einsatz von bewusstseinsdämpfenden Schmerzmitteln
- Einsatz alternativer oder noch nicht zugelassener Heilmethoden
- Ende einer medizinischen Behandlung und Beschränkung auf die Linderung von beispielsweise starken Schmerzen
- Verlegung in ein Krankenhaus oder in ein Hospiz, wenn sich das Ende abzeichnet
- Abbruch lebenserhaltender Maßnahmen wie künstliche Beatmung, künstliche Ernährung, künstliche Flüssigkeitszufuhr oder Dialyse

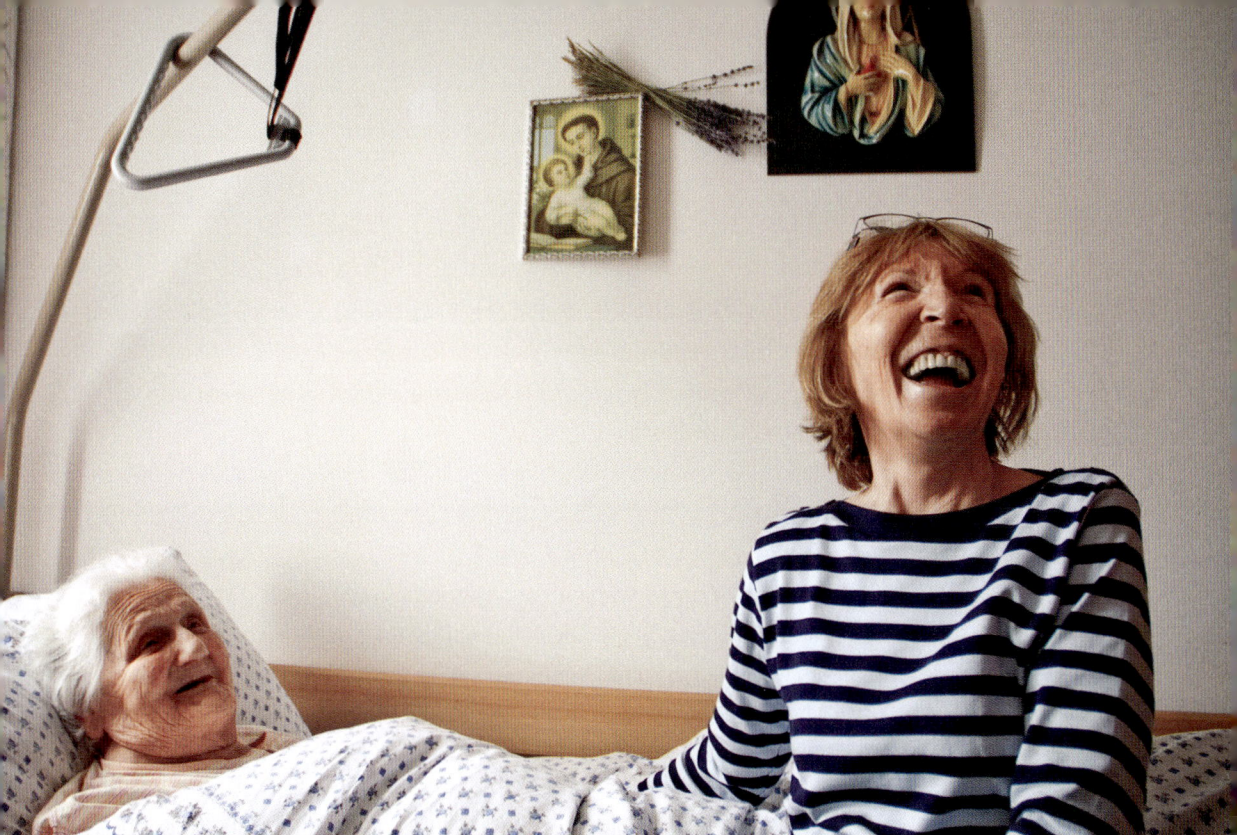

Gespräche mit Demenzkranken müssen nicht immer ernst und schwierig sein. Eine gute Atmosphäre hilft, den Kontakt aufrechtzuerhalten.

Häufig wird im Gespräch darüber schnell deutlich, dass im letzten Stadium einer Demenz bei praktisch völliger Unfähigkeit, Kontakt mit der Umwelt aufzunehmen, intensivmedizinische Maßnahmen nicht gewünscht werden. Wiederbelebung oder Operationen sollen nicht zum Einsatz kommen. Wie sieht es jedoch mit einer über die Vene verabreichten antibiotischen Therapie bei beginnender Lungenentzündung aus? Solche Fragen sind oft schwieriger zu beantworten. Falls Sie mit Ihrem Partner, Vater oder Ihrer Mutter „rechtzeitig" darüber gesprochen (auch mündliche Äußerungen sind für ärztliches Handeln eine wichtige Grundlage in solchen Situationen) oder einen Schriftsatz verfasst haben, lässt sich in der jeweiligen Situation der „mutmaßliche Wille" des Betroffenen besser ermessen und eine Entscheidung leichter treffen.

Auch wenn ein Betroffener im Anfangsstadium seiner Krankheit fest davon überzeugt ist, ein Leben in Orientierungslosigkeit und totalem Vergessen niemals leben zu wollen, kann sich das im Lauf der Erkrankung ändern. Ab einem bestimmten Stadium der Demenz wird sich eine solche Einstellung natürlich zwangsläufig ändern – schließlich kann sich der Betroffene dann an den Zustand eines klaren Bewusstseins gar nicht mehr erinnern. Zudem sind Demente in vielen Stadien der Erkrankung durchaus

Wer sich gegen lebensverlängernde Maßnahmen beim Patienten entscheidet, sollte sich mit Angehörigen, Pflegenden und Ärzten beraten. Denn es geht nicht nur darum, für einen Patienten das Richtige zu tun – was schwierig genug ist –, sondern auch darum, mit dieser Entscheidung selbst später gut leben zu können.

zufrieden mit ihrem Leben, wie man aus Befragungen und Erfahrungsberichten von Pflegenden weiß. Dies alles sollte ein Angehöriger oder Arzt, der möglicherweise sogar vom Dementen selbst um Mithilfe oder Beistand beim Suizid gebeten wurde, bedenken. Sprechen Sie als Angehörige mit Ihrem Arzt und anderen Experten darüber und lassen sich über die rechtlichen Regelungen ausführlich aufklären, wenn es in Ihrer persönlichen Situation zum Thema wird.

Wird im Verlauf der Demenz deutlich, dass der Patient aufgrund seiner geistigen und körperlichen Schwäche nicht mehr lange leben wird, müssen Angehörige und Pfleger darauf achten, ob der Betroffene Schmerzen hat, und dementsprechend reagieren. Eine professionelle Lagerung auf einer speziellen Matratze ist hilfreich und vermeidet zudem Druckgeschwüre, ebenso das regelmäßige Umbetten.

Obwohl das Sterben zum Alltag einer Pflegeeinrichtung gehört und sie immer häufiger der letzte Lebensraum und auch Sterbeort für alte Menschen wird, sind Pflegeheime für diese letzte Lebensphase oft nicht ausreichend gerüstet. Zum Teil liegt es an den dort herrschenden räumlichen Bedingungen (es stehen den Sterbenden keine Einzelzimmer, den Angehörigen kein Ruheraum zur Verfügung), zum Teil an den personellen Bedingungen (zu wenig oder ungeschultes Personal, das sich nicht ständig um den Betroffenen kümmern kann).

Grundsätzlich sollten alle Beteiligten versuchen, stets die Würde des Dementen zu berücksichtigen und zu achten. Falls möglich, sollte der Patient in einem eigenen Zimmer – ob zu Hause oder in einem (Pflege-) Heim – untergebracht sein, in dem Sie als Angehörige kommen und gehen können, wann Sie es möchten. Versuchen Sie, eine entspannte Atmosphäre zu schaffen – eventuell mit leiser (bekannter) Musik, angenehmen Düften, frischer Luft oder Ähnlichem. Oft helfen ein Lächeln, das Trocknen der Stirn, das Befeuchten des trockenen Mundes, das Halten der Hand –

all das braucht der Sterbende wie jeder andere Mensch. Auch wenn der Geist nicht mehr klar ist, können Demente im späten Stadium der Erkrankung emotional noch vieles wahrnehmen.

# Pflege-TÜV

Mit der Reform der Pflegeversicherung 2008 sollten Maßnahmen eingeführt werden, um die Qualität der Pflege zu verbessern. Zur einheitlichen Bewertung der Prüfergebnisse hatten sich die Krankenkassen sowie die Vertreter der Leistungserbringer – Bundesarbeitsgemeinschaft der überörtlichen Träger der Sozialhilfe, die Bundesvereinigung der kommunalen Spitzenverbände, die Vereinigung der Träger der Pflegeeinrichtungen – für eine Bewertungssystematik nach Noten entschieden.

Nach dieser Systematik wurden alle Pflegeeinrichtungen und Pflegedienste bis ins Jahr 2011 jährlich geprüft und bewertet, die Ergebnisse regelmäßig veröffentlich und beispielsweise in Heimen an gut sichtbarer Stelle angebracht. Um eine Vergleichbarkeit zu gewährleisten, wurden die Transparenzberichte stets in einem einheitlichen Layout dargestellt und ermöglichen so auf den ersten Blick eine Übersicht über die erhaltenen Noten sowohl für die einzelnen Qualitätsbereiche als auch die Gesamtnote und die Note für die Befragung der Kunden bzw. Bewohner. Zusätzlich wird ein Vergleichswert in Form des Landesdurchschnitts angezeigt.

Dieses Bewertungssystem nach Noten wurde konsequent weiterentwickelt und optimiert, denn nicht immer waren die gewählten Prüfkriterien, das Bewertungssystem und das Layout der Pflegenoten geeignet, die Pflegequalität der Einrichtungen verständlich, übersichtlich und vergleichbar darzustellen. Dennoch waren sich alle Beteiligten einig, an diesem System festzuhalten, denn weder im nationalen noch im internationalen Bereich gibt es ähnliche Systeme, die Transparenz in der Pflege herstellen könnten.

Allerdings konnte in den Verhandlungen mit den Organisationen der Heimträger keine Einigung über die Weiterentwicklung erzielt werden, deshalb wurde im Juni 2013 zwischen den Beteiligten eine Kompromisslösung gefunden. Sie sah u. a. eine veränderte Stichprobenbildung und eine Verschärfung der Skalenwerte vor. Inzwischen wurden sowohl die Transparenzvereinbarungen für den stationären als auch den ambulanten Bereich zum 1. Januar 2017 erneut angepasst. Alle Vertragspartner sind nun aufgefordert, ein indikatorengestütztes Qualitätsmessungsinstrument als Ersatz für die Pflegenoten zu entwickeln.

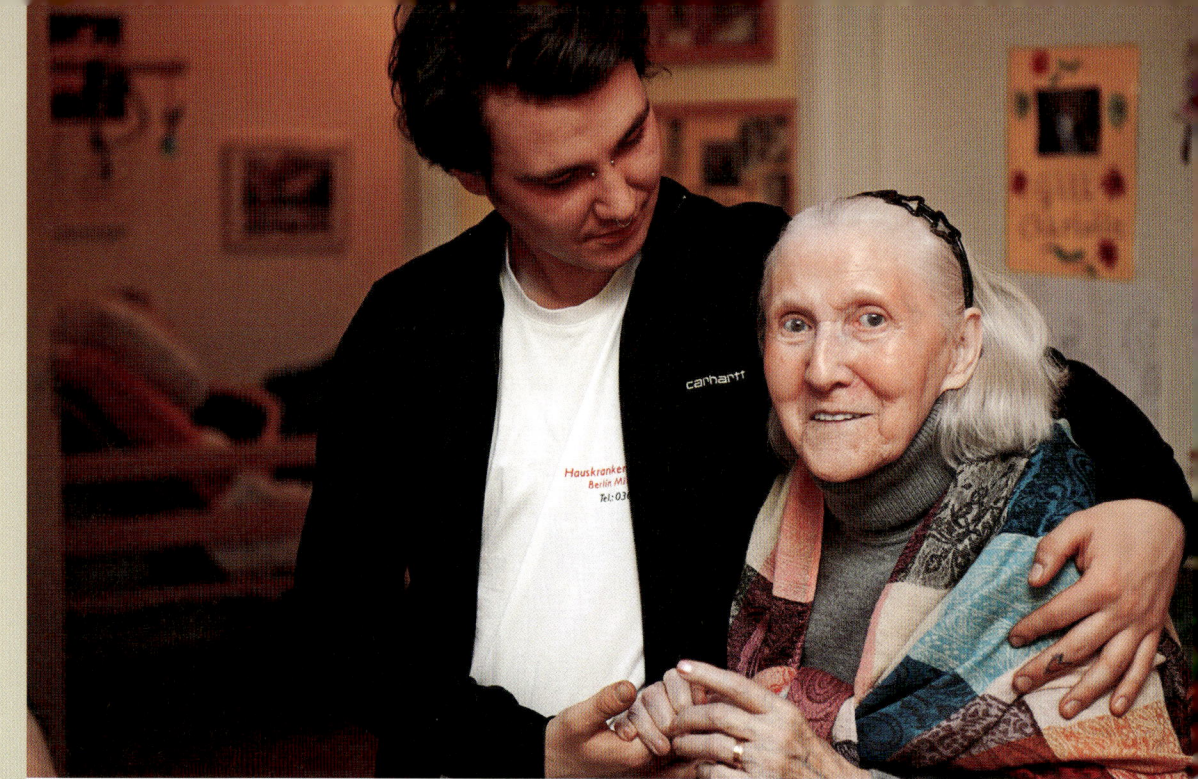

# Fragen und Antworten

Je weiter die Erkrankung fortschreitet, umso mehr Entscheidungen müssen Angehörige für die Betroffenen treffen, und umso wichtiger ist es, dass die nach wie vor wichtige Aktivierung durch Impulse von außen erfolgt. Dies gelingt, wenn man an einst bekannte Beschäftigungen anknüpft.

### ? Wie lassen sich liebgewonnene Hobbys umsetzen?

Wer gern mit Wolle gearbeitet hat, aber längst nicht mehr weiß, wie Stricken funktioniert, trennt vielleicht mit Begeisterung alte Schals oder Pullover auf und wickelt sorgfältig Wollknäuel auf. Der frühere Bastler schraubt an alten Radios, auch wenn diese schon lange funktionsuntüchtig sind. Geschickte Gärtner können weiterhin Laub harken, wenn auch weniger ordentlich. Bei allen Tätigkeiten hilft es, immer wieder motivierend auf die Demenzkranken zuzugehen, sie zu begleiten und dabei zu bleiben, da sonst das Interesse oft schnell nachlässt. Viele Anregungen und Ideen enthält die neue Broschüre „Miteinander aktiv" der Deutschen Alzheimer Gesellschaft.

### ? Wie können Sie den Dementen weiterhin in Bewegung halten?

Langsame Spaziergänge in einem vertrauten Park am Arm des Angehörigen machen vielen Betroffenen lange Freude, auch wenn nur noch kurze Wege möglich sind. Versuchen Sie, einen gemeinsamen Rhythmus der Schritte zu finden – so fühlen viele Demenzkranke sich besonders wohl. Auch ein Gang mittels Rollator oder im Rollstuhl ermöglicht Abwechslung, Tageslicht, frische Luft und damit meist Wohlbefinden. Wer früher gern getanzt hat, hat oft Freude am gemütlichen Schunkeln im Arm des Partners. Falls der Betroffene hauptsächlich im Bett liegen muss, gibt es weitere Möglichkeiten: Noppenbälle werden mit den Händen geknetet oder über die Arme gerollt, Luftballons hin- und hergestoßen. Ebenso können Sie den Betroffenen bewegen, indem Sie ihn im Bett aufrichten, Arme und Beine etwas bewegen, ihn mit verschiedenen Handschuhen massieren oder einfach nur streicheln. Ob gegen Muskelsteifigkeit und andere Beschwerden bei Bettlägerigkeit eine Physiotherapie sinnvoll ist, sollten Sie beim Arzt erfragen.

### ? Wie und wo können Demenzkranke betreut werden?

Etwa zwei Drittel der Demenzkranken werden in ihren Familien zu Hause betreut, dabei werden die Angehörigen oft unterstützt. Mögliche Hilfen sind hier Tagespflegeeinrichtungen, in denen die Betroffenen tagsüber versorgt werden, oder auch Betreuungsgruppen, die eine unterstützende Versorgung an zwei oder drei Tagen pro Woche anbieten. Zusätzlich können ehrenamtliche Helferinnen nach Hause kommen, dort können Angehörige auch auf die Unterstützung von Haushaltshilfen oder Pflegekräften bauen, die mehrmals wöchentlich für ein paar Stunden diese Aufgaben übernehmen.Wird die häusliche Pflege zu aufwendig oder unmöglich, so können Demenzkranke in betreute Wohngruppen aufgenommen werden.

### ? Was passiert, wenn der Demente sich nicht mehr selbstverantwortlich entscheiden kann?

Rechtzeitig sollten Sie über eine Vorsorgevollmacht nachdenken und dies mit dem demenzkranken Partner oder Elternteil besprechen. Haben Sie eine solche Vollmacht erhalten, können Sie in allen genannten Bereichen (rechtlich, finanziell, gesundheitlich) Entscheidungen für den Patienten treffen. Andernfalls ist eine rechtliche Betreuung nötig.

Speziell ärztliche und medizinische Fragen und Entscheidungen können in einer Patientenverfügung formuliert werden. Da diese meist recht standardisiert ausgefüllt wird, ist es sicher ratsam, immer mal wieder über mögliche Situationen oder Wünsche zu sprechen. Das ist meist nicht einfach, hilft allerdings später auch bei der Klärung von alltäglichen Entscheidungen wie der Auswahl der Bettdecke, der Musik oder der Fotos, die im Heim zum Einsatz kommen sollen.

### ? Was sollten Sie bei der Auswahl eines Pflegeheims beachten?

Am besten ist es, zusammen mit dem Demenzkranken infrage kommende Pflegeheime zu besichtigen, und zwar möglichst natürlich in einer Krankheitsphase, in der er/sie einen solchen Besuch auch noch verstehen und einordnen kann. Vielleicht sind ihm/ihr andere Dinge wichtig als den Angehörigen. Bevor Sie sich entscheiden, sollten Sie die Möglichkeit haben, vorab einen Heimvertrag zu lesen, der alle Leistungen nennt und alle anfallenden Kosten aufschlüsselt und aufführt. Lassen Sie sich nicht zu einer überstürzten Unterschrift drängen.

### ? In dem Heimvertrag für meinen Vater steht, dass wir ihn regelmäßig waschen sollen. Ist das richtig? Welche Inhalte muss ein Heimvertrag aufweisen?

Der Heimvertrag selbst muss gemäß § 5 Heimgesetz alle für das Vertragsverhältnis relevanten Angaben über Rechte und Pflichten beider Vertragspartner enthalten. Der Vertrag muss mindestens beinhalten

- Art, Inhalt und Umfang der Unterkunft, Verpflegung und Betreuung
- Kosten der jeweiligen Entgelte für Unterkunft, Verpflegung und Betreuung,
- Beschreibung möglicher gesonderter Leistungen,
- Kosten von gesonderten Leistungsentgelten,
- Kosten des insgesamt zu entrichtenden Heimentgeltes
- Regelung über die Erstattung des Heimentgeltes bei Abwesenheit des Bewohners.

Angehörige sollten keinen Vertrag unterschreiben, in denen die Körperpflege des Kranken zur Aufgabe der Angehörigen gehört. Diese Leistung ist Aufgabe des Pflegeheims.

### ? Meine Mutter ist unglücklich im Heim und will wieder nach Hause zurück. Was soll ich tun?

Wenn Ihre Mutter dort unglücklich ist, kommt es darauf an, wie lange sie schon dort ist und wo die Probleme liegen. Es dauert immer ein paar Wochen Zeit, um sich an eine neue Umgebung zu gewöhnen und sich einzuleben. Bei der Frage nach den Problemen sollten Sie auch mit dem Pflegeteam, der Heimleitung oder einer Betreuungsperson sprechen, um abzuklären, woran es liegen könnte und was zur besseren Integration getan werden könnte. Das Bedürfnis, wieder „nach Hause" zu wollen, gehört im Allgemeinen zur Demenz und verschwindet meist, da sich der Betroffene mit der Zeit nicht mehr an sein Zuhause erinnern kann. Oft hilft es ihm beim Eingewöhnen und Glücklichwerden auch, wenn ein gutes Geborgenheitsgefühl entsteht. Wichtig ist, dass Sie nicht vorschnell handeln und Ihre Mutter aus dem Heim nehmen.

Prüfen Sie die genannten Probleme und vor allem auch, welche Alternativen es gibt.

### ? Seit meine Mutter im Pflegeheim lebt, macht sie einen verwahrlosten Eindruck. Können wir den Heimvertrag kündigen?

Bevor Sie den Vertrag kündigen, sollten Sie ein klärendes Gespräch mit der Heimleitung führen, um die Ursache zu ermitteln. Schauen Sie sich auch die anderen Bewohner an, sehen diese auch verwahrlost aus?

Innerhalb von zwei Wochen nach Beginn des Vertragsverhältnisses können Sie jederzeit ohne Einhaltung einer Frist kündigen und vom Vertrag zurücktreten. Sie können den Vertrag ordentlich spätestens am dritten Werktag eines Kalendermonats zum Ablauf desselben Monats schriftlich kündigen.

Eine außerordentliche, fristlose Kündigung aus wichtigem Grund (beispielsweise Verwahrlosung, Verletzung der Aufsichtspflicht, Einsperren der Kranken) ist dann möglich, wenn die Fortsetzung des Vertrages bis zum Ablauf der Kündigungsfrist für Ihre Mutter nicht zumutbar ist.

### ? Meine Mutter zieht demnächst in ein Pflegeheim um. Wie lernen die Pfleger sie kennen, wenn sie neu dort ist?

Für die noch fremden Pflegerpersonen kann es sinnvoll sein, wenn Angehörige ein Buch mit der Lebensgeschichte verfassen. Darin sollten Elemente aus dem Leben Ihrer Mutter stehen, beispielsweise Dokumente, Fotos, Erinnerungsstücke, die das Leben „darstellen", sodass der Pfleger gemeinsam mit Ihrer Mutter sich das Buch ansehen kann. Außerdem ist es sinnvoll, gemeinsam mit dem Pfleger einen Dokumentationsbogen auszufüllen, indem Angehörige die wichtigsten Punkte auflisten.

### ? Spüren Demente, dass sie sterben?

Viele Fachleuten sind der Meinung, dass Menschen mit Demenz die Einsicht in die eigene Sterblichkeit fehlt: Sie wissen und merken nicht, dass sie sterben. Andere Experten, aber auch Angehörige sind jedoch überzeugt, dass sie das herannahende Ende „erspüren".

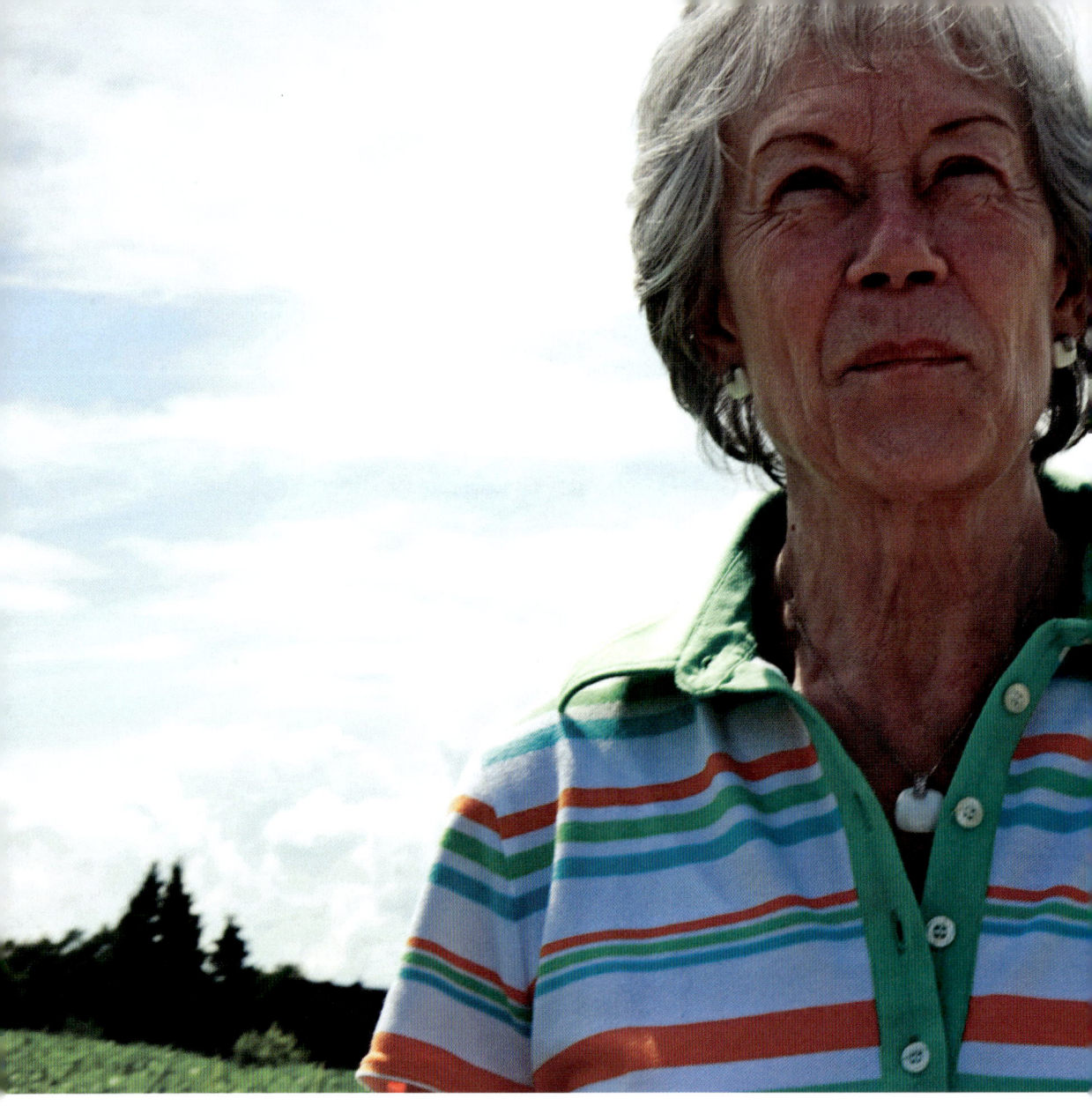

Angehörige geraten schnell bei der Betreuung des Dementen an Grenzen der Belastung. Doch wie können sie vermeiden, selbst krank zu werden? Wie können sie mit den widersprüchlichen Gefühlen wie Wut, Traurigkeit und Scham umgehen, und wo finden Angehörige Unterstützung?

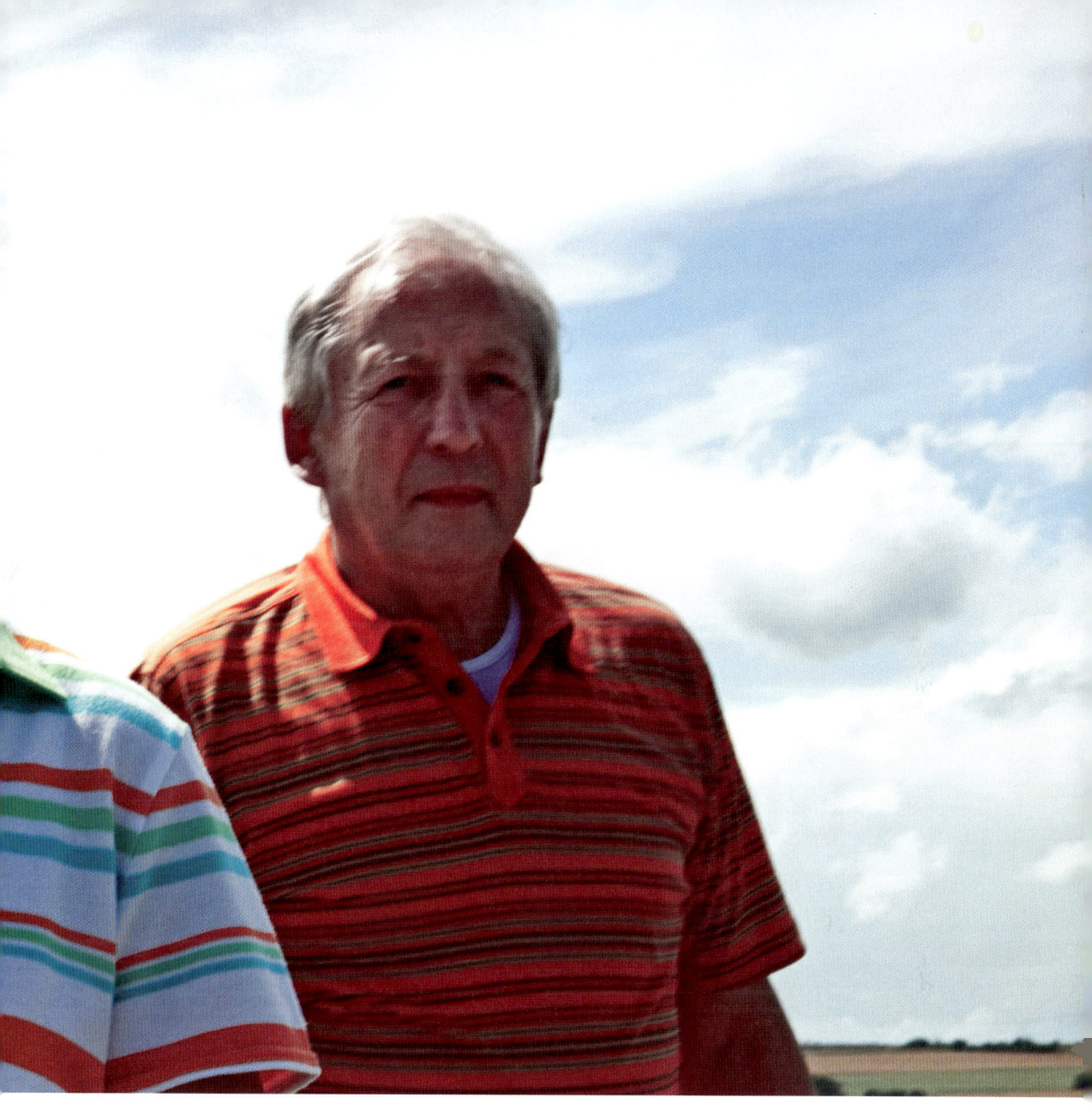

# So sorgen Angehörige für sich

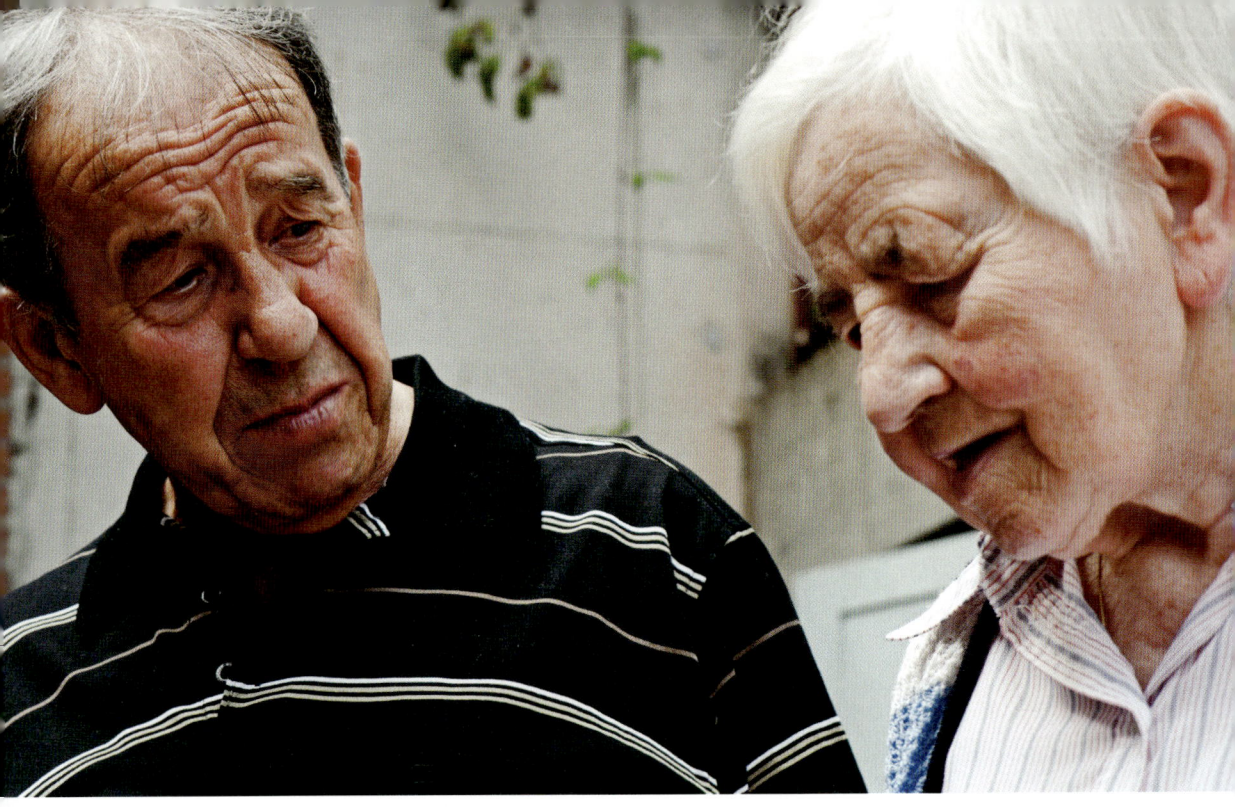

# Externe Hilfe annehmen

Frühzeitig Hilfe anzunehmen, ist nicht nur für Angehörige sinnvoll, auch Betroffene akzeptieren Veränderungen, andere Personen und neue Strukturen am Anfang der Erkrankung wesentlich besser. Später werden diese Maßnahmen sehr häufig als bedrohlich empfunden und abgelehnt.

## Vielfältige Unterstützung

Wer den Betroffenen bis zum Schluss und mit allen Konsequenzen pflegen will, braucht Unterstützung, um sich nicht selbst aufzugeben und krank zu werden. Trotz vielfältiger Belastungen mit der Pflege zu Hause kommen die meisten Angehörigen gut zurecht, wenn sie sich umfassend informieren und gezielt Entlastungsangebote in Anspruch nehmen.

Umfragen bei pflegenden Angehörigen haben allerdings gezeigt, dass Hilfsangebote von außen viel zu selten in Anspruch genommen werden. Als Grund werden in erster Linie eine unzureichende Kenntnis und ein mangelnder Überblick über die bestehenden Angebote angeführt. Gründe für die mangelnde Inanspruchnahme von Hilfe sind des Weiteren die Hemmschwelle, Unterstützung von außen zu erbitten. Dies kommt bei vielen Pflegenden einem Eingeständnis eigener Unzulänglichkeit gleich und weckt Schuldgefühle gegenüber den Erkrankten. Oftmals wird Hilfe deshalb erst dann zugelassen, wenn der Leidensdruck bereits zur Überforderung geführt hat oder wenn Dritte Unterstützung veranlasst

## kurz + knapp

Wenn die Arbeit auf viele Schultern verteilt ist, wird die Last für den Einzelnen nicht so schwer. Diese Binsenweisheit gilt auch – oder gerade – bei der Pflege Ihres Mannes, Vaters, Ihrer Mutter oder Ehefrau.

haben. Zudem sind pflegende Angehörige nicht selten der Ansicht, dass die eigenen Interessen für die Zeit der Pflege zurückstehen müssen. Allerdings kann die Phase der Pflege Jahre dauern, sodass vom eigenen Leben anschließend nicht mehr allzu viel übrig bleibt. Pflegende sollten deshalb folgende Warnzeichen ernst nehmen, denn diese sprechen für Überlastung:

- Ihre Gedanken kreisen ständig um das Thema Demenz und darum, was Sie für den Dementen noch erledigen müssen.
- Sie sind pausenlos im Einsatz und fürchten dennoch, nicht alles zu schaffen.
- Sie fallen abends todmüde ins Bett, können nicht ein- oder durchschlafen.
- Sie leiden häufiger unter Erkältungen oder anderen Erkrankungen.
- Sie haben an Gewicht verloren, da Sie es nicht mehr schaffen, regelmäßig zu essen. Oder Sie nehmen zu, weil Sie vor lauter Eile alles in sich hineinstopfen oder Ihre Sorgen mit Süßigkeiten vor dem Fernseher betäuben.
- Sie sind gereizt gegenüber dem Betroffenen, aber auch gegenüber Verwandten, Nachbarn etc.
- Selbst wenn Sie Zeit haben, gelingt es Ihnen nicht mehr, sich zu entspannen.
- Sie fühlen sich von Freunden, Familie, Ärzten oder Pflegediensten im Stich gelassen, niemand hat Verständnis für die Situation.
- Sie schaffen es nicht mehr, Ihre Freunde anzurufen oder sie zu treffen.
- Sie waren seit Wochen nicht mehr beim Friseur, im Fitnessstudio, im Kino etc.
- Die Konflikte am Arbeitsplatz und/oder mit Partner, Kollegen, Familie nehmen zu.
- Sie haben ein Gefühl der inneren Leere und Gefühllosigkeit.

Wenn bereits ein Punkt zutrifft, sind Sie auf dem besten Weg, überlastet zu sein. Bei mehr als drei Entsprechungen sollten Sie dringend gegensteuern, um nicht selbst dauerhaft krank zu werden.

| Entlastungsangebote für Angehörige | |
|---|---|
| **Ehrenamtlich** | **Professionell** |
| Verwandte, Freunde | Ambulante Pflegedienste |
| Nachbarschaftshilfen | Tages-, Nachtpflegeeinrichtungen |
| Gesprächskreise | Betreuungsgruppen |
| Selbsthilfegruppen | Häusliche Betreuung |
| Betreuungsdienste | Kurzzeit- und Verhinderungspflege |
| Netzwerke | Betreuter Urlaub mit Dementen |
| | Angehörigenschulung |
| | Pflegeberatung |
| | Serviceleistungen von Unternehmen |

## Hilfe von Verwandten, Freunden und Nachbarn

Die Familie ist für viele Angehörige die wichtigste Stütze, aber auch der Ort der meisten Konflikte, denn durch die Beschäftigung mit dem Betroffenen kommt es zwangsläufig zu Interessenkonflikten. Um die Bedürfnisse des Einzelnen klar zu definieren und mögliche Streitigkeiten zu vermeiden, gilt es, transparente Strukturen in Form von Aufgabenteilung, Zeitplänen und Freiräumen zu schaffen. Das verschafft nicht nur allen einen Überblick über die anstehenden Pflichten, sondern fördert auch das Verständnis und die Anerkennung für die erbrachte Leistung.

Freunde spielen eine wichtige Rolle bei der Pflege der Betroffenen, denn sie können oft Probleme besser erkennen oder neue Lösungen finden, die von den Familienangehörigen nicht (mehr) erkannt werden. Zudem hilft der Kontakt zu Freunden dem Dementen dabei, länger in Verbindung mit der Außenwelt zu bleiben.

Auch Nachbarn engagieren sich oft gern, wenn sie wissen, dass Hilfe willkommen ist und was sie konkret tun können. Für Angehörige ist es eine große Erleichterung, den Betroffenen gelegentlich für eine Stunde in die Betreuung abzugeben. Auch kleine Tätigkeiten von Verwandten und Bekannten im Haushalt sind bereits hilfreich: Einkäufe und

Mit einem Netzwerk aus Nachbarn und Bekannten ist es leichter sich Entlastung in Alltagsdingen zu organisieren.

Besorgungen erledigen, ab und zu die Fenster putzen, Schnee schippen, Wäsche bügeln oder den Rasen mähen. Ebenso entlastend ist es, wenn der Betroffene von anderen zusätzlich betreut wird: Während beispielsweise die Nachbarin einmal im Monat zur Kaffeestunde einlädt, können Sie zum Friseur. Oder Sie erledigen entspannt die längst fällige Ablage und Korrespondenz, da Sie wissen, dass ein Freund den Spaziergang beaufsichtigt.

## Ehrenamtliche Betreuungsdienste

Falls die Kinder verhindert sind, sich keine geeigneten Freunde finden oder der Bedarf an Hilfe doch größer ist, können Betreuungsdienste auch von ehrenamtlichen Helfern und Helferinnen übernommen werden. In fast allen größeren Gemeinden bieten mittlerweile die seit etwa 15 Jahren von Kirchen und Wohlfahrtsverbänden organisierten Einrichtungen soziale Dienste in Form von Hausbesuchen an. Jeder Mitarbeiter hat in der Regel eine Schulung von 20 bis 30 Stunden hinter sich, in der er lernt, mit den an Demenz Erkrankten zu kommunizieren, sie richtig zu betreuen und zu beschäftigen. So macht die Beschäftigung mit einfachen Gerätschaften wie Wasserfarben und Zeichenblock in einem fortgeschrittenen Stadium eher Sinn als ein kompliziertes Computerspiel. Ein weiterer wichtiger Inhalt der Schulung ist das richtige Verhalten bei extremen Herausforderungen: Wie muss der ehrenamtliche Betreuer reagieren, wenn der Betroffene aggressiv wird und ihn verbal oder körperlich angreift? Was kann der Betreuer tun, wenn der Demente plötzlich versucht wegzulaufen?

Die meisten Helfer sind weder hauswirtschaftliche Hilfskräfte noch Pflegekräfte. Sie verstehen sich als „Paten". Gegen eine Aufwandsentschädigung muntern sie auf, führen kleine Tätigkeiten mit dem Kranken aus wie Backen, Kochen oder Basteln, regen zur Gartenarbeit an, musizieren mit ihm, sehen sich alte Fotoalben an oder gehen mit dem Betroffenen spazieren. Das persönliche Gespräch steht im Mittelpunkt.

## Das rät der Arzt

Denken Sie auch an sich und besuchen Sie beispielsweise regelmäßig einen Gesprächskreis für Angehörige, um sich auszutauschen, Sorgen zu besprechen, aber auch um zu lachen! Humor hilft über so manche ungewöhnliche Situation hinweg.

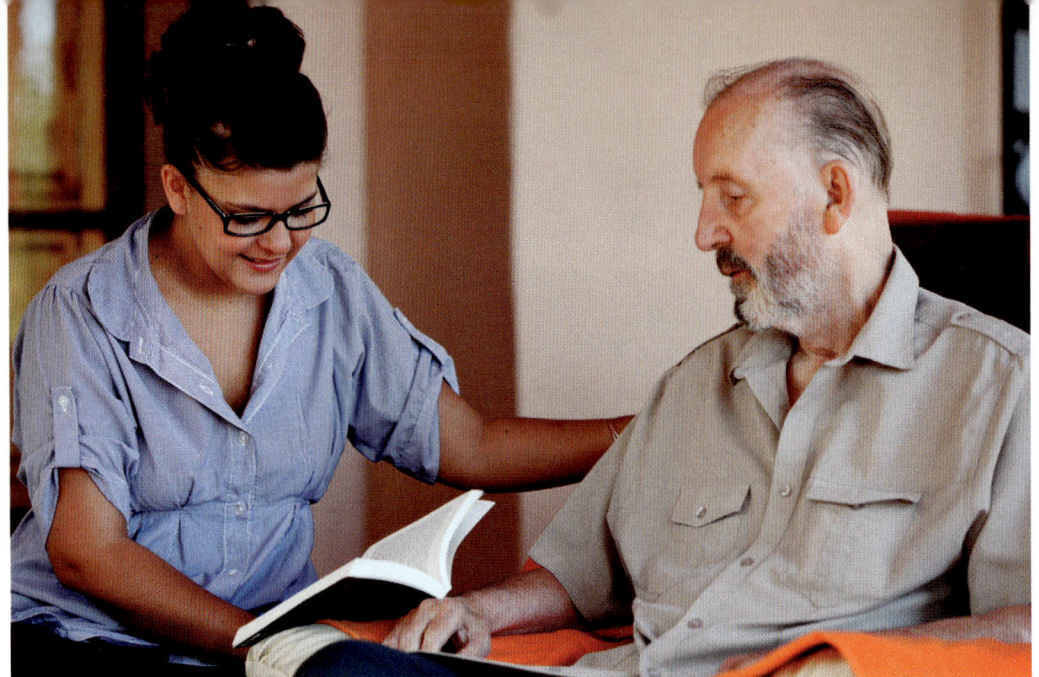
Ehrenamtliche Helfer übernehmen Betreuungsdienste wie Vorlesen oder gemeinsames Spielen.

Diese meist als „niederschwellige Angebote" bezeichneten Tätigkeiten werden über die regionalen Pflegestützpunkte vermittelt und in der Regel von den Pflegekassen finanziell unterstützt.

In Österreich gibt es den mobilen sozialen Dienst; die Kostenbeiträge für die Betreuung zu Hause werden nach der Höhe des Einkommens berechnet und sozial gestaffelt. Außerdem wird ein entsprechender Anteil vom Pflegegeld verrechnet. Auskünfte und Informationen über die Finanzierung erhält man beim zuständigen Gemeindeamt oder der Sozialabteilung der Bezirksverwaltungsbehörde. Die einzelnen Bundesländer bezuschussen die Leistungen unterschiedlich.

In der Schweiz werden die ehrenamtlichen Betreuungsdienste beispielsweise von dem Verband „Spitex" (Spitalexterne Hilfe und Pflege) organisiert.

## Gesprächskreise und Selbsthilfegruppen

Wertvolle Tipps erhalten pflegende Angehörige, wenn sie sich mit Menschen in derselben Situation austauschen: In Selbsthilfegruppen und Gesprächskreisen treffen Sie auf Menschen, die unter den gleichen Sorgen und Nöten leiden und mit den gleichen Problemen kämpfen wie Sie. Die Erfahrung, dass man kein Einzelschicksal erleidet, entlastet Sie und gibt Ihnen Kraft.

Grundsätzlich stiftet eine Selbsthilfegruppe darüber hinaus neue Sozialkontakte, die in der Regel durch die intensive Betreuung abgenommen haben. Viele Angehörige freuen sich darüber, wenn sie selbst als Fachmann auftreten und wertvolle Tipps und Anregungen an andere weitergeben können.

Zuweilen werden Gesprächskreise angeboten, bei der ein Experte wie ein Rechtsanwalt oder ein Fachmann der Krankenversicherung themenzentrierte Gespräche leitet, zum Beispiel mit den Schwerpunkten Betreuungsrecht, Vorsorgevollmachten oder Pflegeversicherung.

## Netzwerke

Einen weiteren Weg aus der Isolation bietet das Internet. Hier finden Sie ein umfassendes Angebot an nützlichen Informationen. Auch auf Facebook, dem virtuellen sozialen Netzwerk, das sich zunehmend großer Beliebtheit nicht nur bei der jüngeren Generation erfreut, ist beispielsweise die Deutsche Alzheimer Gesellschaft seit September 2011 vertreten. Neben Informationen zu Veranstaltungen oder neuen Gesetzen ist es nach vorheriger Anmeldung möglich, direkt Fragen zu stellen oder über eine sogenannte Pinnwand eine Diskussion anzuregen oder sich daran zu beteiligen.

Andere Absichten verfolgen die festen lokalen Netzwerke, die sich als Kompetenzzentren verstehen. In den Beratungsstellen oder bei den Wohlfahrtsverbänden vor Ort werden alle Informationen, Veranstaltungshinweise und Serviceleistungen gebündelt. Anfragen von Angehörigen werden an ehrenamtliche Hilfsangebote, an Selbsthilfegruppen und an professionelle Servicestationen, Institutionen oder pflegende Einrichtungen weitergeleitet.

Weiterführende Links finden Sie beispielsweise auf der Homepage der Deutschen Alzheimer Gesellschaft (www.deutsche-alzheimer.de), der Österreichischen Alzheimergesellschaft (www.alzheimer-gesellschaft.at) und der Schweizerischen Alzheimervereinigung (www.alz.ch).

# Freizeit ist planbar

Um Überforderung bis zur totalen Erschöpfung zu vermeiden, sind regelmäßige Auszeiten und Erholungsphasen für die pflegenden Angehörigen dringend notwendig. Doch das ist oft einfacher gesagt als getan, denn für viele stellt bereits die organisatorische Planung der Pflege inklusive der Inanspruchnahme von Hilfsangeboten eine dermaßen unübersichtliche Hürde dar, dass sie lieber auf externe Hilfe verzichten und weiter allein bis zum Zusammenbruch den Betroffenen pflegen.

Sinnvoll ist es, wenn Sie sich mit allen Beteiligten – ob Familienangehörigen, Freunden oder Nachbarn – zusammensetzen und gemeinsam nach einer Lösung suchen. Denn die Anforderungen sind vielfältig und kosten mitunter viel Zeit.

Bei dieser Zusammenkunft muss geklärt werden: Wer kann welche Aufgabe wann wo und wie lange übernehmen. Hierbei ist es unerlässlich, dass Sie sich als Hauptpflegender auf die Zusagen der einzelnen Mitstreiter verlassen können. Es darf sich nicht um einmalige Angebote handeln, die dann wieder von den Beteiligten vergessen werden. Nur durch einen geplanten Tagesablauf mit festen Aufgaben können Sie sicher sein, dass es dem Betroffenen gut geht und er versorgt wird. Und nur so wird der Betroffene auch die Veränderungen beziehungsweise andere Personen in seinem Alltag annehmen.

| Tag/Uhrzeit | Was | Wer |
|---|---|---|
| Montag 7.00 – 9.00 Uhr | Körperpflege und med. Versorgung | Ambulanter Pflegedienst |
| 9.00 – 10.00 Uhr | Frühstück | Vater und ich |
| 10.00 – 12.00 Uhr | Schwimmen | Freund Hermann |
| 12.00 – 13.30 Uhr | Zubereiten des Mittagessens, Essen | Vater und ich |
| 13.30 – 15.00 Uhr | Mittagsruhe | |
| 15.30 – 16.30 Uhr | Bewegungstherapie | Bruder Anton bringt Vater zur Praxis |
| 17.00 – 18.30 Uhr | Zubereiten des Abendessens, Essen | Vater und ich |
| 18.30 – 21:30 Uhr | Gemeinsamer Abend | Vater und ich |
| 21.30 – 22.00 Uhr | Med. Versorgung | Ambulanter Pflegedienst |

Wenn Sie sich entschieden haben, Hilfe von außen anzunehmen, können Sie sich durch planvolles Vorgehen für sich selbst Freiräume schaffen. Auch wenn es anfangs eventuell einige Mühe macht, eine ganze Woche durchzuplanen, Termine abzustimmen, eigene Wünsche zu integrieren – am Ende hat sich die Mühe für alle, aber vor allem für Sie gelohnt. Als besonders hilfreich dabei hat sich ein gut strukturierter Wochenstundenplan erwiesen, in dem bestimmt wird, wann welche Aufgaben und Aktivitäten anfallen, damit Sie so Ihre freie Zeit einteilen können.

Auf diesen beiden Seiten finden Sie beispielhaft zwei Wochentage aus einem Musterstundenplan, der Ihnen genau anzeigt, wie die einzelnen Tage strukturiert sind. Selbstverständlich können Sie ihn auch individuell und situationsbedingt abändern, aber im Kern sollte er für eine längere Zeit Bestand haben. Auch wenn der Zustand des Betroffenen nicht immer stabil bleibt, so kommen diese Veränderungen meist langsam. Die farbig markierten Texte in der Übersicht zeigen die Beschäftigungen, bei denen sich andere um den Betroffenen kümmern. Nutzen Sie diese Zeit für sich selbst, aber planen Sie auch feste Zeiten für sich selbst ein, beispielsweise so:

**Hobby:** fester Kurs wie Entspannung, Yoga, Chor, Sport etc.

**Freier Abend:** mindestens zweimal pro Monat (Konzert, Kino, Freunde treffen, Essen gehen)

**Berufstätigkeit:** möglicherweise können Sie stundenweise in Ihrem alten Beruf weiterarbeiten oder Sie bilden sich weiter.

| Tag/Uhrzeit | Was | Wer |
| --- | --- | --- |
| Dienstag 7.00 – 9.00 Uhr | Körperpflege und med. Versorgung | Ambulanter Pflegedienst |
| 9.00 – 10.00 Uhr | Frühstück | Vater und ich |
| 10.00 – 12.00 Uhr | Spaziergang | Vater und ich |
| 12.00 – 13.30 Uhr | Zubereiten des Mittagessens, Essen | Vater und Enkelin Melanie |
| 13.30 – 15.00 Uhr | Mittagsruhe | |
| 15.30 – 16.30 Uhr | Betreuungsgruppe | Melanie bringt Vater hin |
| 17.00 – 18.30 Uhr | Zubereiten des Abendessens, Essen | Vater und Melanie |
| 18.30 – 21:30 Uhr | Gemeinsamer Abend | Vater und Melanie |
| 21.30 – 22.00 Uhr | Med. Versorgung | Ambulanter Pflegedienst |

## Ambulante Pflegedienste

Spätestens im mittleren Stadium der Erkrankung, wenn der Betroffene immer hilfloser wird, empfiehlt es sich, auf die Unterstützung eines ambulanten Pflegedienstes zurückzugreifen. Die von der ambulanten Altenhilfe, von Sozialstationen und Wohlfahrtsverbänden angebotenen Serviceleistungen umfassen Hilfe im Haushalt, bei der Grundpflege wie Körperhygiene und beim Essen sowie beim Ankleiden und Zubettbringen. Die Pflegekraft kommt bei Bedarf mehrmals am Tag und unterstützt bei alltäglichen Verrichtungen, zu denen der Betroffene nicht mehr in der Lage ist und die pflegende Angehörige überfordern.

Ein guter Dienstleister bietet neben der Alltagsversorgung auch eine 24-Stunden-Bereitschaft für Notfälle an. Achten Sie bei der Auswahl des Anbieters darauf, dass sich nur eine sehr begrenzte Anzahl von Pflegepersonen abwechselt, um den an Demenz Erkrankten nicht noch mehr zu verwirren beziehungsweise damit der Betreuer die Möglichkeit hat, ein Vertrauensverhältnis zu ihm aufzubauen. Ebenso sollte der Dienstleister gewährleisten, dass Termine eingehalten werden, um den Tag strukturieren und planen zu können.

Bevor Sie einen Pflegedienst beauftragen, führt die Pflegedienstleitung mit Ihnen ein Erstgespräch. Dabei können Sie Ihre Erwartungen, aber auch Ihre Wünsche und die „Eigenheiten" des Betroffenen ausführlich schildern.

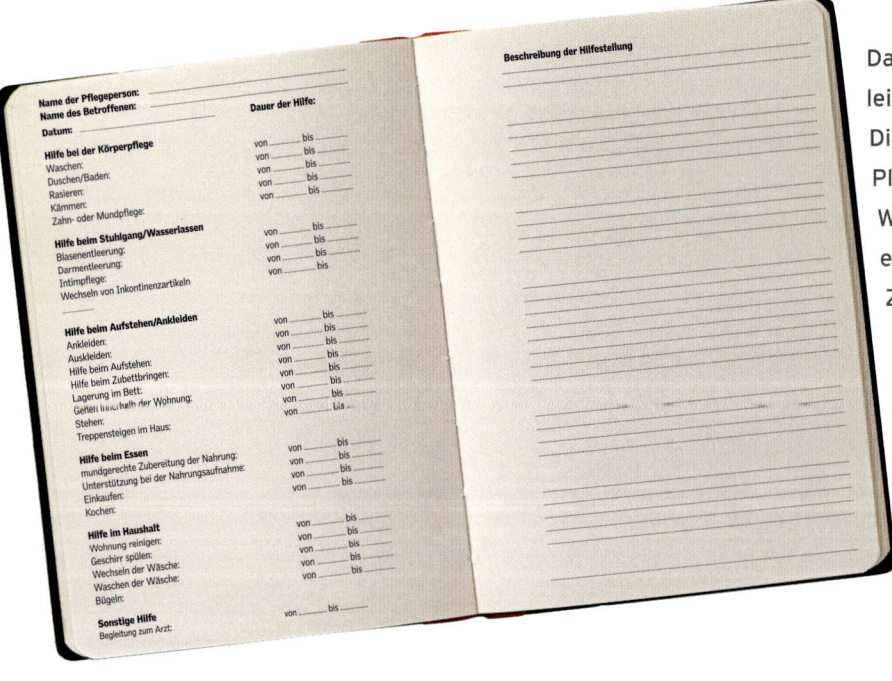

Das Pflegetagebuch leistet nützliche Dienste bei der Planung von Pflege. Wichtig ist, es über einen längeren Zeitraum zu führen.

# Pflegetagebuch

## Hilfe bei der Körperpflege

| | | |
|---|---|---|
| Waschen: | von .......................... | bis .......................... |
| Duschen/Baden: | von .......................... | bis .......................... |
| Rasieren: | von .......................... | bis .......................... |
| Kämmen: | von .......................... | bis .......................... |
| Zahn- oder Mundpflege: | von .......................... | bis .......................... |

## Hilfe beim Stuhlgang/Wasserlassen

| | | |
|---|---|---|
| Blasenentleerung: | von .......................... | bis .......................... |
| Darmentleerung: | von .......................... | bis .......................... |
| Intimpflege: | von .......................... | bis .......................... |
| Wechseln von Inkontinenzartikeln: | von .......................... | bis .......................... |

## Hilfe beim Aufstehen/Ankleiden

| | | |
|---|---|---|
| Ankleiden: | von .......................... | bis .......................... |
| Auskleiden: | von .......................... | bis .......................... |
| Hilfe beim Aufstehen: | von .......................... | bis .......................... |
| Hilfe beim Zubettbringen: | von .......................... | bis .......................... |
| Lagerung im Bett: | von .......................... | bis .......................... |
| Gehen innerhalb der Wohnung: | von .......................... | bis .......................... |
| Stehen: | von .......................... | bis .......................... |
| Treppensteigen im Haus: | von .......................... | bis .......................... |

## Hilfe beim Essen

| | | |
|---|---|---|
| mundgerechte Zubereitung der Nahrung: | von .......................... | bis .......................... |
| Unterstützung bei der Nahrungsaufnahme: | von .......................... | bis .......................... |
| Einkaufen: | von .......................... | bis .......................... |
| Kochen: | von .......................... | bis .......................... |

## Hilfe im Haushalt

| | | |
|---|---|---|
| Wohnung reinigen: | von .......................... | bis .......................... |
| Geschirr spülen: | von .......................... | bis .......................... |
| Wechseln der Wäsche: | von .......................... | bis .......................... |
| Waschen der Wäsche: | von .......................... | bis .......................... |
| Bügeln: | von .......................... | bis .......................... |

## Sonstige Hilfe

| | | |
|---|---|---|
| Begleitung zum Arzt: | von .......................... | bis .......................... |

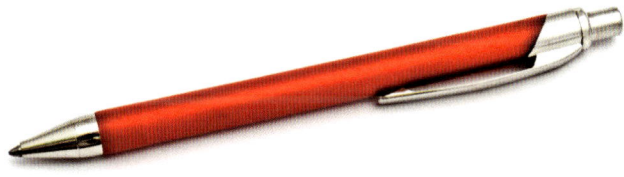

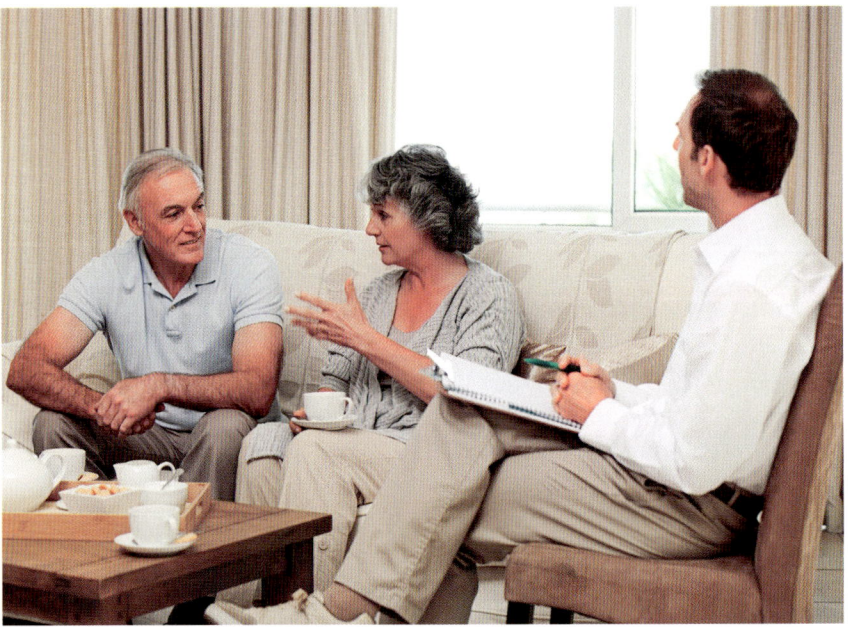

Die Bindung an einen Pflegedienst will sowohl von den Angehörigen wie von den Betroffenen sehr gut geprüft und überlegt werden. Kriterien sind hier ebenso gefragt wie auch das „Bauchgefühl".

Nachfolgend einige Tipps für die Auswahl des Pflegedienstes:

- Informieren Sie sich über mehrere Anbieter, besorgen Sie sich eine Angebotsübersicht der infrage kommenden, um diese vergleichen zu können. Die Pflegekasse kann Ihnen eine Liste der „Leistungskomplexe ambulanter Pflegedienste" zuschicken.

- Überlegen Sie, welche Hilfen der Betroffene benötigt. Dabei hilft Ihnen das Pflegetagebuch, in dem Sie die einzelnen Hilfsleistungen detailliert und mit Zeitangaben auflisten. Überlegen Sie, welche Leistungen der Pflegedienst und welche Sie übernehmen können.

- Informieren Sie sich bei Freunden, Bekannten, Verwandten darüber, wer welchen Pflegedienst bereits beauftragt hat. Wie sind die Erfahrungen? Mit welchem war man zufrieden, wer war nicht gut?

- Überprüfen Sie, ob der Anbieter einen Versorgungsvertrag mit den Pflegekassen hat. Eine Übersicht der in Ihrer Umgebung tätigen Dienste erhalten Sie von Ihrer Krankenkasse.

- Achten Sie bei dem Erstgespräch darauf, dass die Pflegedienstleitung Ihnen alles ausführlich erklärt. Dafür sollten Sie sich Zeit nehmen, lassen Sie sich nicht unter Druck setzen. Sie müssen sich beim Erstgespräch nicht sofort entscheiden.

- Stellen Sie im Gespräch gezielte Fragen zu den Leistungen, zur Versorgung, Pflege und den Kosten.
- Benutzen Sie für das Gespräch eine Checkliste oder eine Liste mit Fragen, die Sie vorher bereits aufgestellt haben.
- Führen Sie das Erstgespräch möglichst nicht allein, bitten Sie noch einen Verwandten oder Bekannten hinzu. Oft vergisst man Fragen und Antworten, da kann eine weitere Person Fragen ergänzen.
- Vergleichen Sie die Angebote der einzelnen Pflegedienste, denn die Preise variieren oft für die gleiche Leistung. Das sagt allerdings nichts über die Qualität des Anbieters aus. Achten Sie darauf, welche Leistungen im Angebot enthalten sind. Stimmen diese mit Ihren Wünschen überein? Kaufen Sie keine Leistungen ein, die Sie für unnötig halten.
- Probieren Sie einen Anbieter aus. Wenn Sie dann unzufrieden sind, haben Sie die Möglichkeit, einen anderen auszuprobieren.
- Klären Sie, ob der Pflegevertrag für Sie jederzeit kündbar ist bzw. wie die Kündigungsfristen sind.
- Können Sie den Pflegevertrag vor der Unterzeichnung in Ruhe lesen und prüfen?
- Wie war der erste Eindruck (zum Beispiel Höflichkeit, Freundlichkeit)?

Manche Pflegedienste arbeiten mit Einrichtungen der Tagespflege oder Kurzzeitpflege zusammen, sodass im Notfall und für die Urlaubszeit problemlos eine teilstationäre Hilfe zur Verfügung steht. Im Rahmen der Kurzzeitpflege wird der an Demenz Erkrankte für einen Zeitraum von bis zu vier Wochen je Kalenderjahr vorübergehend in einer vollstationären Einrichtung (z. B. Pflegeheim, Pflegewohnung) betreut. Hierbei handelt es sich um eine Leistung der Pflegeversicherung oder des Sozialhilfeträgers.

In Österreich wird die „Heimpflege" (Pflege zu Hause) von sozialen Wohlfahrtsvereinen wie Volkshilfe, Caritas, Rotes Kreuz etc. angeboten.

In der Schweiz wird die ambulante Krankenpflege durch öffentliche und private Spitex-Organisationen (Spitalexterne Hilfe und Pflege) oder durch selbstständig tätige Pflegefachpersonen erbracht.

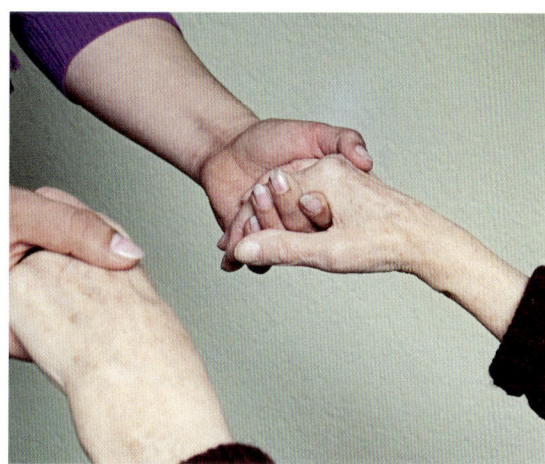

Wenn es gelingt, dem Betroffenen zu vermitteln, dass er gut versorgt wird, erleichtert dies die Aufgaben sehr.

## Betreuungsgruppen

Hier können Betroffene an ein bis zwei Nachmittagen in der Woche an einer Gruppenstunde teilnehmen. Unter der Begleitung einer Fachkraft und ehrenamtlichen Helfern versteht sich die Einrichtung als ein Aktivierungsangebot für Betroffene, bei dem Ergotherapie, therapeutische Spiele, Gymnastik nach Musik, Basteln oder auch einfache Unterhaltung für Abwechslung sorgen. Vor allem soll aber zwei bis drei Stunden Freude, Anregung und Entspannung für den Erkrankten geboten sein – und ein freier Nachmittag für Sie selbst. Allerdings bieten diese Betreuungsgruppen nur für einige Stunden pro Woche eine Beschäftigung. Bei Betroffenen in fortgeschrittenem Stadium, die nicht mehr alleingelassen werden können, reicht dieses Angebot nicht mehr aus. Hier sind Tagespflegeeinrichtungen hilfreicher.

Wohlfahrtsverbände, regionale Alzheimer Gesellschaften und andere Organisationen bieten in vielen Städten und Gemeinden in Deutschland Gruppenbetreuung für Demenzkranke an.

In Österreich werden die Betreuungsangebote beispielsweise von der Volkshilfe der einzelnen Bundesländer organisiert. In der Schweiz geben die kantonalen Sektionen der Alzheimervereinigung Auskunft über Angebote zur Betreuung in der Region. Die Kosten für die Betreuungsgruppen werden in der Regel von der Pflegekasse übernommen.

Ambulante Dienste, etwa eine mobile Friseuse, übernehmen Leistungen wie die Haarpflege im häuslichen Umfeld und entlasten so die Angehörigen.

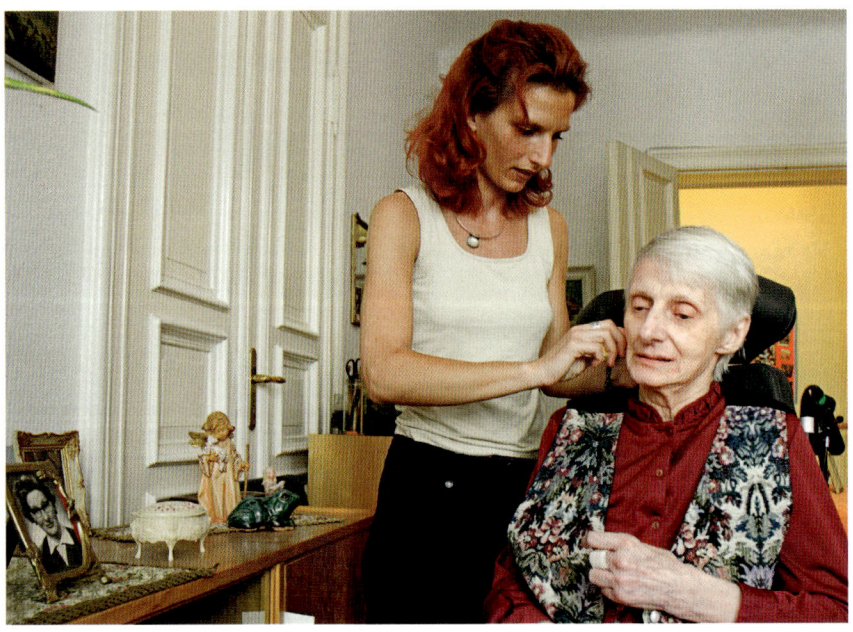

## Tagespflegeeinrichtungen

Für Angehörige, die arbeiten müssen und sich tagsüber nicht um den Erkrankten kümmern können, bietet sich die Möglichkeit der Tagespflege. Dabei handelt es sich um ein teilstationäres Angebot (teilweise in einer alterspsychiatrischen Einrichtung, der „Gerontopsychiatrie"), in der die Betroffenen an fünf Tagen in der Woche ganztags von professionellem Pflegepersonal und Betreuern versorgt werden. Diese gestalten in der Regel den Tag nach den Wünschen und Fertigkeiten der Betroffenen. In kleinen Gruppen zu etwa sieben „Gästen" wird gemeinsam gebacken oder gekocht, spazieren gegangen, Unkraut gejätet oder ein Beet umgegraben. Am Abend und an den Wochenenden sind die Betroffenen jeweils wieder im Kreis der Familie. Die Kosten für die Tagespflege werden in der Regel durch die Pflegekassen übernommen.

In der Schweiz ist die Höhe der Tagespauschalen für eine Tagesstätte je nach Kanton oder Gemeinde unterschiedlich. Die obligatorische Krankenversicherung übernimmt unter Umständen einen Teil der Kosten. Bezieher von Ergänzungsleistungen können sich eventuell die Beiträge für die Tagespflege erstatten lassen. Auskünfte zur Kostenübernahme erteilen die Krankenkassen und die zuständigen kantonalen Behörden.

In Österreich gibt es „Tageszentren", die meist in einem Seniorenheim angesiedelt sind. Die Kosten für die Tagespflege außer Haus werden in der Regel aus der Höhe des Einkommens beziehungsweise der Pflegegeldstufe individuell berechnet (länderspezifisch). Allerdings muss eine Mindesteigenleistung erbracht werden. Der Differenzbetrag zwischen errechneten Gesamtkosten und eingebrachter Mindestbezahlung kann bei den zuständigen Bezirksverwaltungsbehörden als Bezuschussung beantragt werden.

## Nachtpflege

Wenn Sie einige Nächte mal wieder ausschlafen wollen oder müssen, bietet sich – derzeit noch sehr begrenzt und meist nur in Großstädten – die Möglichkeit einer Nachtpflege an. Leider wird der Service der Nachtpflege im gesamten deutschsprachigen Raum derzeit nur selten angeboten, obwohl es eine wichtige Ergänzung zu den Tageszentren ist. Die Nachtpflege ergänzt durch ausgebildete Fachkräfte die häusliche Pflege, die Tagespflege und die Kurzzeitpflege.

Hierbei wird zwischen ambulanter und teilstationärer Nachtpflege unterschieden, wobei erstere von Pflegediensten geleistet wird. Die Betroffenen werden in einem vorher vereinbarten Rhythmus nachts zu Hause besucht und versorgt.

Die teilstationäre Variante ist meist an stationäre Pflegeeinrichtungen angegliedert, wo die Betroffenen über Nacht bleiben und betreut und versorgt werden. Vor allem bei Betroffenen mit gestörtem Tag-Nacht-Rhythmus oder bei anderer stundenweise erforderlicher Versorgung in der Nacht kann solch ein Service für die eigene Gesundheit lebenswichtig werden. Auch hier werden die „Gäste" meist von einem Fahrdienst am Abend abgeholt und am nächsten Morgen wieder zurückgebracht. Die Finanzierung erfolgt wie bei der Tagespflege.

## Das rät der Arzt

Nutzen Sie möglichst mehrere Angebote, zum Beispiel den Besuch einer Betreuungsgruppe und die Hilfe des Nachbarn. So haben Sie als Angehöriger mehr Freiraum, können „auftanken" und entspannen, und der Demente profitiert von verschiedenen Betreuungsangeboten.

## Kurzzeit- und Verhinderungspflege

Für einen Zeitraum von insgesamt 56 Tagen pro Jahr ist es in Deutschland möglich, einen Betroffenen zur kompletten Versorgung in einem Pflegeheim unterzubringen. Vor allem für den dringend benötigten Jahresurlaub oder aufgrund von Krankheit erweist sich diese Möglichkeit für die Angehörigen als hilfreich. Einige Anbieter gewähren Probetage, um vor dem Urlaub zu testen, wie der Patient reagiert und ob man miteinander auskommt. Dieses als Kurzzeitpflege bezeichnete Angebot findet in einer Pflegeeinrichtung statt, die mit den Pflegekassen einen Versorgungsvertrag abgeschlossen hat.

Als Alternative können Sie professionelle Pflegedienste oder auch Nachbarn in Anspruch nehmen, die den Erkrankten zu Hause versorgen, wenn der pflegende Angehörige stunden-, tage- oder wochenweise „verhindert" ist. Dies schließt auch einen Urlaub mit ein und beträgt maximal sechs Wochen pro Jahr. Eine Verhinderungspflege können Sie jedoch nicht beantragen, wenn Verwandte sich um den Betroffenen kümmern.

Beide Dienste – Kurzzeitpflege im Pflegeheim und Verhinderungspflege zu Hause – dürfen einmal im Jahr unabhängig voneinander beansprucht werden.

In anerkannten Pflegeheimen in der Schweiz leisten die Krankenkassen in der Regel finanzielle Beiträge bei Abwesenheit des Angehörigen entsprechend der Pflegebedürftigkeit des Patienten. Unter bestimmten Voraussetzungen erhalten auch Ergänzungsleistungsbezieher einen Zuschuss zu den Kosten. Erkundigen Sie sich auf jeden Fall bei der zuständigen Krankenkasse und beim Heimverband des Kantons über die Leistungen.

Auch in Österreich werden zunehmend Möglichkeiten der Verhinderungspflege ausgebaut. Die Kurzzeit-, Verhinderungs- und Urlaubspflege wird für die Abwesenheit des Pflegenden geleistet. Die jährliche Aufenthaltsdauer ist auf sechs Wochen beschränkt und findet in Seniorenheimen oder Reha-Einrichtungen statt.

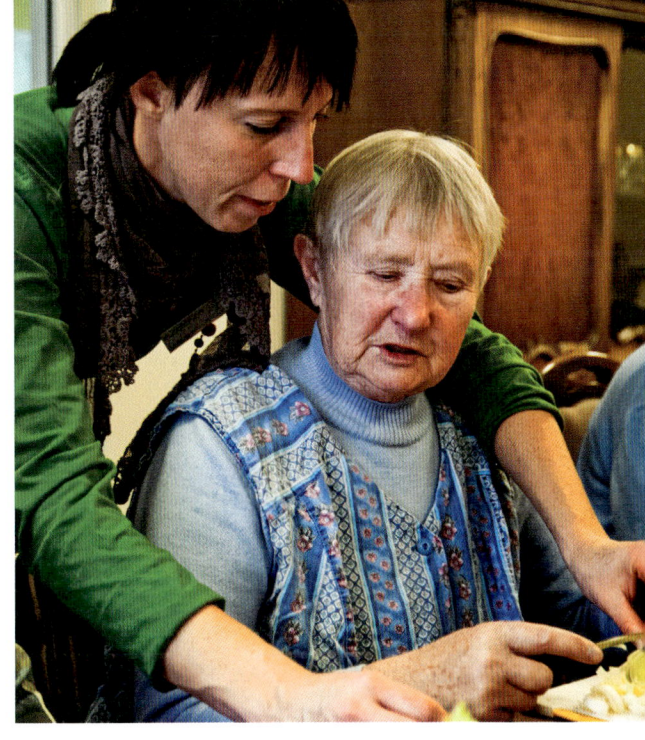

In einer Kurzzeitpflegeeinrichtung gibt es immer jemanden, der helfen kann, wie hier beim Zerkleinern von Speisen.

## Betreuter Urlaub mit Dementen

Viele Pflegende – insbesondere Ehepartner – möchten ihren schutzbedürftigen Angehörigen auch im Urlaub nicht allein lassen. Für diese bieten sich mehrere Möglichkeiten, um dennoch ausspannen und sich erholen zu können: Beispielsweise wird der Pflegebedürftige während der Dauer des Urlaubs in einem Pflegeheim am Urlaubsort untergebracht, sodass täglich Besuche möglich sind.

Eine weitere Möglichkeit für einen gemeinsamen Urlaub ist, dass eine Betreuungsperson mitfährt. Allerdings ist diese Möglichkeit auch mit Zuschüssen der Pflegekasse meistens sehr teuer, da nur die Kosten für die Pflegeleistung abgerechnet werden können. Nicht bezahlt werden die Reise- und Unterbringungskosten sowie die Kosten für die Verpflegung der Betreuungsperson.

Eine dritte Alternative – und im Trend liegende Entwicklung – für gemeinsame Ferien stellt ein „Demenzhotel" dar. Oft handelt es sich hierbei um „normale" Hotels, die ihr Haus in der Nebensaison zu einem Erholungspark mit Pflegekräften umrüsten. Während der pflegende Angehörige entspannt, Kraft tankt oder sich mit anderen Menschen in ähnlicher Situation austauscht, wird der Erkrankte von geschulten Betreuern und Fachkräften beschäftigt, unterhalten und sogar therapiert. Neben gemeinsamen Aktivitäten für beide gibt es auch getrennte Programmpunkte.

Viele dieser Angebote werden als Kompaktpakete von den lokalen Alzheimer-Initiativen unterstützt und initiiert. So bieten auch Organisationen wie die gemeinnützige Gesellschaft zur therapiegestützten Seniorenbetreuung (CKJS) regelmäßig Urlaubsaufenthalte für Demenzkranke und deren Angehörige im Ostseebad Boltenhagen an. Die Arbeiterwohlfahrt Westfalen ermöglicht seit zehn Jahren einen Urlaub in Winterberg im Sauerland.

Weitere rund 25 Anbieter haben sich in Deutschland auf die Ferien von Demenzkranken und deren Angehörigen spezialisiert. Die Deutsche

## *Das rät der Arzt*

Für Demenzpatienten sind gemeinsame Reisen mit dem Partner durchaus sinnvoll. Werden dabei früher vertraute Plätze aufgesucht, können beide in Erinnerungen schwelgen, und der Kranke kann wieder „mitreden". Aber achten Sie darauf, dass Sie sich bei der Betreuung Ihres Mannes oder Ihrer Frau nicht überfordern. Im Vordergrund sollte immer der Urlaub stehen.

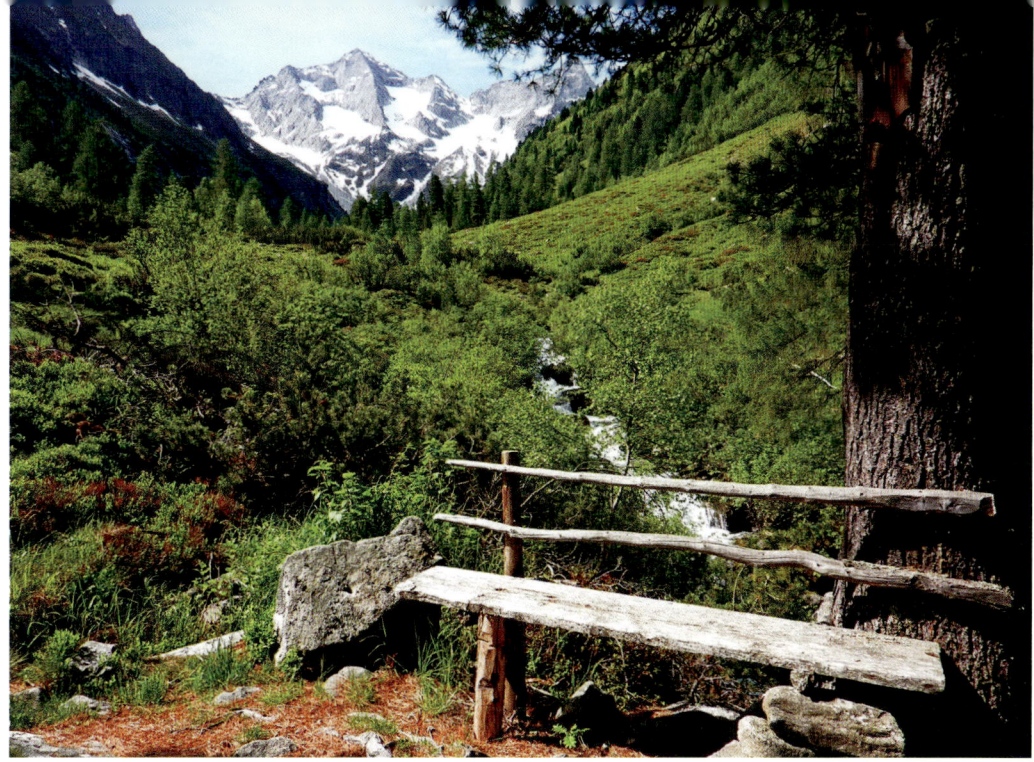

Urlaub mit Betroffenen – gemeinsame Zeit genießen und dennoch ausspannen. Geht das? Zahlreiche Organisationen bieten solche Ferien bereits an.

Alzheimer Gesellschaft hat auf ihrer Homepage eine Liste von Urlaubsangeboten für Demenzkranke und deren Angehörigen zusammengestellt.

Auch in Österreich wurde unter der Alzheimer-Hilfe M-A-S in Bad Ischl ein Tandem-Therapie- und Förderaufenthalt in einem 4-Sterne-Hotel konzipiert. Zunehmend gibt es entsprechende Angebote in der Schweiz, wie in der Memoryklinik Münsterlingen, die jeweils für acht Tage eine durchorganisierte Entspannungswoche bietet.

Grundsätzlich müssen die Kosten für Hotel und Verpflegung selbst getragen werden. Die Tagespflege und Therapiemaßnahmen für den Betroffenen werden in der Regel von der Pflegekasse bzw. der Krankenkasse übernommen. Detaillierte Auskünfte speziell über die Höhe der finanziellen Zuschüsse sind von den Krankenkassen selbst, über die lokalen Pflegestützpunkte und auch über die Urlaubsanbieter zu erhalten.

Welches Urlaubsangebot Sie auch wählen, der Nutzen eines gemeinsamen Urlaubes wurde wissenschaftlich belegt: In einer aktuellen Studie der Universität Jena über demente Männer und pflegende Frauen konnte festgestellt werden, dass ein betreuter Urlaub für beide Gruppen von Vorteil war. Während sich die kranken Männer deutlich aktiver und in besserer Laune zeigten, steigerte sich auch das Wohlbefinden der Ehefrauen im Vergleich zu einer Kontrollgruppe. Der Urlaub wirkte nachhaltig auf die Verbesserung der Befindlichkeit, wie Untersuchungen drei Monate später ergaben.

Bevor Sie einen betreuten Urlaub für sich und den Betroffenen buchen, sollten Sie folgende Tipps beachten:

- Prüfen Sie das Angebot genau.
- Achten Sie darauf, dass das Angebot Ihren Bedürfnissen und denen des Betroffenen auch gerecht wird.
- Welche medizinischen Leistungen werden geboten? Stehen Pflegekräfte, Fachkräfte, eine ärztliche Betreuung ständig zur Verfügung? Gibt es eventuell eine ärztliche Nachtbereitschaft?
- Wie umfangreich ist die Betreuung? Nur einige Stunden täglich oder ganztags? Gibt es eine Betreuung am Wochenende?
- Bei der Unterkunft gibt es verschiedene Angebotsformen, je nachdem, ob Sie den Urlaub gemeinsam in einem Hotel, einer Ferienwohnung, eventuell auch in einem betreuten Wohnheim verbringen wollen. Zum Teil gibt es getrennte Unterkünfte, sodass die Betroffenen in benachbarten Seniorenheimen oder vergleichbaren Einrichtungen untergebracht sind.
- Gerade wenn es um das Essen in einer fremden Umgebung geht, zeichnen sich schnell Probleme ab. Prüfen Sie deshalb vorab, ob es eine Vollverpflegung mit Mittag- und Abendessen gibt, welches Essen geboten wird (landestypisches Essen, vegetarische Speisen etc.) oder ob Sie womöglich selbst kochen müssen.
- Welche Freizeitangebote werden geboten? Werden gemeinsame Ausflüge organisiert? Wie umfangreich ist das Angebot? Werden Schulungen oder Kurse für Betroffene oder Angehörige veranstaltet?
- Oft erweist sich die Verständigung in einer anderen Sprache als problematisch – sowohl für Sie als auch für den Betroffenen. Welche Sprache wird vor Ort gesprochen? Gibt es deutschsprachige Pfleger, Ärzte, Hotelangestellte? Welches Klima herrscht vor Ort?
- Vergleichen Sie die Kosten mit den Leistungen, die erbracht werden.

## Serviceleistungen von Firmen

Eine Entlastung, die sich nicht direkt auf die Pflege bezieht, ist für Angehörige wichtig. Gerade bei bestehender Berufstätigkeit, aber auch bei eigenen Altersgebrechen kann es sinnvoll sein, auf mehrere der unterschiedlichsten Serviceangebote von Firmen zurückzugreifen. Lassen Sie zum Beispiel den Friseur oder die Fußpflege für den Betroffenen ins Haus kommen. Wenden Sie sich gegebenenfalls an die Jugendzentren in Ihrer Stadt, die oft in Form einer Taschengeldbörse für 5 bis 6 Euro die Stunde Jugendliche für individuelle Dienste vermitteln, die dann für Sie einkaufen, den Rasen mähen oder mit dem Hund spazieren gehen.

Eine weitere Möglichkeit, sich den Alltag zu vereinfachen, stellt Essen auf Rädern dar. Meist wird das Essen in einer Großküche frisch zubereitet und in Wärmebehältern ausgeliefert. Für etwa 5 bis 8 Euro kann man mittlerweile unter mehreren Menüs wählen, die sich nicht nur geschmacklich unterscheiden, sondern Vegetarier und gesundheitliche Faktoren wie Diabetes oder Allergien berücksichtigen, ebenso kann man das Essen bereits in vorab pürierter oder geschnittener Form bestellen. Die Menüs ermöglichen Ihnen eine

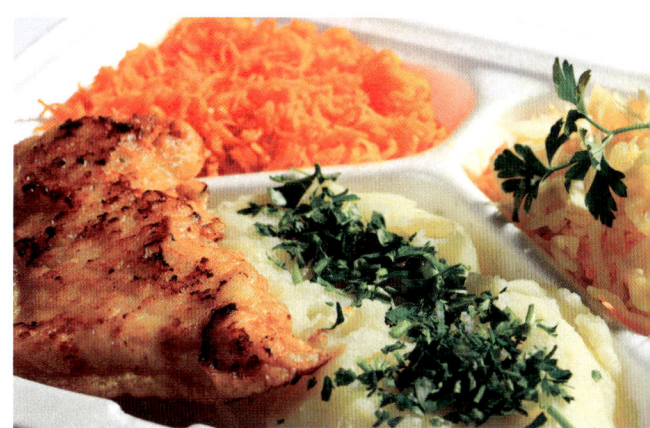

**Essensdienste bieten Speisen an, die auf die Bedürfnisse abgestimmt werden können.**

komplette Mahlzeit, ohne dass Sie kochen, einkaufen oder Geschirr spülen müssen. Träger für die mobile Küche sind meist etablierte Wohlfahrtsverbände, die das Essen in ihren eigenen Pflegeheimen kochen lassen.

Ebenso können Ihnen hauswirtschaftliche Hilfen zusätzliche Arbeit abnehmen. Dazu gehören Reinigungsarbeiten wie Fensterputzen, Waschen, Bügeln und Einräumen von Wäsche, die Zubereitung von Mahlzeiten und das Einkaufen von Lebensmitteln. Meist müssen die Leistungen privat getragen werden, können aber immer steuerlich abgesetzt werden. Zuweilen kann ein Zuschuss von der Pflegekasse beantragt werden, wenn der Gesundheitszustand auch des pflegenden Angehörigen im gemeinsamen Haushalt diese Arbeiten nicht mehr zulässt.

In manchen Städten gibt es auch vermittelbare Hausmeisterdienste sozial engagierter Gruppierungen, die ehrenamtlich oder gegen einen geringen Stundenlohn von etwa 10 Euro Lampen wechseln, Bilder aufhängen, Kleinreparaturen erledigen oder die Sperrmüllentsorgung organisieren.

## Angehörigenschulung

Trotz des umfangreichen Informationsmaterials in Form von Büchern, Fachliteratur oder im Internet sind pflegende Angehörige oft unsicher und suchen nach Hilfe und Unterstützung. Im Rahmen von Angehörigenschulungen werden erste, auf die Situation zugeschnittene, praktische Lösungen mit Fachleuten und Betroffenen erarbeitet. Die Veranstaltungen richten sich an Angehörige, die mehr über und den Umgang mit Demenz wissen wollen. Ziel der Schulungen ist die Vermittlung detaillierter Kenntnisse über die Erkrankung, Entlastungsmöglichkeiten, den richtigen Umgang mit dem Kranken, die praktische Pflege, Selbstpflege, gesetzliche Betreuung, finanzielle Hilfen, Gewalt in der Pflege oder die Ernährung. Daneben geht es auch um den Austausch mit anderen Angehörigen und Experten. Dadurch steigt die Lebensqualität der Pflegebedürftigen wie auch der Angehörigen.

Angeboten werden solche Kurse meist von Krankenkassen, Krankenhäusern, gemeinnützigen Organisationen, Pflegediensten, Selbsthilfegruppen oder den Alzheimer Gesellschaften vor Ort. Die Kosten für die Teilnahme können über die Krankenkasse abgerechnet werden. Erhält Ihre betroffene Mutter, Ehefrau, Ihr Vater oder Ehemann Leistungen aus der Pflegeversicherung, haben Sie Anspruch auf Schulungen. Ebenso wird die Teilnahme an einem Kurs auch für ehrenamtliche Helfer von der Krankenkasse übernommen.

## Pflegeberatung

Einen Menschen zu pflegen heißt, sich für ihn einzusetzen und Verantwortung zu übernehmen. Hier kann professioneller Rat und Unterstützung bei der Pflege deutlich entlasten. Unter dem Begriff „Case Management" wurden Pflegestützpunkte mit Pflegeberatern ins Leben gerufen.

Im Pflegestützpunkt geht es um die Planung und Veranlassung der notwendigen Hilfen sowie um Koordination und Vermittlung von Versorgungsleistungen mit dem Ziel, eine hohe Versorgungsqualität bei bestmöglicher Kosteneffektivität zu erreichen. Dazu werden von allen Beteiligten (Pflege- und Krankenkassen, der Altenhilfe oder der Sozialhilfeträger) gemeinsame Ziele festgelegt und in die Wege geleitet. Dafür verantwortlich ist der Pflegeberater, der als Mittler zwischen allen am Versorgungsprozess beteiligten Disziplinen fungiert. Außerdem ist dieser „Case Manager" zentraler Ansprechpartner für den

### kurz + knapp

Seit dem 1. Januar 2009 gibt es in Deutschland einen gesetzlichen Anspruch auf Pflegeberatung. Diese Leistungen sind kostenlos.

Patienten und den Angehörigen und bezieht beide in alle Planungen mit ein. In der Regel handelt es sich bei den Beratern um Mitarbeiter der Pflege- bzw. Krankenkassen, die über Wissen aus den Bereichen des Sozialrechts, der Pflege und der Sozialarbeit verfügen. Aber auch die Übertragung der Beratungsaufgabe an Dritte ist möglich.

Zu den Aufgaben des Pflegeberaters gehört es auch, dafür zu sorgen, dass in jedem Stadium der Demenz alle Beteiligten folgende Ziele und Maßnahmen umsetzen:

### In der frühen Phase
- Erkennung der Symptome und Ausschluss behandelbarer Demenzursachen
- Einleitung eines kognitiven Trainings, verhaltenstherapeutischer Maß- nahmen und Beginn einer medikamentösen Therapie
- Sorge um die Vorausverfügungen (Patientenverfügung, Betreuungsvoll- macht etc.)
- Intensive Angehörigenberatung

### In der Zwischenphase
- Verlaufskontrolle, Fortsetzung der Therapie, Behandlung von Verhaltens- auffälligkeiten (Unruhe, Aggressivität)
- Organisation der Pflege

### In der späten Phase
- Sorge um körperliche Probleme bei Ernährung, Bewegung oder Kontinenz
- Organisation des Umzuges in ein Pflegeheim
- Einleitung der palliativmedizinischen Maßnahmen (Schmerzreduzierung)

Im gesamten Krankheitsverlauf muss für eine adäquate Behandlung der Begleiterkrankungen gesorgt werden.

Die Pflegeberater betrachten dabei immer den individuellen „Fall" des Be- troffenen, das heißt, sie beurteilen den persönlichen Bedarf und die Situation der einzelnen Pflegebedürftigen. Sie erstellen auf dieser Grundlage zum Bei- spiel einen individuellen Versorgungsplan und übermitteln Leistungsanträge an die zuständigen Kassen zur weiteren Bearbeitung bzw. Genehmigung.

In Österreich und in der Schweiz gibt es in Krankenhäusern und ande- ren Einrichtungen ebenfalls eine Pflegeberatung bzw. ein Case Manage- ment. Die zuständigen Pflegeberater werden für die Förderung, Entwick- lung und Sicherung von Pflegequalität sowie die Begleitung und Beratung bei Veränderungsprozessen bzw. Neuerungen eingesetzt.

## Übersicht: Hier finden Sie Hilfe bei Krankheit und Urlaub

Kein Mensch kann sich 24 Stunden am Tag um einen an Demenz Erkrankten kümmern. Oft müssen Angehörige auf Dienstreise, sind krank oder wollen einfach ein paar Tage Urlaub nehmen. Nachfolgend finden Sie eine Übersicht, wo Sie Unterstützung finden können.

| Leichte Demenz: Ambulante Dienste | |
| --- | --- |
| **Welche Hilfe?** | **Welcher Anbieter?** |
| Qualifizierte Pflegekräfte, die jegliche Art der Pflege übernehmen. | Sozialstationen, Pflegevereine: Träger sind freie Wohlfahrtsverbände wie Arbeiterwohlfahrt, Caritas, Diakonie, Paritätischer Wohlfahrtsverband oder Gemeinden. Private Pflegedienste: Anbieter sind privatgewerbliche Pflegedienste. |
| Besuche, Spaziergänge, um der Isolierung der Kranken vorzubeugen; kleinere Hausarbeiten. | Ehrenamtliche Helfer: Anbieter sind Vereine, Helferdienste. |
| Betreuung von kleinen Gruppen, die sich meistens einmal pro Woche ganz- oder halbtags zum gemeinsamen Basteln, Backen, Singen etc. treffen. | Betreuungsgruppen: Anbieter sind einige regionale Alzheimer-Gesellschaften. |
| Anlieferung von fertigen Speisen. | Essen auf Rädern: Anbieter sind verschiedene Wohlfahrtsverbände. |
| Tätigkeiten im Haushalt wie Putzen, Einkaufen, Bügeln. | Haushaltshilfen: Anbieter sind Sozialstationen, Pflegevereine und private Pflegedienste. |

| Mittlere Demenz: Teilstationäre Einrichtungen zusätzlich zu ambulanten Hilfen | |
| --- | --- |
| **Welche Hilfe?** | **Welcher Anbieter?** |
| Gemeinsame Unternehmungen, Bewegungsangebote, geselliges Zusammensein, allerdings gibt es meist keinen Fahrdienst. | Tagesstätten: Träger sind Wohlfahrtsverbände, Kommunen, gemeinnützige Vereine. |
| Ganztägige Betreuung von montags bis freitags. Die Tagespflege kann aber auch für einzelne Tage in Anspruch genommen werden. Der Transport der Betroffenen erfolgt meistens von einem Fahrdienst. | Tagespflege: Anbieter sind häufig Alten- und Pflegeheime. Tageskliniken: Diese Einrichtungen sind häufig an psychiatrische Krankenhäuser oder gerontopsychiatrische Zentren angeschlossen. |

| Schwere Demenz: Stationäre Einrichtungen | |
| --- | --- |
| **Welche Hilfe?** | **Welcher Anbieter?** |
| Vorübergehende (max. vier Wochen) vollstationäre Versorgung und Betreuung schwer pflegebedürftiger Betroffener in einer Pflegeeinrichtung. | Kurzzeitpflege: Anbieter sind Pflegeheime. |

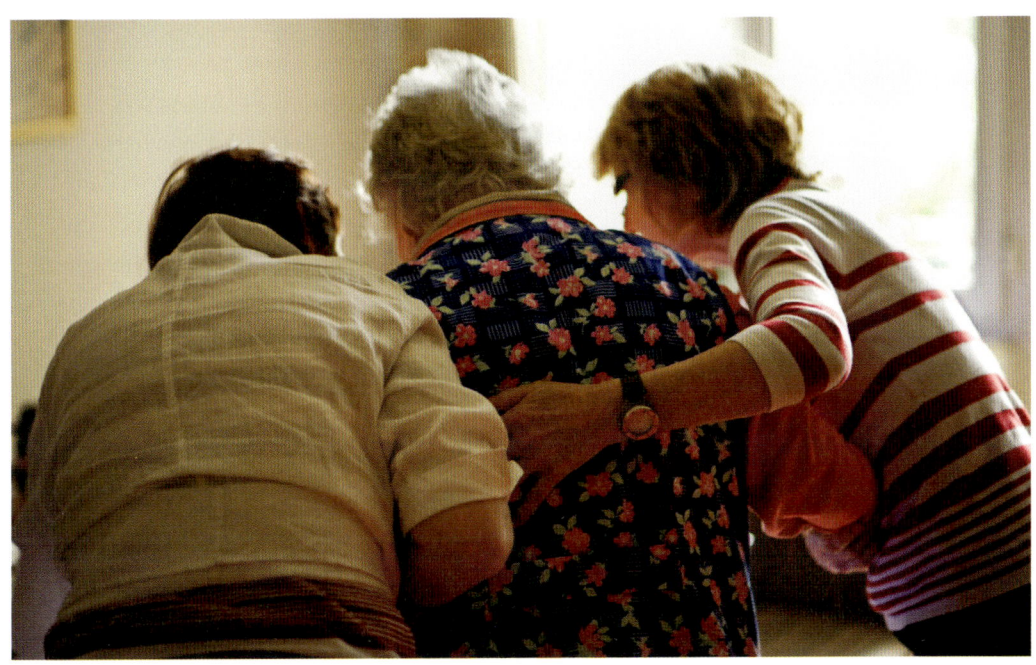

# Wo bleiben die Angehörigen?

Die oft nervenaufreibende Organisation des Pflegealltags, die täglichen emotionalen, psychischen und körperlichen Belastungen, dazu der Verzicht auf die eigenen Bedürfnisse: Das hält kein Mensch auf Dauer aus. Dennoch glauben viele Angehörige über die Belastbarkeitsgrenze hinausgehen zu müssen – aus Liebe, aus Verantwortung, aus selbstloser Opferbereitschaft oder aus Unkenntnis der Belastungen.

Die Folge ist, dass der Pflegende selbst krank wird. Manchmal äußert sich das „nur" in körperlichen Symptomen wie Schweißausbrüchen, Magen-, Kopf- und Rückenschmerzen oder gehäuften Infekten. Meist jedoch stehen chronische Müdigkeit, zunehmende Reizbarkeit und Schlaflosigkeit an oberster Stelle der Warnsignale. Werden diese ignoriert, kommt es bei über

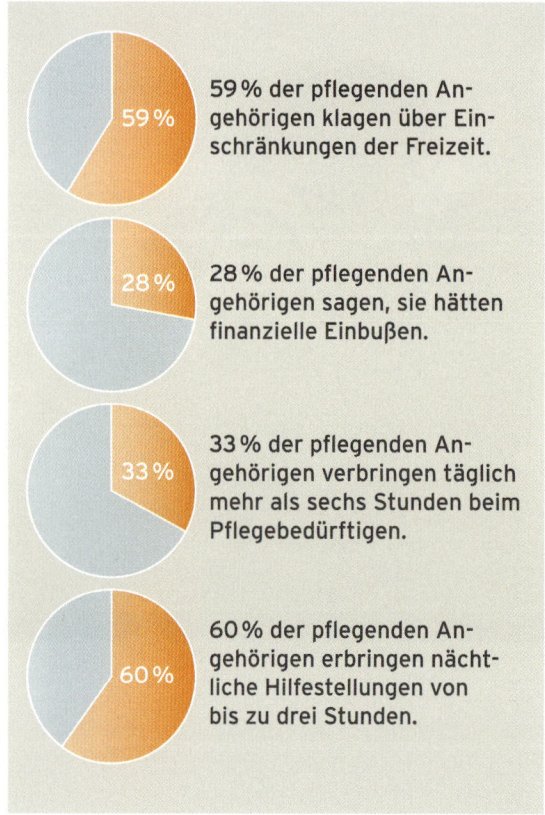

59 % der pflegenden Angehörigen klagen über Einschränkungen der Freizeit.

28 % der pflegenden Angehörigen sagen, sie hätten finanzielle Einbußen.

33 % der pflegenden Angehörigen verbringen täglich mehr als sechs Stunden beim Pflegebedürftigen.

60 % der pflegenden Angehörigen erbringen nächtliche Hilfestellungen von bis zu drei Stunden.

Eine Befragung der Österreichischen Ärztezeitung zeigt, welche Einschränkungen pflegende Angehörige auf sich nehmen.

20 % der pflegenden Angehörigen zu psychischen Störungen wie Angstzuständen und Depressionen, die eine Therapie erforderlich machen.

Das Grundmotto „Geht es dem Pflegenden gut, profitiert auch der Gepflegte davon" gilt es allein schon deshalb von Anfang an zu beherzigen. Eine Befragung durch das Kuratorium deutscher Altershilfe hat ermittelt, dass mit fast 85 % am häufigsten bedauert wird, zu wenig Zeit für eigene Interessen zu haben, im Gegensatz zur morgendlichen Unausgeschlafenheit, über die eigentlich nur in etwa 60 % der Fälle geklagt wird.

Auch in Österreich werden nach einer Befragung durch die Ärztezeitung die Einschränkungen in der Freizeit als stärkste Belastung mit 59 % angegeben. An gleicher Stelle steht allerdings auch die Bürde, nächtliche Hilfestellungen von bis zu drei Stunden leisten zu müssen. Deshalb sollte man an diesen zwei Punkten von vornherein ansetzen: Gegen das regelmäßige nächtliche Aufstehen kann und muss man – wie auch für viele andere Fälle – Hilfe von außen annehmen: entweder in Form von rotierenden Nachtwachen innerhalb eines bestimmten Personenkreis, durch eine Pflegehilfskraft oder – in extremen Fällen – durch eine entlastende Nachtunterbringung in einem Heim für ein bis zwei Nächte pro Woche.

Für das Wahren der Eigeninteressen – dazu zählt neben der Freizeit auch das Recht auf Berufs- oder Erwerbstätigkeit – bedarf es zunächst einer inneren Haltung, die diese Rechte für sich auch anerkennt. Erst wenn dieser Punkt erreicht ist, gelingt es immer besser, „Nein" zu weiteren neuen Anforderungen zu sagen, Grenzen zu setzen und Freiräume für die eigenen Bedürfnisse zu schaffen. Nur so können Angehörige und andere Pflegende sich ein Leben jenseits der Pflege und vor allem danach sichern, wenn es keinen mehr zu betreuen gibt.

Psychologen sehen oft in der Unfähigkeit, sich abzugrenzen, eine Projektion der eigenen Bedürfnisse. Auch Angehörige wollen sich in ähnlicher Situation gut versorgt wissen und treten diese Wünsche gleichsam an den Kranken ab, dem sie diese auch erfüllen. Da sie selbst von einem anderen das „Nein" nicht hören würden, äußern sie das auch nicht ihrem Pflegling gegenüber. So gerät der Betreuer häufig in die Überbelastung, aus der Wut, Aggression und auch Schuldgefühle entstehen. Wenn es Ihnen gelingt, diesen Auslösemechanismus der „Wunschverschiebung" zu durchschauen, öffnet sich der Weg aus dieser Zwickmühle.

# Pflege und Berufstätigkeit – ist das möglich?

Sicherlich erweist es sich als Spagat, neben der Pflege auch noch berufstätig zu bleiben. Während das im Anfangsstadium der Erkrankung noch ohne große Einschränkungen möglich ist, gestaltet es sich im weiteren Verlauf als zunehmend schwierig. Dennoch sollte für jedes Stadium sorgfältig erwogen werden, ob die Vorteile für alle Beteiligten bei fortgeführter Berufsausübung nicht überwiegen. Neben einer verbesserten finanziellen Situation ermöglicht der Aufenthalt außerhalb der eigenen vier Wände für den Pflegenden auch, sich zumindest zeitweise von der Problematik zu distanzieren. Das schafft Freiraum, ermöglicht gesellschaftliche Kontakte, dient dem Selbstbewusstsein und der Befriedigung – erst recht, wenn man seine Arbeit liebt – und vermittelt das Gefühl, ein eigenes und nicht nur fremdbestimmtes Leben zu führen. Außerdem ist es durchaus angemessen, zu überlegen, ob nach einer oft jahrelangen Auszeit wegen Pflege der berufliche Wiedereinstieg überhaupt noch möglich oder der Karriereknick unwiderruflich wäre.

Im Gegenzug kann es für den Patienten im mittleren Stadium durchaus anregend und bereichernd sein, während der Woche eine Tagespflegeeinrichtung zu besuchen, wo er Ablenkung, Kontakte und Förderung findet. Der Nutzen für beide liegt in der inneren Ausgeglichenheit und dem Bewusstsein, abends und am Wochenende in vertrauter Umgebung füreinander da zu sein.

Bei Fortschreiten der Demenz kann man mit dem Arbeitgeber eventuell vereinbaren, ein bis zwei Tage von zu Hause aus zu arbeiten. Als Kompromiss bietet sich auch ein Halbtagsjob an. Dies ist in Deutschland ohne größere finanzielle Ausfälle sowohl für Arbeitgeber als auch Arbeitnehmer durch die neu geregelte Familienpflegezeit möglich geworden.

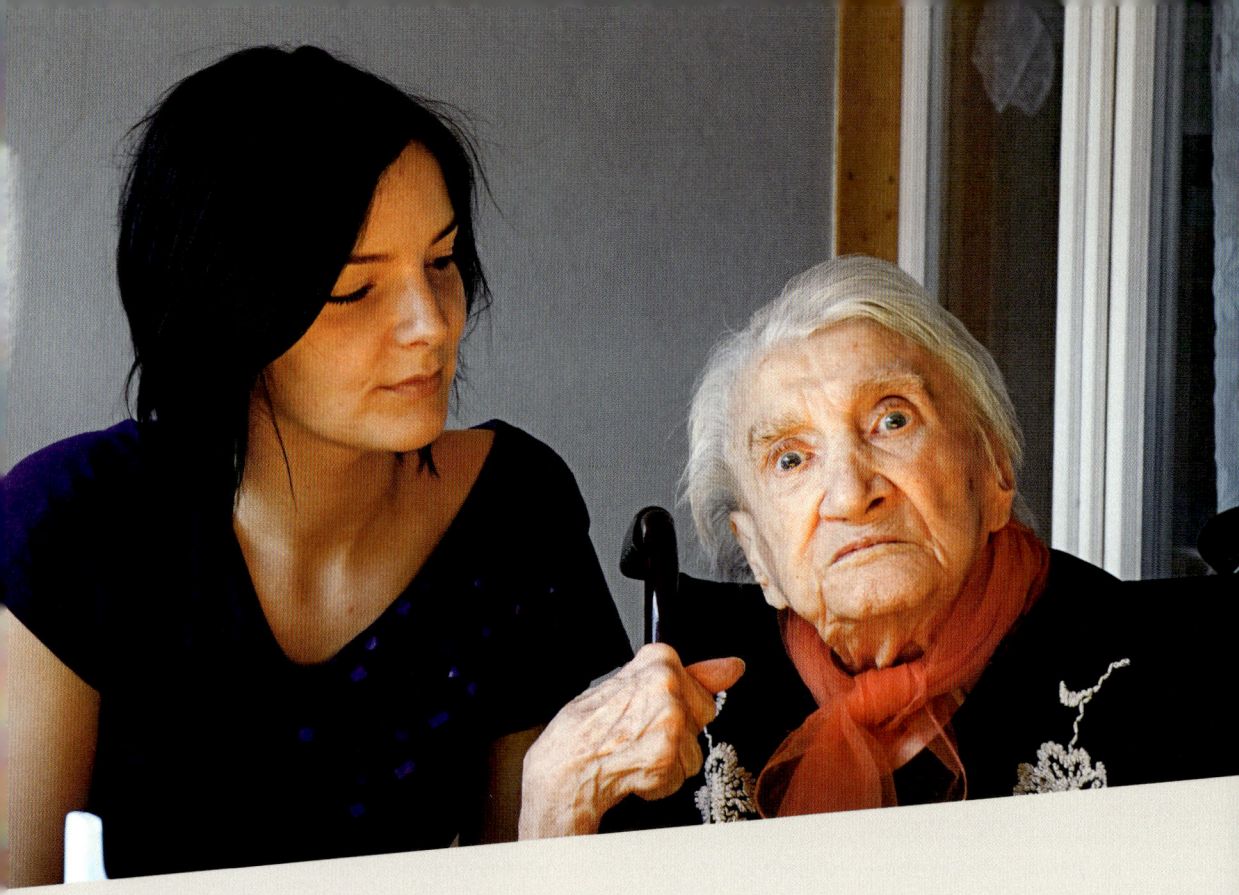

# Anrechnung von Pflegezeiten

Von den etwa 1,6 Mio. Demenzkranken in Deutschland werden etwa 75 % von Angehörigen zu Hause gepflegt, in Österreich sind es rund 80 %. In der Schweiz leben mehr Betroffene in Heimen, hier kümmern sich ca. 60 % der Angehörigen zu Hause um die Dementen. Wer seinen demenzkranken Ehemann oder seine Mutter pflegt, bekommt dafür in der Regel keine Entlohnung.

Wenn Angehörige aufgrund der Pflegesituation sogar ihren Beruf aufgeben müssen, fehlt nicht nur das Einkommen, auch eventuelle Rentenansprüche gehen verloren. Der Staat hat hier Anreize geschaffen, die das Engagement der Angehörigen und Freiwilligen fördern und honorieren sollen: Pflegezeiten werden auf die spätere Rente angerechnet, die Pflege und Berufstätigkeit sollen zudem besser vereinbart werden.

Die Deutsche Bundesregierung hat am 1.1. 2017 das **Gesetz zur besseren Vereinbarkeit von Familie, Pflege und Beruf** in Kraft treten lassen. Damit werden die bestehenden Regelungen im Pflegezeitgesetz (PflegeZG) und im Familienpflegezeitgesetz (FamiliepflegeZG) weiter entwickelt und besser miteinander verzahnt. Angehörige, die Zeit für die Organisation einer akut aufgetretenen Pflegesituation benötigen, können bis zu zehn Arbeitstage von der Arbeit fernbleiben. Dies ist seit dem 1. Januar 2015 mit einem Anspruch auf eine Lohnersatzleistung, das Pflegeunterstützungsgeld, verbunden. Mit der Pflegezeit haben Beschäftigte einen Anspruch, sich für maximal sechs Monate vollständig von der Arbeit freistellen zu lassen oder in Teilzeit zu arbeiten, um einen pflegebedürftigen nahen Angehörige zu betreuen. Zudem gilt ein Rechtsanspruch auf Familienpflegezeit. Damit können Beschäftigte ihre wöchentliche Arbeitszeit für maximal 24 Monate auf bis zu 15 Stunden reduzieren, wenn sie einen pflegebedürftigen Angehörigen in häuslicher Umgebung pflegen. Um einen Lohnausfall während der Familienpflegezeit und der Pflegezeit besser abzufedern, wurde ein Anspruch der Beschäftigten auf Förderung durch ein zinsloses Darlehen eingeführt. Das Darlehen kann direkt beim Bundesamt für zivilgesellschaftliche Aufgaben beantragt werden.

Seit 1.1.2015 haben Angehörige einen Rechtsanspruch darauf, in der letzten Lebensphase eines pflegebedürftigen nahen Angehörigen drei Monate lang weniger zu arbeiten oder auch ganz auszusetzen. Sie können so für ihre Angehörigen auf ihrem letzten Weg da sein, auch wenn sich der nahe Angehörige in einem Hospiz befindet. Ein Pflegegrad ist nicht erforderlich. Das zinslose Darlehen kann für diese Zeit ebenso in Anspruch genommen werden.

**In Österreich** erleichtert das sogenannte Hausbetreuungsgesetz die Betreuung von Pflegebedürftigen: Es besteht ein Rechtsanspruch auf Teilzeitbeschäftigung für die Pflege von Angehörigen. Pflegende eines Demenzkranken, der Pflegegeld bezieht, erhalten außerdem eine finanzielle Unterstützung vom Bundesministerium für Soziales und Konsumentenschutz, wenn das Einkommen unter einer festgelegten Grenze liegt.

**In der Schweiz** sind Arbeitgeber bei der Festlegung der Arbeits- und Ruhezeiten gehalten, die Pflege von Angehörigen zu berücksichtigen, das heißt, dass pflegende Angehörige nur mit eigener Einwilligung für Überstunden herangezogen werden dürfen und auf Anfrage Anrecht auf eine Mittagspause von mindestens anderthalb Stunden haben.

All diese Maßnahmen kosten zwar den Staat beziehungsweise die Gemeinden Geld, allerdings muss man dies gegen die volkswirtschaftlichen Kosten aufrechnen, die durch zusätzliche professionelle Hilfen, Unterstützungsangebote oder Heimplätze entstehen würden.

# Freiräume schaffen

Um neue Energien für die anstrengende Pflegeleistung zu sammeln, ist es enorm wichtig, sich regelmäßige Auszeiten zu gönnen. Es genügt nicht, einmal im Jahr vier Wochen Urlaub zu machen, um sich zu regenerieren. Die kleinen Zeiteinheiten im Tagesablauf sorgen letztendlich dafür, ob man auf Dauer durchhalten kann oder nicht: Eine Tasse Kaffee auf dem Balkon zwischendrin, ein Mittagsschläfchen von 20 Minuten oder das bewusste Anhören der Lieblingsmusik wirken Wunder und spenden Kraft. Wichtig ist, dass Sie jede Gelegenheit – und wenn es nur fünf Minuten sind – nutzen und diese auch jeden Tag in den Tagesrhythmus einbauen.

**Nichtstun:** Ideal wäre es, wenn Sie täglich mindestens eine Viertelstunde zum absoluten Nichtstun verwenden. Einfach dasitzen, meditieren und die Gedanken schweifen lassen. Das macht den Kopf wieder klar, nimmt Angstgefühle und entspannt. Wer mit dem ruhigen Sitzen Schwierigkeiten hat, kann das Gleiche auch bei einem kleinen Spaziergang machen.

**Spaziergang:** Bereits ein Spaziergang von 20 Minuten dreimal pro Woche reicht aus, um sich gesundheitlich und seelisch viel besser zu fühlen. Sowohl die Bewegung als auch die kurze „Auszeit" helfen nachweislich. Nutzen Sie die Zeiten z. B. früh am Morgen, wenn Ihr Angehöriger noch schläft oder der ambulante Pflegedienst die Körperpflege durchführt.

**Stressabbau:** Versuchen Sie nicht, mehrere Aufgaben gleichzeitig zu erledigen wie Telefonieren, Einkaufszettel schreiben und das Frühstück beaufsichtigen. Dabei geschehen nicht nur ärgerliche Missgeschicke, sondern Sie überfordern sich auch. Führen Sie lieber Schritt für Schritt alles hintereinander aus und schreiben Sie stattdessen die Dinge, die es zu erledigen gibt, auf einen kleinen Notizblock, den Sie immer bei sich tragen. So schaffen Sie Raum für vordringliche Erledigungen, wissen, was noch zu tun ist, und ärgern sich nicht über vergessene Dinge.

**Wellness:** Denken Sie sich schon beim Aufstehen irgendeine Beschäftigung aus, die Ihnen guttut und auf die Sie sich so richtig freuen können: Kochen Sie beispielsweise Ihr Lieblingsessen, nehmen Sie ein wohltuendes Aromabad, lackieren Sie sich die Fußnägel, spielen Sie ein bisschen Klavier oder hören Sie Musik. Ebenso können Sie sich Ihre Lieblingssendung ansehen, ein spannendes Buch oder die Tageszeitung lesen. Oder laden Sie einen Freund auf einen Kaffee ein, schauen Sie sich ganz bewusst einen Sonnenuntergang vom Balkon aus an. Viele Dinge lassen sich auch im Beisein oder sogar mit dem Erkrankten durchführen. Wichtig ist nur, dass Sie Freude daran haben und es Ihre Bedürfnisse deckt.

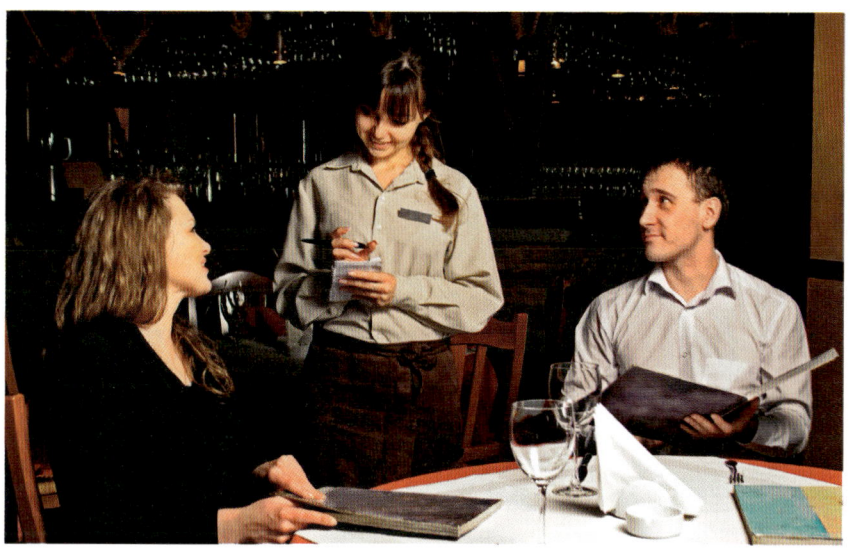

Restaurantbesuche sind für pflegende Angehörige und deren Partner oft eine einfache Möglichkeit, sich etwas vom belastenden Alltag zu erholen.

**Innere Balance:** Es kann seelisch entlastend sein, ein Tagebuch zu führen. Viele Pflegende haben die Erfahrung gemacht, dass dies ein wichtiges Ventil darstellt, um all den Frust, die Trauer, die Wut oder die Verwirrung herauszulassen. Wenn Sie regelmäßig Tagebuch führen, Gedanken, Probleme und Lösungen eintragen, hilft Ihnen das später oft weiter. Denn sobald wieder eine ähnliche Situation eintritt, können Sie nachlesen, ob und wie sich diese damals auflösen ließ.

**Positiv denken:** Um nicht zu verbittern, ist es wichtig, sich immer wieder die schönen Aspekte des Lebens vor Augen zu führen. Freuen Sie sich ganz bewusst an der Schönheit der Natur. Das können die Farben eines Schmetterlings sein, ein stimmungsvoller Sonnenuntergang, der Duft einer sommerlichen Wiese oder das Zwitschern von Vögeln. Genießen Sie das Spiel mit Ihren Enkelkindern, lachen Sie herzhaft bei komischen Situationen. Schulen Sie Ihren Blick für all das Skurrile im Leben, und bewahren Sie sich Ihren Humor. Unterstützen Sie diesen mit lustigen Filmen, Literatur oder einer Schmunzelecke, die Ihnen zwischendrin mit witzigen Bildern, Anekdoten etc. immer ein kleines Lächeln entlocken kann.

**Selbstlob:** Momente der Verzweiflung können mit liebevollen Erinnerungen gemildert werden. Die Dankbarkeit, die daraus entsteht, stärkt Sie beim Durchhalten, indem Sie es als Chance sehen, dem geliebten Menschen für all die glücklichen Stunden der Vergangenheit nun etwas zurückgeben zu können. Ebenso sollte es Sie mit Stolz und Freude erfüllen, dass

Sie durch Ihre pflegerischen Leistungen über sich selbst hinaus gewachsen sind, dass Sie vollkommen neue Fähigkeiten entwickelt haben und dass Sie innerlich enorm gereift sind. Allein dafür können und sollten Sie sich loben, anerkennen und große Befriedigung verspüren – und sich ab und zu ein kleines Geschenk zur Belohnung gönnen.

**Hobbys:** Gestatten Sie sich pro Woche einen freien Abend, um am Kegelabend teilzunehmen, ein Konzert zu besuchen oder mit einer Freundin Essen zu gehen. Frei zu sein von jeglicher Verpflichtung, ist wichtig und wird von pflegenden Angehörigen wie ein kurzer Urlaub empfunden. Verpflichten Sie für diesen Anlass andere Familienmitglieder zur Beaufsichtigung, engagieren Sie einen ehrenamtlichen Betreuer oder greifen Sie auf die Unterstützungspflege der Sozialstationen zurück. Behalten Sie mindestens ein lieb gewonnenes Hobby bei, da eine Freizeitbeschäftigung maßgeblich zur Lebensqualität beiträgt.

## Freundschaften pflegen

Soziale Kontakte zu pflegen, kostet Zeit, die der pflegende Angehörige im Verlauf der Krankheit immer weniger aufbringt. Da kaum Zeit für ein Treffen bleibt, bröckeln alte Freundschaften weg und lockere Bekanntschaften

### Das rät der Arzt

Isolation und Verzweiflung machen Sie auf Dauer krank. Lassen Sie es nicht so weit kommen!

- Machen Sie Ihren Freunden klar, dass es Ihnen zwar ein Anliegen ist, mit ihnen zusammen zu sein, dass Sie jedoch nicht unbedingt Ratschläge erwarten.
- Ganz im Gegenteil, suchen Sie durch das gesellige Zusammensein gezielt die Abwechslung, die Ablenkung und die Distanz zur Pflege.
- Erbitten Sie sich deshalb für diese Zeit ausdrücklich, nicht über die Pflege zu sprechen. Das entkrampft das gegenseitige Verhältnis.
- Suchen Sie eine Angehörigen- oder Selbsthilfegruppe für problemlösende Gespräche auf. Niemand versteht Sie besser als die Menschen dort. Nicht selten entwickeln sich auch hier dauerhafte neue Freundschaften, die auf dem gemeinsamen Erfahrungshorizont basieren. Ohne Scham kann man sich auch außerhalb der Zeiten – sogar zusammen mit den demenzkranken Angehörigen – privat gegenseitig besuchen oder die Freizeit miteinander gestalten.

schlafen ein. Manche Freunde melden sich auch nicht mehr, da sie sich nicht mit der Pflegesituation auseinandersetzen wollen oder sie selbst so ratlos sind, dass sie nicht wissen, worüber sie reden sollen. Tatsächlich können viele Außenstehende kaum ermessen, was eine solche Pflegesituation an Einschränkungen abverlangt. Kluge Feststellungen und Ratschläge wie „Du tust zu viel" oder „Denk auch mal an dich" sind zwar berechtigt, liefern aber keine Lösungsansätze

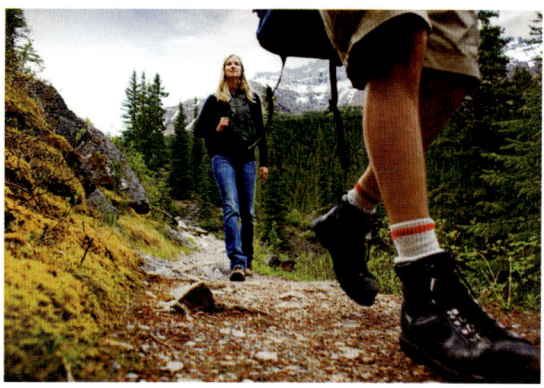

Lieb gewonnene Hobbys wie z.B. Wandern sollte man beibehalten, um nicht zu vereinsamen.

und verstärken das Gefühl, nicht verstanden zu werden. Deshalb zieht sich mancher Pflegende im Lauf der Zeit auch ganz bewusst aus seinem sozialen Umfeld zurück. Er lädt keine Verwandten, Freunde oder Nachbarn mehr ein und nimmt auch keine Einladungen mehr an. Verstärkt wird dieser Rückzugsimpuls, wenn auch Scham über die Persönlichkeitsveränderung oder das manchmal seltsame Gebaren des Erkrankten hinzukommen.

Die Folge ist Isolation, Vereinsamung und Verzweiflung. Allein durch die depressive Grundstimmung verschärft sich die Wahrnehmung für die bestehenden Probleme und belastet zusätzlich. Einsamkeit tut nicht nur seelisch weh, sondern birgt auch erhebliche Gesundheitsrisiken: Herzinfarkt, Krebs und Immunschwäche kommen bei zurückgezogenen Menschen viermal häufiger vor als bei Menschen mit einem großen Bekanntenkreis und einigen wenigen Freunden. Wie die Universität Ohio in einer Studie nachgewiesen hat, genügen genau fünf enge Freunde (Verwandte zählen nicht mit), mit denen Angehörige regelmäßig und vor allem gern Kontakt haben, um diese Risiken zu vermeiden – Menschen, auf die sie sich verlassen können, wenn sie wirklich Hilfe brauchen, und die umgekehrt auch die pflegenden Angehörigen um Rat und Hilfe fragen.

## Körperlich und geistig fit trotz Pflegestress

Die Betreuung einer dementen Person verlangt den pflegenden Angehörigen nicht nur auf seelischer Ebene viel ab. Durch den permanenten Schlafmangel, den körperlichen Einsatz und die tagtäglichen Stresssituationen werden 20 % krank. Etwa 50 % der Pflegenden werden häufiger krank als ihre Altersgenossen im normalen Leben.

In einer Umfrage einer Krankenkasse klagten sechs von zehn Pflegenden über Rückenschmerzen, jeder Fünfte hatte Herz-Kreislauf-Probleme, ein Viertel litt unter Schlafstörungen und ein Fünftel unter Magenbeschwerden. Dazu werden häufig noch Haltungsschäden, Gewichtsprobleme, Kopfschmerzattacken, vermehrt Infekte und Diabetes aufgeführt. Eine aktuelle Langzeitstudie aus Nordamerika hat zudem gezeigt, dass pflegende Ehepartner selbst ein sechsfach höheres Risiko haben, selbst an Demenz zu erkranken. Die Forscher vermuten, dass vor allem der Stress den Ausbruch der Erkrankung begünstigt.

Im Widerspruch dazu steht, dass die Pflegenden selbst kaum für längere Zeit in ein Krankenhaus gehen. Die Gesamtausgaben für stationäre und ambulante Behandlung lagen nach einer Studie einer deutschen Betriebskrankenkasse trotz häufigerer Krankheitsfälle um 20 % niedriger als beim Durchschnitt der Bevölkerung. Diese „Schieflage" lässt sich nur dadurch erklären, dass die eigene Gesundheit hinter die des Schutzbefohlenen gestellt wird. Um dies zu vermeiden, sollten Sie von vornherein präventive Maßnahmen ergreifen und auf Ihren Körper achten:

## Für einen starken Rücken

Hilfestellungen beim Waschen, das Umbetten vom Bett in den Rollstuhl, die gebeugte Haltung über dem Pflegebett – das sind alles Bewegungen, die die Wirbelsäule stark belasten. Werden die Verrichtungen zusätzlich in einer falschen Körperhaltung ausgeführt, verschleißen die Bandscheiben noch schneller, bis sie aus ihrem Wirbelkanal austreten, auf Nerven drücken und diese reizen oder – schlimmstenfalls – sich als klassischer Bandscheibenvorfall mit starken Schmerzen und Bewegungsunfähigkeit äußern. Auch Muskelverspannungen, die oft in Kopf und Arme ausstrahlen können, sind „typisch" für den Pflegeberuf.

Das Wichtigste im Pflegealltag ist es deshalb, beim Heben schwerer Dinge immer aus den Knien heraus zu handeln und nie aus dem Rücken. Ein zum Aufheben gebeugter Rücken ist reinstes Gift für die Knorpelscheiben. Um diese außerdem zu schützen, sollten Sie die Rücken- und Bauchmuskulatur stärken. Da oft ein regelmäßiger und auch wünschenswerter Besuch eines anleitenden Wirbelsäulenkurses nicht möglich ist, empfiehlt sich zumindest die Anschaffung einer DVD oder eines Videos, die ein Heimtraining ermöglicht. Allerdings sollten die Übungen regelmäßig zu festgelegten Zeiten erfolgen, weil sonst die Bemühungen erlahmen und erfolglos bleiben.

Weitere und zunehmend bewährte Möglichkeiten, um dem Rücken einen gesunden Ausgleich zu bieten, sind – neben Schwimmen und jeglicher

Form von sportlicher Bewegung – besonders Pilates sowie die Beschäftigung mit Theraband und FlexiBar. Pilates zielt auf die tief liegenden und kleinen Muskelgruppen ab und fördert die korrekte und gesunde Körperhaltung. Mit dem Theraband können unterschiedliche Muskelgruppen – darunter auch Rücken, Arme und Schulterbereich – gezielt trainiert und gekräftigt werden. Beim FlexiBar handelt es sich um einen in Schwingung gebrachten biegsamen Stab, der durch die entstehenden Vibrationen die tief gelegenen Rückenstrecker und die Bauchmuskulatur in Schwingung versetzt. Insbesondere wird damit den Verspannungen im Schulter- und Nackenbereich sowie Problemen in der Lendenwirbelsäule entgegengewirkt.

Einen „Geheimtipp" stellt Kinästhetik dar. Bei diesem zusammengesetzten Wort aus dem Griechischen („kinesis" = Bewegung, „aisthesis" = Empfindung) handelt es sich um ein Bewegungskonzept, das pflegenden Angehörigen ermöglicht, mit wesentlich weniger Kraftaufwand zu arbeiten. Dazu werden die Bewegungsmöglichkeiten des pflegebedürftigen Menschen bewusst ausgebaut, in die Handlungsabläufe eingebaut und damit eine Technik entwickelt, die die Dynamik der Bewegungsimpulse zu Hebetätigkeiten nutzt.

Mehrere Krankenkassen, Krankenhäuser oder Volkshochschulen bieten diese Schulungen als Block zu etwa 20 Stunden an. Die Kosten werden in der Regel von der Krankenkasse übernommen. Auch Patientenbesuche und konkrete Anleitungen zu Hause sind möglich und können über die Pflegekasse abgerechnet werden.

## Entspannungsmethoden

Erste Hinweise auf zu hohen Stress sind klassischerweise Kopfschmerzen, Magenbeschwerden, Sodbrennen und unruhiger Schlaf. Wird der Zustand irgendwann chronisch, kommt es zu Gewichtsproblemen, zu hohem oder zu niedrigem Blutdruck und Verspannungen. Wird dem weiterhin keine

Atmen Sie ein paar tiefe und bewusste Atemzüge ein und aus. Überprüfen Sie dabei Ihre Körperhaltung und lassen von Kopf bis Fuß alles erschlaffen: Hals, Schultern, Arme und schließlich den Oberkörper. Atmen Sie so lange bewusst tief ein und aus, bis Sie spüren, dass der Puls ruhig wird und sich verlangsamt.

Beachtung geschenkt, folgen die „echten Krankheiten" wie Depression, Herzinfarkt, Schlaganfälle oder Diabetes.

Bei richtiger Entspannung nimmt die Grundspannung, die sich durch den Stress aufgebaut hat, in den Muskeln ab, der Organismus braucht weniger Sauerstoff, der Atem wird ruhiger und regelmäßiger, die Pulsfrequenz wird langsamer, das Herz kann sich erholen, der Blutdruck sinkt, und die Verdauungstätigkeit wird aktiviert. Mit einigen Techniken kann man diese Erholungsphasen für den Körper erreichen, insbesondere dann, wenn das spontane Abschalten schon nicht mehr gelingt.

Versuchen Sie, einige Male in der Woche eine halbe Stunde gezielt Entspannungsübungen zu machen. Bewährt haben sich autogenes Training, progressive Muskelentspannung oder Yoga. Wenn es für Sie nicht möglich ist, einen Kurs zu besuchen, gibt es auch hierzu ein umfassendes Angebot an CDs oder DVDs für das Üben zu Hause.

Viele Menschen erreichen eine tiefe Entspannung durch eine wohltuende Massage. Insbesondere eine Shiatsu-Massage wirkt gegen fast alle Symptome infolge der Pflegebelastungen, wie sie häufig angegeben werden.

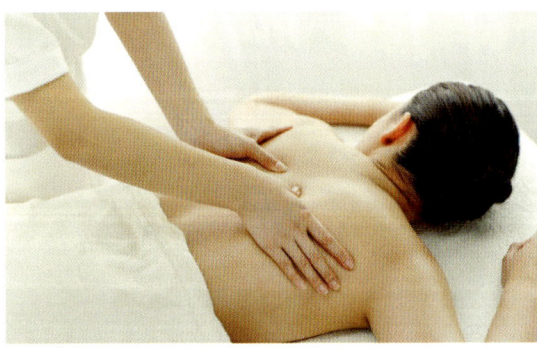

Eine Wellness-Massage bringt körperliche wie auch seelische Entspannung.

Dabei wird nach Vorstellung der traditionellen chinesischen Medizin (TCM) durch Fingerdruckbehandlung der gestörte Fluss der Lebensenergie harmonisiert, der in bestimmten Leitbahnen, den Meridianen, fließt. Nach westlicher Definition wird so das autonome Nervensystem stimuliert und hat – je nach Art der Stimulierung – eine beruhigende oder anregende Wirkung. Das Ziel ist die Entspannung und Stärkung des Körpers.

## Auftanken während einer Kur

Je länger die Pflegezeit andauert, desto größer ist jedoch die Wahrscheinlichkeit, dass irgendwann alle Reserven aufgebraucht sind. Hier hilft eine
Kur, beispielsweise in der AOK-Klinik Schlossberg in Bad Liebenzell, die
speziell auf die Bedürfnisse eines pflegenden Angehörigen zugeschnitten
ist. Eine andere Möglichkeit für pflegende Angehörige bieten die Häuser
der Röpersberg-Klinikgruppe in Schleswig-Holstein, Bayern und Baden-
Württemberg. Hier sollen die pflegenden Angehörigen seelisch und körperlich gestärkt werden, damit sie den Alltag besser bewältigen können.
Das Angebot reicht von Psychotherapie, medikamentöser Therapie bis zu
Entspannungsverfahren, Ernährungsberatung sowie Schulung über das
Krankheitsbild Demenz und den Umgang mit dem Kranken. Diese psycho-
somatische Rehabilitation für pflegende Angehörige kann vom Hausarzt
oder Facharzt verordnet werden, der die aus der Belastungssituation resul-
tierende Erkrankung diagnostiziert und den entsprechenden Antrag bei der
zuständigen Krankenkasse stellt.

Doch auch in anderen Kurhäusern kann man sich durch die Teilnahme
an Kursen und Gesprächen eine vergleichbare Kur zusammenstellen.

Der Begriff Kur weicht der Bezeichnung „medizinische Vorsorge- und
Rehabilitationsleistung", denn der Hausarzt kann die in der Regel auf drei
Wochen angelegte Maßnahme als vorbeugende Maßnahme anordnen, damit
akute Gesundheitsrisiken nicht zu einer langfristigen Erkrankung führen.

Das größte Hemmnis, solch ein Angebot wahrzunehmen, stellt sich für
den Antragsteller durch die Frage: „Wer sorgt in der Zwischenzeit für meinen Demenzkranken?" Hier tritt die Ersatzpflege bzw. Verhinderungs- oder
Urlaubspflege ein, die den Pflegebedürftigen entweder zu Hause versorgt,
oder durch Kurzzeitpflege in einer Senioreneinrichtung.

In Österreich wurde ein spezielles Servicepaket für pflegende Angehörige entwickelt: „ANNA – Angehörige nehmen Auszeit". Hierbei wird für die
Zeit der Kur und Erholung eine Lösung für die Betreuung des Dementen
organisiert und für die pflegenden Angehörigen ein umfangreiches The-
rapie- und Rahmenprogramm geboten. Dazu zählen beispielsweise Entspannungsübungen, Rückenschule, Massagen, aber auch psychologische
Beratung. Außerdem haben die Angehörigen während dieser Zeit die Gelegenheit zum Erfahrungsaustausch mit anderen Pflegenden. Bereits direkt
nach Antragstellung kommt ein Betreuer in das Haus, der mit allen Beteiligten für die Zeit der Kur einen individuellen Versorgungsplan entwickelt.
Der Kur- und Erholungsaufenthalt dauert drei Wochen und wird bislang in
Bad Schallerbach, in Bad Ischl und in Bad Goisern angeboten.

# Worüber niemand spricht

Die Pflege eines demenzkranken Angehörigen ist mit starken Emotionen verbunden: Schmerz und Trauer über die Diagnose, über das schrittweise Abschiednehmen, die allmähliche Entfremdung und die Hoffnungslosigkeit.

Viele Angehörige leiden unter Schuldgefühlen und klagen sich an, es z.B. nicht richtig zu machen, zu wenig zu leisten und dass es Ihnen nicht gelingt, das Fortschreiten der Krankheit wenigstens ein bisschen aufzuhalten, oder zumindest den Kranken bei Laune zu halten. Auch kann dem meist zu hohen persönlichen Anspruch, für den Betroffenen „immer da zu sein", nicht dauernd entsprochen werden. Die Vernachlässigung der übrigen Familienmitglieder zugunsten des Pfleglings trägt ebenfalls dazu bei, dass sich viele Angehörige unzulänglich fühlen. Doch das ist unbegründet, denn eine Demenz im Allgemeinen und eine Alzheimer-Krankheit im Speziellen sind durch äußere Einflüsse nicht zu verhindern und letztendlich auch nicht aufzuhalten.

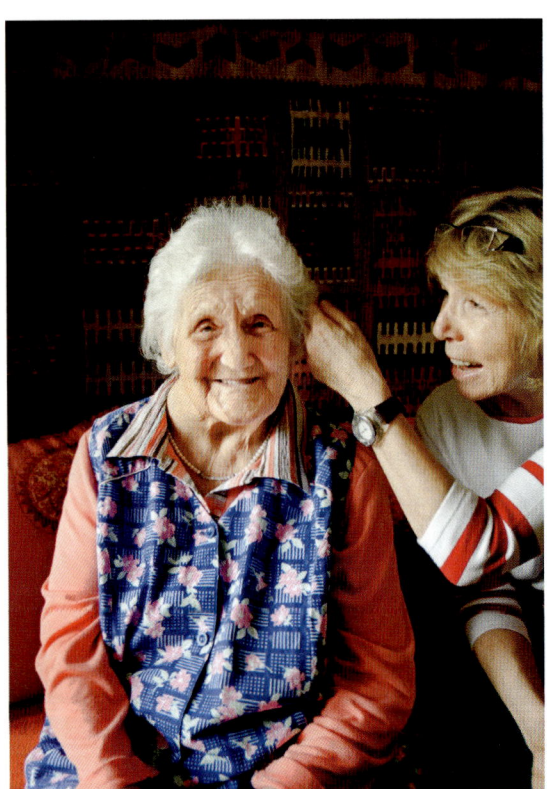

Die Kranken brauchen Zuwendung, Nähe und Geborgenheit – Angehörige auch mal Zeit für sich. Nicht immer gelingt dieser Spagat.

So entstehen Ängste und Aggressionen, verbunden zum Teil auch mit Scham und Ekel, die aufsteigen und sich zuweilen entladen – und für die sich der pflegende Angehörige im Nachhinein wiederum schämt und verachtet. Eine verständliche Reaktion, denn es ist nicht normal, stets ausgeglichen, ausgeruht und freundlich zu sein, wenn man einen Großteil seiner Kraft statt zur Erholung verantwortungsvoll für die Pflegearbeit von Demenzkranken verwendet. Wenn allerdings die negative Grundstimmung andauert oder eines dieser

Gefühle den Alltag und die pflegende Person beherrscht, sollten Sie dem entgegensteuern. Wichtig ist in dieser Lage, die Ursachen und Auslöser für die belastenden Gefühle zu erkennen. Allein schon das Nachdenken darüber hilft in vielen Fällen und bietet zuweilen auch die Möglichkeit, negative Gedanken durch realistische positive Aussagen neu zu bewerten.

# Wut und Aggression

Durch die Überforderung kommt es in der Regel im Verlauf der Pflege zunächst zu einer abnehmenden Freundlichkeit und Schuldgefühlen darüber. Diese versucht der Angehörige mit vermehrten Anstrengungen wieder gutzumachen – und wird wieder frustriert. Schließlich folgen auf die Erfolglosigkeit dann die Hilflosigkeit und zuletzt die Hoffnungslosigkeit. Dieser Teufelskreislauf mündet in Erschöpfung, aus der Abneigung gegenüber dem Erkrankten entstehen Ärger, Wut oder sogar Apathie.

Gelingt es an dieser Stelle dem Angehörigen nicht, eine Entlastung herbeizuführen, droht die Situation außer Kontrolle zu geraten. Entweder richtet sich die Aggression gegen sich selbst, und es kommt zu krankhaften Formen der Selbstbeschuldigung, zu körperlichen Symptomen und einer depressiven Grundstimmung bzw. einer Erschöpfungsdepression; oder er sucht Beruhigung und Trost in Nikotin, Alkohol, Drogen oder Medikamenten wie Schlaf-, Aufputsch-, Beruhigungs- oder Schmerzmitteln.

Die Aggression kann sich jedoch auch auf den zu pflegenden Ehepartner oder Elternteil entladen. Geschieht das als Schimpfen und in bestimmten Situationen, sollte dies als Warnhinweis dienen. Permanente Beschimpfungen, Sarkasmus oder Zynismus zählen jedoch bereits zu den ersten Erscheinungsformen der echten Gewaltanwendung. Bestrafungen durch

## Das rät der Arzt

Wenn Sie diese Reaktionen an sich selbst feststellen, müssen Sie sich für die Gefühle nicht schämen, aber als dringenden Anlass sehen, eine Lösung zu finden, sei es, dass Sie die Situation verändern oder dass Sie Ihre Einstellung ändern. Vielen gelingt dies in Gesprächen mit anderen, z. B. in einer Selbsthilfegruppe oder mit einem Arzt. Ebenso hilfreich können ein Telefonat mit einer Beratungsstelle oder einem Krisentelefon sowie eine professionelle Betreuung durch einen Psychologen sein.

Isolation, Einsperren und Festbinden, Schläge, körperliche Misshandlungen wie Essen und Trinken vorenthalten, ärztliche Hilfe verweigern oder den Hilfsbedürftigen in seinen Exkrementen liegen lassen, gehören zu den schlimmsten Formen der Gewalt und bedürfen einer Behandlung.

Manchmal nutzen Angehörige die Situation dadurch aus, dass Sie sich an den Dementen finanziell bereichern: Um sich für all die Mühen zu entschädigen, nehmen sie sich Geld aus der Brieftasche des Betroffenen, manipulieren Vermögen, Verträge oder Testamente. Ein Zeichen dafür, dass sich die moralischen Grenzen verschoben haben. Die Pflegepersonen rechtfertigen diese unzulässigen Übergriffe mit der ihnen zustehenden finanziellen Entschädigung für all ihre Mühen.

## Trauer und Todeswünsche

Der Umstand, dass Sie Tag für Tag ein Stück Ihres Vaters oder Ehemannes, Ihrer Mutter oder Ehefrau verlieren, macht traurig und erfordert „Trauerarbeit". Aus psychologischer Sicht leistet sie den aktiven Prozess, die vielen Verluste seelisch zu bewältigen: die Auflösung der zwischenmenschlichen Beziehung, der Verlust der im Lauf des gemeinsamen Lebens erworbenen Vertrautheit, die Zunahme der Entfremdung, das Wegfallen von jeder Form von Intimität und das Aufgeben der gemeinsamen Lebensperspektiven. Zusätzlich schrumpft das gemeinsame Umfeld und erfordert von den Angehörigen eine Neuorientierung.

Die Begriffe „partielle Trauer" und „Trauer im Schwebezustand" beschreiben den Zustand, in dem sich viele Angehörige befinden. Der Pflegebedürftige ist zwar körperlich noch anwesend, hat jedoch immer weniger mit der Person zu tun, die der Angehörige einst geliebt hat. Daraus kann der heimliche Wunsch nach dem Tod des Partners oder Elternteils entstehen, um den psychologisch täglich erlebten Verlust auch real betrauern zu können. Der zunehmende Verfall und das Nachlassen der Kräfte des Betroffenen bestärken zusätzlich die Zweifel bezüglich der Lebensqualität des Erkrankten und schüren Erlösungsfantasien für beide Beteiligten.

Tatsächlich handelt es sich jedoch dabei um verzweifelte Hilferufe des Angehörigen aus einer großen seelischen Not heraus und aus der Überforderung durch die auszehrende Pflegearbeit. Das Gespräch mit einem Seelsorger oder der Besuch einer Hospizgruppe kann in solchen Momenten Trost bringen. Wichtig ist in dieser Phase auch, dass Sie sich wieder mehr nach außen orientieren: Eigeninteressen wahrnehmen, Freundschaften vermehrt pflegen und ein Stückchen Lebensfreude zurückgewinnen.

# Abneigung und Ekel

Die Wesensveränderung des Partner oder Elternteils macht es auf Dauer schwer, die zunehmenden Ausfälle liebevoll hinzunehmen, da auch die Liebe mit der Rückentwicklung der Persönlichkeit schwindet. Es kostet den Pflegenden vermehrt Überwindung, intime Hilfestellungen zu leisten. Wenn die Ehefrau plötzlich die Inkontinenzversorgung für ihren Mann übernehmen oder der Sohn bei der Intimwäsche des Vaters behilflich sein muss, ist das für beide Beteiligte oft mit Scham und für den Pflegenden durchaus auch mit Ekel besetzt. Ebenfalls fördern beispielsweise der Verlust jeglicher Tischmanieren oder auch sexuelle Ausschweifungen wie öffentliche Selbstbefriedigung abstoßende Empfindungen. Kommen Verunreinigungen in der Wohnung infolge ungehemmter Ausscheidungen sowohl von Urin als auch Kot hinzu, sind fast alle Angehörigen überfordert.

## Tipps für Angehörige

- Schämen Sie sich nicht, wenn sich Ekelgefühle auch bei Ihnen einstellen. Das ist ganz natürlich und geht auch den meisten Helfern so.
- Reden Sie über Ihre Gefühle, auch wenn es oft noch ein „Tabuthema" ist.
- Falls der Demenzkranke noch kooperiert, sollten Sie mit ihm bereits frühzeitig die Umstellung auf Windeln ansprechen und darauf drängen, z.B. nach jedem Stuhlgang die Unterwäsche zu wechseln.
- Verwenden Sie Kunststoffhandschuhe, Schutzkittel und auf die Oberlippe aufgetragene Pfefferminzpaste, um sich vor eigener Verschmutzung und Geruchsbelästigung zu schützen.
- Verteilen Sie unliebsame Arbeiten auf mehrere Angehörige, so wird der Druck, trotz Ekelgefühls handeln zu müssen, ein wenig gelindert.
- Bestellen Sie im fortgeschrittenen Stadium für das Waschen und die Intimpflege eine professionelle Kraft vom ambulanten Pflegedienst.

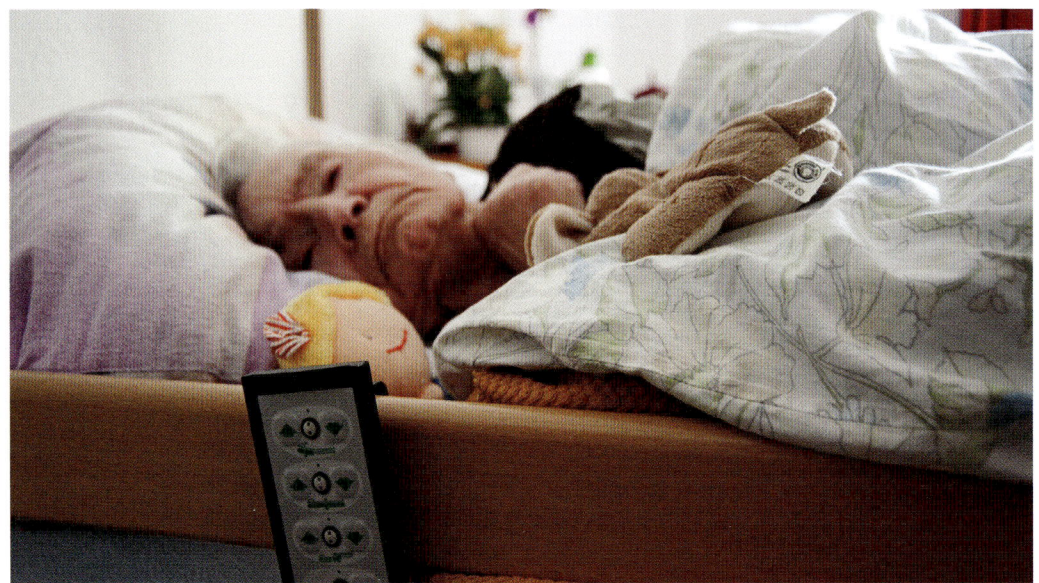

Den Vater oder die Mutter „in ein Pflegeheim stecken zu müssen", ist keine leichte Entscheidung. Oft sind vor solch einem Entschluss die Grenzen der eigenen Leistungsfähigkeit erreicht.

## Sorgen und Ängste

Die Frage „Wie geht es weiter, wenn ich nicht mehr kann?", treibt jeden Pflegenden um. Die Sorge, der Verantwortung irgendwann nicht mehr entsprechen zu können, zählt zu den häufigsten Ängsten von pflegenden Angehörigen. Dazu gesellen sich – vor allem in Erschöpfungszuständen – weitere Ängste hinzu: „Wie wird sich die Krankheit auf meine Familie auswirken?", „Kann ich den Anforderungen im Beruf auf Dauer standhalten?", „Wie sieht längerfristig meine finanzielle Situation aus?" oder „Welche Gefahren drohen dem Erkrankten selbst und dem Umfeld durch seine unvorhersehbaren und unkontrollierbaren Verhaltensweisen?" Viele Angehörige schaffen es oft nicht, sich aufgrund des Zeitmangels richtig mit den vielen angstmachenden Fragen auseinanderzusetzen. Stattdessen werden die Ängste unterdrückt und verdrängt. Im Unterbewusstsein gärt es jedoch weiter, und dies versetzt Körper und Seele in einen permanenten Stresszustand. Die Folge ist, dass sie sich selbst im Kino oder bei einem Treffen mit Freunden nicht mehr richtig entspannen können.

Erfahrungsgemäß ist der Austausch mit anderen pflegenden Angehörigen am hilfreichsten, denn alle sind in der gleichen ungewissen Situation, haben aber zum Teil schon Methoden gefunden, um mit diesen Ängsten umzugehen.

# Schuldgefühle und Selbstvorwürfe

Gewissensbisse sind im normalen Leben eine durchaus sinnvolle Reaktion, um sich selbst kritisch zu hinterfragen. Auch im Pflegealltag macht es Sinn, innezuhalten und zu überlegen, ob Sie richtig handeln oder ob es etwas zu verbessern gibt. Vielleicht haben Sie tatsächlich in einzelnen Situationen überreagiert, den Vater oder die Mutter angebrüllt oder den Ehemann oder die Ehefrau vernachlässigt. Viele Angehörige stellen sich jedoch stattdessen die quälende Frage – verbunden mit dem Selbstvorwurf –, ob sie nicht mehr in der Pflege leisten könnten oder womöglich gänzlich versagt haben.

Diese zermürbenden Gedankenschleifen bringen jedoch nichts. Emotionale Überreaktionen entstehen meist aus Überlastung. Wichtig ist, dass Sie sich die Fehler und die Überbelastung selbst eingestehen. Viele Schuldgefühle und vor allem die nicht fassbaren – die subjektiven – entstehen aus dem zu hohen Anspruch an sich selbst und dem Wunsch, immer eine perfekte Pflege zu leisten.

Viele Angehörige können es kaum ertragen, den dementen Ehemann oder Vater, die betroffene Ehefrau oder Mutter in anderen Händen zu wissen. Sie fühlen sich schuldig, den Betroffenen „einfach in ein Pflegeheim zu stecken". Sie haben Angst, er könnte dort nicht richtig verstanden, betreut oder behandelt werden. Oder sie befürchten, dass ihn die fremde Umgebung, fremde Menschen nur noch mehr „durcheinanderbringen", wodurch die Betreuung dann noch schwerer wird oder die Erkrankung womöglich noch

## Das rät der Arzt

Perfektionismus führt zwangsläufig zur Überforderung. Lassen Sie es nicht so weit kommen!

- Ein erster Schritt ist, dass Sie ebenso nachsichtig mit sich selbst sind, wie Sie es gegenüber dem gepflegten Betroffenen sein wollen. Niemand kann erwarten, dass Sie in einer so anstrengenden Situation alles perfekt erledigen.
- Im zweiten Schritt fragen Sie sich, was Sie selbst einem anderen in derselben Situation raten würden – und nehmen Sie den Rat für sich selbst an.
- In einem dritten Schritt sollten Sie versuchen, für sich selbst zu sorgen, selbst zufrieden und glücklich zu sein, um wenigstens den Erkrankten auf der Gefühlsebene noch positiv zu erreichen. Das wiederum erreichen Sie nur, wenn Sie an sich selbst denken und für Entlastung in vielen Bereichen der Pflege sorgen.

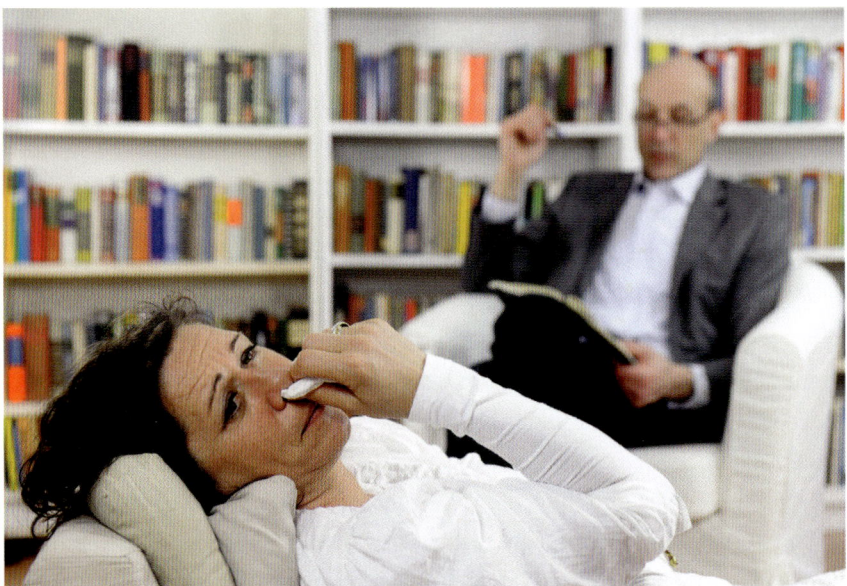

Gefühle von Verzweiflung und Schuld tauchen auf, wenn die Lasten der Pflege zu groß werden und das Eingeständnis der eigenen Unfähigkeit hinzukommt.

schneller voranschreitet. Insbesondere wenn Angehörige sich früher versprochen haben, immer füreinander da zu sein. Sie verurteilen sich dafür, dass sie „ein verletzliches, wehrloses Wesen weggeben", dass sie wortbrüchig oder zu egoistisch geworden sind, dass sie durchaus noch mehr Kräfte hätten mobilisieren können ... Die Palette der Argumentationen zur Selbstbezichtigung ist vielseitig und die Vorwürfe halten oft über den Tod des Betroffenen an.

Entscheidend zur Konfliktlösung trägt dann dazu bei, inwieweit Sie in der Lage sind, die vorher nicht absehbaren Belastungen versöhnlich gegen Ihre überzogenen moralischen Anforderungen zu stellen, abzuwägen und dann realistische Lösungen zu finden. Gelingt dies nicht, sollten Sie auf professionelle Hilfe zurückgreifen, den Umgang mit Schuldgefühlen erlernen und auch dadurch die seelische Belastung reduzieren.

## Das rät der Arzt

Wenn Sie zusätzlich zur Angst auch noch unter Panikattacken leiden, sollten Sie grundsätzlich keine Scheu haben, die professionelle Hilfe eines Arztes oder Psychotherapeuten anzunehmen. Adressen nennt Ihnen der Hausarzt.

# Professionelle Hilfe annehmen (müssen)

Es gibt viele konkrete Hilfsangebote für pflegende Angehörige, die jedoch oft aus Scham nicht angenommen werden. Nehmen Sie professionelle Hilfe in Anspruch, denn dann kommen Sie über Ihre Sorgen, Schuldgefühle und Ohnmacht leichter hinweg. Wenn Sie die Probleme dagegen unausgesprochen und damit letztlich ungelöst mit sich herumschleppen, wirken Sie zwar auf den ersten Blick eventuell stärker und selbstbewusster, in Wirklichkeit spitzt sich dadurch die Situation jedoch zu: Ihre Probleme zeigen sich in körperlichen Symptomen, aber auch in zwischenmenschlichen, das heißt in familiären, nachbarschaftlichen oder beruflichen Auffälligkeiten. Deshalb: Nehmen Sie bei den ersten Anzeichen, dass Sie dauerhaft überreagieren, den Betroffenen verbal und körperlich bestrafen oder Sie Zuflucht in Beruhigungsmitteln wie Alkohol oder Tabletten suchen, professionelle Hilfe von Beratungsstellen und Psychotherapeuten in Anspruch.

Mittlerweile haben sich viele Psychologen und Sozialpädagogen auf Pflegeprobleme und die Problematik mit Demenzpatienten spezialisiert. Diese führen mit Ihnen entweder Einzelgespräche durch oder veranlassen Familiensitzungen, in denen oft alle Angehörigen eingebunden werden. Die psychologische Erstberatung bei Familienhilfen, Gesundheitsämtern oder Krisenzentren ist meist kostenlos. Hier erhalten Sie oft auch Angebote für Entspannungskurse, weiterführende Adressen oder Informationen zu Selbsthilfegruppen.

Wenn Sie sich in einer akuten Krise befinden und nicht mehr weiter wissen, können Sie sich auch an eine psychiatrische Klinik vor Ort, an einen Krisendienst oder einen Seelsorger wenden.

## kurz + knapp

**Psychologische Onlineberatung**
Seit Sommer 2011 gibt es eine psychologische Onlineberatung für pflegende Angehörige. Speziell ausgebildete Psychologen beraten im Internet unter www.pflegen-und-leben.de Menschen, die durch die Pflegesituation unter emotionalem Druck stehen oder die mit Familienmitgliedern Schwierigkeiten haben. Die Kosten des Angebots werden derzeit von vier deutschen Pflegekassen übernommen. Es soll als niedrigschwelliges Angebot für fachkompetenten Beistand dienen, wenn den Angehörigen die Zeit fehlt oder die Hemmschwelle für ein persönliches Gespräch zu hoch ist. Der Austausch findet schriftlich statt, ein Online-Chat ist ebenfalls möglich. Jede Anfrage wird binnen zwei Werktagen beantwortet. Das Projekt ist auch für Angehörige aus der Schweiz oder Österreich zugänglich. Ähnliche Angebote gibt es auch in diesen Ländern.

# Umgang mit dem Tod

Menschen in Würde sterben zu lassen, heißt loslassen. Der Prozess ist immer schmerzhaft und die unmittelbare Zeit danach oft quälend. Nach jahrelanger aufopferungsvoller Pflege und befreit von der Last der „Rund-um-die-Uhr-Bereitschaft" stellt sich nur selten „Erleichterung" ein. Vielmehr wird das leere Bett gleichbedeutend zum großen Loch, in das viele Angehörige hineinfallen. Der Lebensmittelpunkt ist weggebrochen und erfordert eine radikale Umorientierung. Im akuten Zustand fehlen jedoch Antrieb, Lust und Perspektiven. Das ist vollkommen normal.

Viele Angehörige entwickeln erst nach dem Tod Schuldgefühle. Sie sind der Ansicht, es versäumt zu haben, mit dem Vater oder der Mutter ausreichend gesprochen, ihre Ehefrau oder ihren Ehemann beim Sterben nicht begleitet oder tatsächlich Fehler gemacht zu haben. Versuchen Sie, sich keine Vorwürfe zu machen, analysieren Sie nicht die noch so kleinsten

## Tipps für Angehörige

Was kommt danach? Hilfe bei der Trauerarbeit:

- Sie haben das Recht zu trauern. In der Vorbereitung für das Begräbnis und bei der Beerdigung selbst liegt bereits die Chance, sich zu verabschieden, mit dem Tod abzuschließen und den Trauerprozess einzuleiten.
- Weinen Sie, lassen Sie die Gefühle zu und sprechen Sie mit Freunden, Bekannten und der Familie über den Menschen.
- Lassen Sie Erinnerungen an ihn aufleben, teilen Sie Ihre Gedanken und Gefühle mit.
- Stellen Sie Bilder von dem Verstorbenen auf.
- Oft ist es hilfreich, relativ zeitnah nach dem Tod eine Kur anzutreten. Dort können Sie nicht nur ausschlafen, Kräfte sammeln und sich an einen gedeckten Tisch setzen, sondern auch eine psychologische Betreuung für die Trauerarbeit in Anspruch nehmen. Dabei werden Ihre Schmerzen ernst genommen und verbliebene Schuldgefühle thematisiert. Sie finden Ruhe, Erholung und – in der fremden Umgebung – Distanz. Daraus können sich neue Impulse für ein zukünftiges Leben ergeben.

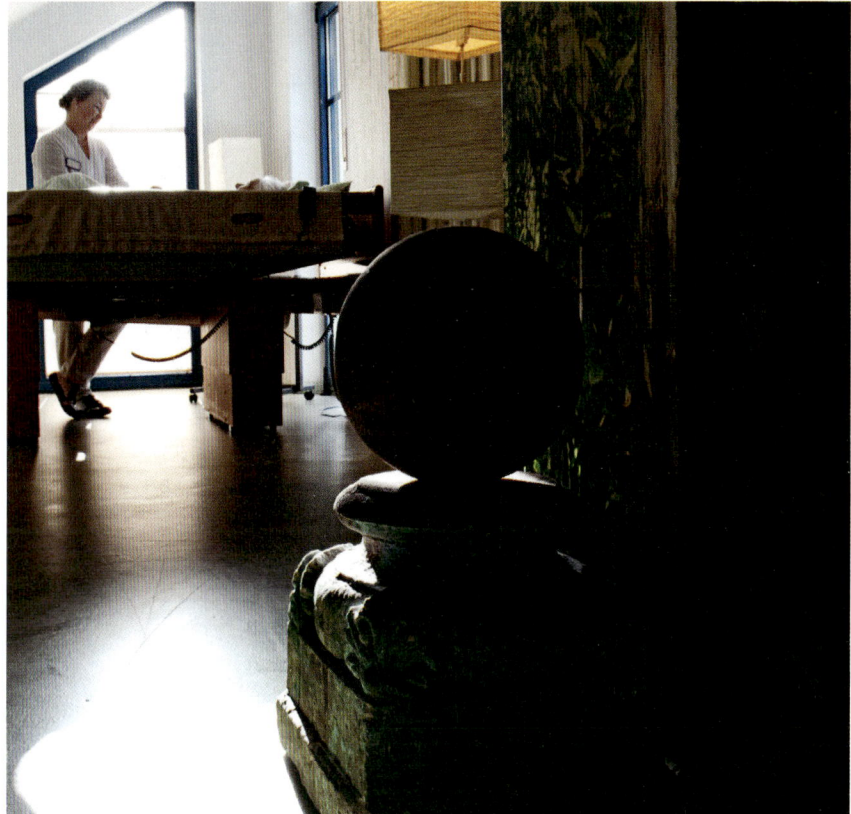

In manchen Pflegeeinrichtungen gibt es die Möglichkeit, mit sinnlichen Berührungen, Düften und Klängen das langsame Hinübergleiten, den Sterbeprozess zu begleiten.

Fehler, zermartern Sie sich nicht den Kopf darüber, wann Sie welche Dinge versäumt oder gesagt haben.

Lenken Sie Ihren Blick in solchen Momenten besser auf das, was Sie Ihrem Partner in all den Jahren gegeben haben, auf die schönen Momente im gemeinsamen Leben, auf die unzähligen Situationen, in denen Sie das Leben Ihres Partners oder Elternteils bereichert haben – inklusive der Pflege während der Demenz. Und denken Sie jetzt auch mal an sich.

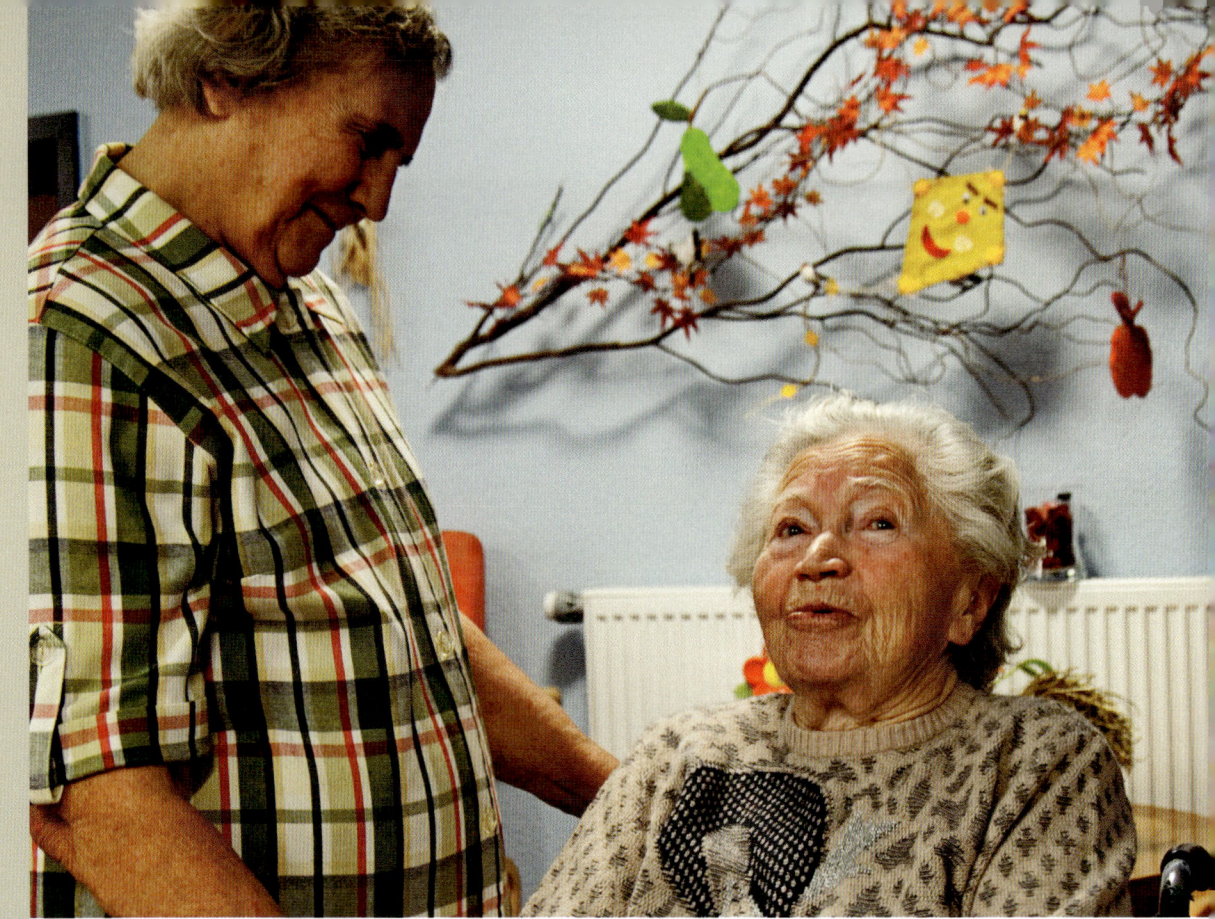

# Fragen und Antworten

Die Sorge um das Wohlergehen des Betroffenen und die Bewältigung des Alltags lassen den pflegenden Angehörigen oft nur wenig Raum für Freizeit, Erholung und Entspannung. Hinzu kommen Hilflosigkeit und dauerhafte Überforderung. Darunter leiden sowohl Angehörige als auch der Demenzkranke. Was können Angehörige dagegen tun?

**? Meine demente Mutter muss ins Krankenhaus. Stimmt es, dass die meisten Krankenhäuser bisher nicht auf Demenzkranke eingestellt sind?**
Demenzkranke reagieren in einer fremden Umgebung wie einem Krankenhaus oft mit Angst und Unruhe und versuchen dann, die Klinik zu verlassen. Hinzu kommt, dass sie z. B. keine Krankheitseinsicht haben, meist keine Auskunft über sich, ihre Beschwerden und Wünsche geben können und

Probleme beim Essen und Trinken haben. Weisen Sie das Krankenhaus-personal in solchen Fällen darauf hin, dass solche Probleme bei Ihrer Mutter auftreten können.

**? Unser Vater versucht seit einiger Zeit, die neue Pflegerin zu „betatschen". Außerdem berührt er sich im Schritt. Was sollen wir tun?**

Jeder Mensch hat den Wunsch nach Zuneigung. Zärtlichkeit und Körper-kontakt sind sogar besonders wichtig für Demente, denn die Fähigkeit zu sinnlicher Kommunikation bleibt sehr viel länger erhalten, als die Möglich-keit, sich verbal zu äußern. Die „eindeutigen" Gesten Ihres Vaters, die auf den ersten Blick nach sexuellem Verlangen aussehen, haben möglicherwei-se eine ganz andere Bedeutung. Greift er sich in den Schritt, so kann dies auch ein Zeichen sein, dass er zur Toilette muss. Das „Betatschen" ist vielleicht nur der Wunsch nach Berührung, Zärtlichkeit, Mitgefühl. Hier müssen alle Beteiligten versuchen, in derartigen Situationen nicht überzu-reagieren und scheinbar eindeutige Gesten falsch zu interpretieren.

**? Manchmal möchte ich meine kranke Frau packen und schütteln. Was kann ich gegen diese Gefühle tun?**

Hilflosigkeit, Angst und dauerhafte Überforderung machen viele Angehö-rige wütend – und nicht selten äußert sich dieses Gefühl z. B. in Form von Beschimpfungen oder Anschreien, teilweise sogar durch Schlagen, Kneifen oder Vernachlässigung. Versuchen Sie, es nicht so weit kommen zu lassen: Verdeutlichen Sie sich immer wieder, dass Ihre Frau nicht anders handeln kann – Sie jedoch durchaus. Wenn die Situation eskaliert, sollten Sie sich zurückziehen, verlassen Sie den Raum, atmen Sie ruhig ein und aus. Erst dann gehen Sie wieder zu Ihrer Frau. Ermöglichen Sie sich zudem Aus-zeiten und Freiräume. Sprechen Sie auch mit anderen, z. B. mit anderen Angehörigen, Ihrem Arzt, einem Psychologen oder einem Pfleger. „Fressen" Sie Ihre Sorgen nicht in sich hinein!

**? Oft wünsche ich, dass „alles" endlich bald vorbei sei. Ist das normal?**

Viele Angehörige empfinden das Leben mit einem Dementen wie einen „Tod auf Raten". Der Abschied zieht sich oft über Jahre hinweg und zehrt dementsprechend an den Kräften. Es ist deshalb durchaus verständlich, dass Sie sich wünschen, dass das Leid doch endlich ein Ende hat und schließlich, wenn der Tod eintritt, auch erleichtert sind. Dennoch sollten Sie die Zeit mit dem Betroffenen wertschätzen und sich und ihm eine schöne Zeit bereiten. Versuchen Sie, über Ihre Gefühle und die Trauer mit anderen zu reden.

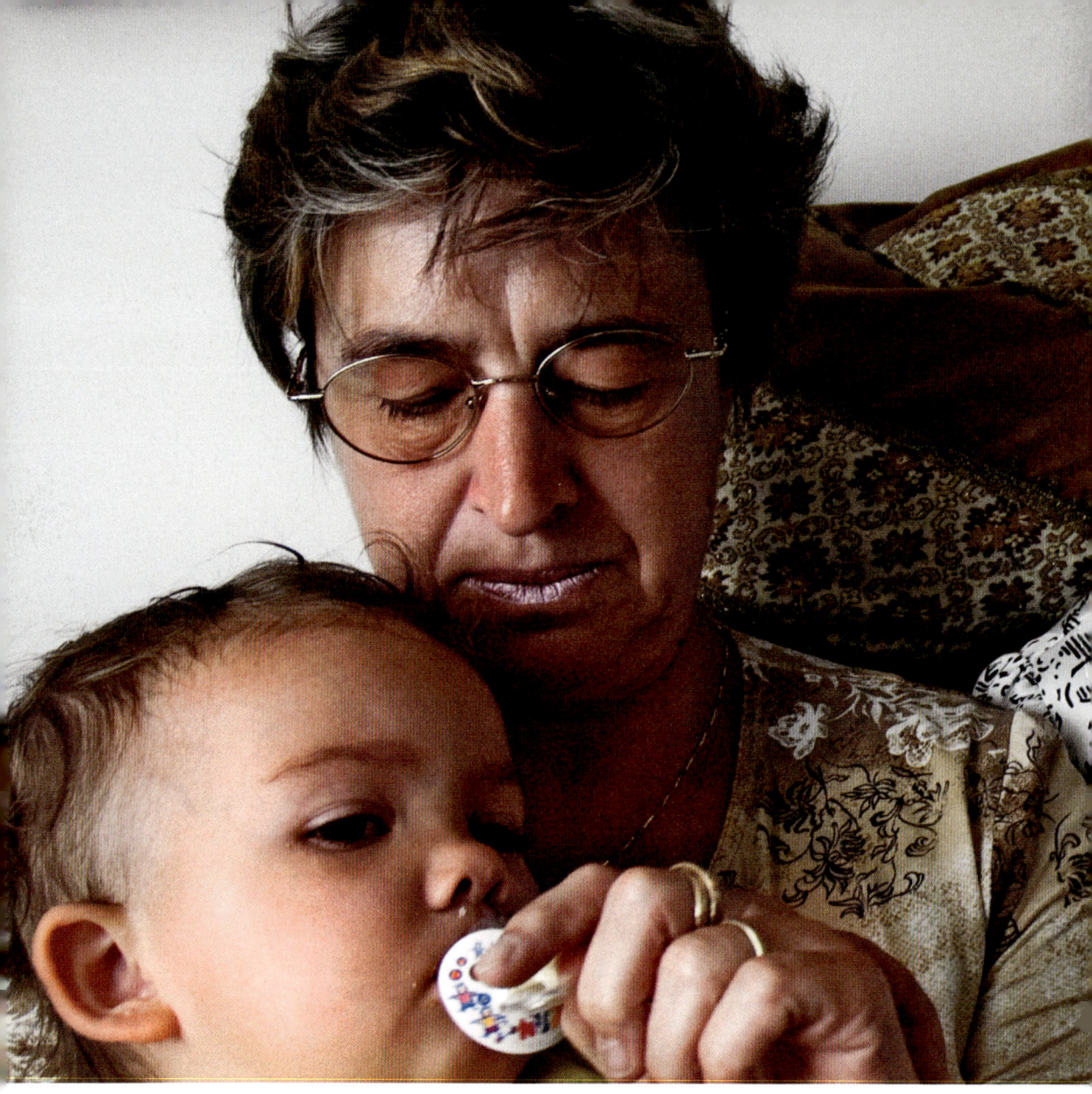

Wer gesund und geistig fit ist, denkt kaum an eine rechtzeitige Vorsorge für den Fall einer schweren Erkrankung
wie Demenz. Spätestens bei der Diagnose sollten Betroffene und Angehörige gemeinsam planen, welche Schritte
sinnvoll sind, um die Vorstellungen und Wünsche des
Betroffenen zu verwirklichen – bis zum Schluss.

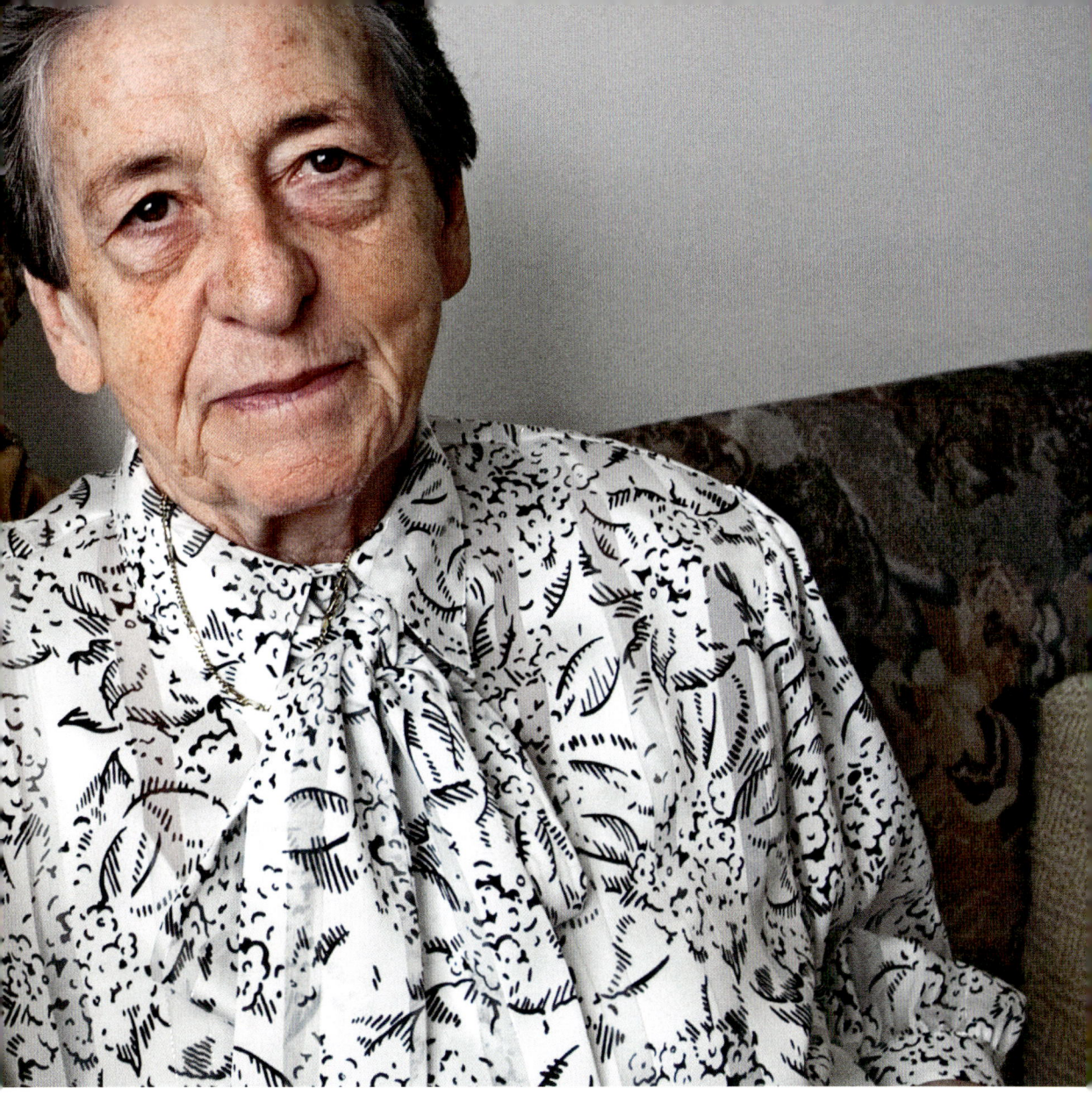

# Frühzeitig an die Vorsorge denken

# Wer kümmert sich im Pflegefall um die Angelegenheiten?

Gerade zu Beginn einer Erkrankung denken die wenigsten Betroffenen darüber nach, welche Rechte und Pflichten sie im Krankheitsfall haben. Viele gehen davon aus, dass sich Angehörige um ihre Angelegenheiten kümmern werden, sobald sie selbst nicht mehr dazu fähig sind.

Auch wenn es unangenehm und mitunter beängstigend ist, sollten Sie sich Gedanken zu diesem Thema machen – und zwar rechtzeitig! Denn spätestens nach der Feststellung der Diagnose Demenz sollten Angehörige und Betroffene gemeinsam besprechen, wer für den Erkrankten entscheidet, wenn er es selbst nicht mehr kann. Eltern, Ehepartner oder Kinder sind nicht automatisch befugt, in Vertretung rechtsverbindliche Handlungen auszuführen – sei es, die Post zu öffnen, den Arzt aufzusuchen, den Handwerker zu beauftragen. So können Ehegatten oder Kinder beispielsweise nach dem in Deutschland geltenden Recht nicht automatisch für den Betroffenen rechtsverbindlich handeln und ihn vertreten. Eine frühe Planung und Festlegung der Vorsorge ist wichtig, denn der Betroffene muss zu diesem Zeitpunkt noch im Vollbesitz seiner geistigen Kräfte sein, das heißt, er muss verstehen, um was es geht, und sich auch über die Auswirkungen im Klaren sein.

Betroffene und Angehörige sollten sich – am besten gemeinsam – vorab überlegen, was im Krankheits- bzw. Pflegefall geregelt werden soll:

- Wer soll Entscheidungen in finanziellen Angelegenheiten treffen? Wer soll sich um Verträge, um einen Pflegeplatz in einem Heim kümmern, wenn der Betroffene selbst nicht mehr dazu in der Lage ist?
- Wie kann gewährleistet werden, dass die Wünsche und Vorstellungen auch immer umgesetzt werden?
- Wie umfassend soll die Vollmacht sein: beschränkt auf bestimmte Aufgabenbereiche (medizinische Versorgung, finanzielle Angelegenheiten etc.) oder umfassend?

Grundsätzlich gibt es drei verschiedene Möglichkeiten der Vorsorge, die sich durch den Geltungsbereich und den Beginn unterscheiden: Vorsorgevollmacht, Patientenverfügung und Betreuungsverfügung. Es ist sinnvoll, alle drei Verfügungen zu treffen und auf die jeweils anderen hinzuweisen. Sie gelten nur für Entscheidungen zu Lebzeiten. Durch eine rechtzeitige Errichtung dieser Vollmachten und Verfügungen kann eine spätere rechtliche Betreuung überflüssig sein.

## Die Vorsorgevollmacht

Mit zunehmender Erkrankung (aber auch bei einem schweren Unfall) wird der Betroffene immer weniger in der Lage sein, seine Angelegenheiten selbst zu entscheiden. Wenn er nicht rechtzeitig die Vorsorge geregelt hat, bestellt das Vormundschaftsgericht einen gesetzlichen Vertreter.

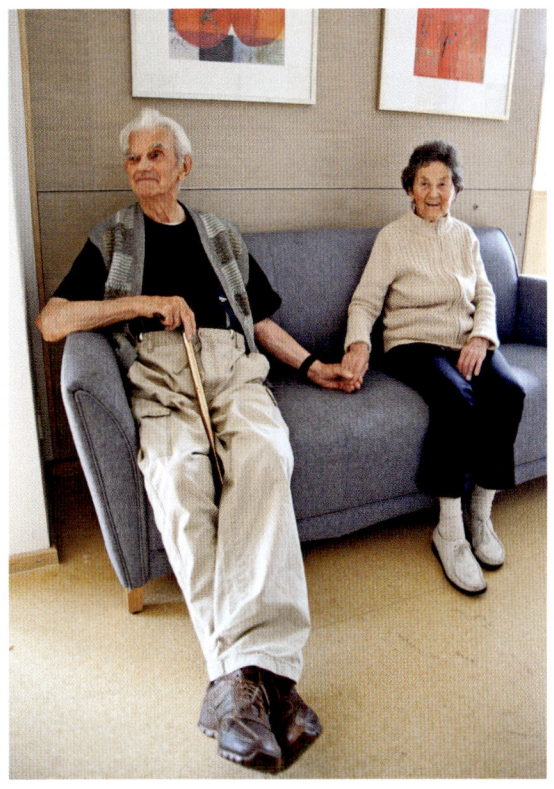

Wer rechtzeitig seine wichtigen Angelegenheiten geregelt hat, kann die Dinge nun gelassen auf sich zukommen lassen.

Dem Betroffenen ist es meist lieber, wenn ihm vertraute Personen – ob Angehörige oder Freunde – für ihn entscheiden. Dazu muss er jedoch vorab eine entsprechende Vollmacht schriftlich verfasst haben – auch dann, wenn er einen nahen Angehörigen wie Ehepartner, Kinder oder Geschwister ausgewählt hat.

### Tipps für Angehörige

Lassen Sie sich alle Vollmachten im Original geben, mindestens aber beglaubigte Kopien. Einige Behörden und Banken erkennen eine einfache Kopie nicht an. Informieren Sie sich vorab bei den für Sie wichtigen Instituten, welche Unterlagen dort notwendig sind.

## Inhalte der Vorsorgevollmacht

Mit der Vorsorgevollmacht bestimmt der Betroffene eine oder mehrere Personen, die für ihn Entscheidungen treffen können, wenn er selbst nicht mehr dazu in der Lage ist. Diese Entscheidungen können unterschiedliche Bereiche abdecken:

**Angelegenheiten der medizinischen Behandlungen** Handelt es sich nur um die Einsichtnahme in Krankenakten und das Besuchsrecht, reicht eine allgemeine Formulierung. Soll der Bevollmächtigte dagegen auch darüber entscheiden, ob z. B. eine Operation durchgeführt werden soll, muss dies ausdrücklich als Aufgabenbereich erwähnt werden.

**Finanzielle Angelegenheiten** Der Bevollmächtigte darf über die Vermögensgegenstände verfügen, vor Gericht und Behörde handeln und Verbindlichkeiten (Einkaufen von Lebensmittel, einen Handwerker beauftragen etc.) eingehen. Sollte er jedoch beispielsweise das ungenutzte Grundstück des Betroffenen verkaufen wollen, benötigt er eine notarielle Vollmacht.

**Bestimmung über den Aufenthalt des Betroffenen** Hierbei darf der Bevollmächtigte beispielsweise darüber entscheiden, welches Pflegeheim gewählt werden soll. Allerdings darf er freiheitsentziehende Maßnahmen wie das Fixieren des Betroffenen an das Bett oder die Ruhigstellung mittels Medikamenten nicht ohne die Genehmigung des Vormundschaftsgerichtes in die Wege leiten.

## Anforderungen

Eine Vorsorgevollmacht unterliegt keiner bestimmten Form – theoretisch kann sie auch mündlich erteilt werden. Allerdings ist eine schriftliche Abfassung empfehlenswert, denn nur so kann derjenige sichergehen, dass seine Wünsche von der richtigen Person erfüllt werden. Die Schriftfassung muss nicht handschriftlich erfolgen, ebenso wenig muss sie notariell beglaubigt werden – Ausnahme: Der Bevollmächtigte soll Grundstücksgeschäfte oder ein Verbraucherdarlehen aufnehmen oder der Betroffene ist nicht mehr in der Lage, die Vollmacht eigenhändig zu unterschreiben.

## Geltungsdauer

Eine Vollmacht kann ab dem Datum der Unterschrift wirksam sein oder ab dem Eintritt einer bestimmten Bedingung (Beispiel: schwere Erkrankung). Die Bedingung kann in der Vollmacht genannt werden. Allerdings ist es besser, die Vollmacht ab sofort zu geben, damit der Bevollmächtigte beispielsweise nach einem Verkehrsunfall im Krankenhaus sofort Informationen erhält und die Wünsche des Betroffenen erklären kann.

### Widerrufen der Vorsorgevollmacht

Eine Vorsorgevollmacht kann nach deutschem Recht jederzeit widerrufen oder durch eine neue ersetzt werden – am besten in schriftlicher Form –, sofern der Betroffene noch im Vollbesitz seiner geistigen Fähigkeiten und der Vorsorgefall noch nicht eingetreten ist. Aus dem Datum muss eindeutig hervorgehen, welches die aktuelle Vollmacht ist. Beispiel: 24.3.2018 und nicht März 2018 oder 24. März. Wurde die erste Vollmacht von einem Notar beurkundet, muss auch die neue Vollmacht notariell beurkundet sein.

> **kurz + knapp**
>
> Sollte der Vorsorgefall bereits eingetreten sein, kann der jetzt geschäftsunfähige Vollmachtgeber die Vorsorgevollmacht nicht mehr widerrufen!

# Die Patientenverfügung

Wenn Sie nicht wollen, dass irgendwann im Lauf Ihrer Krankheit andere über medizinische Maßnahmen entscheiden, sollten Sie rechtzeitig eine Patientenverfügung verfassen. Nur so können Sie sicherstellen, dass beispielsweise bestimmte lebensverlängernde Maßnahmen in einem bestimmten Zustand nicht mehr eingesetzt werden sollen. Liegt keine wirksame Patientenverfügung vor und Sie können Ihren Willen nicht mehr äußern, wird man im Notfall nach Ihrem mutmaßlichen Willen handeln.

### Inhalte einer Patientenverfügung

Mit einer Patientenverfügung kann der Betroffene über den Umfang und die Art künftiger medizinischer Behandlungen entscheiden. Wünsche zu Behandlungsmethoden, Einsatz von (lebensverlängernden) Medikamenten und Apparaten beispielsweise zur künstlichen Ernährung können geäußert werden.

Folgende Punkte können unter anderem in einer Patientenverfügung aufgeführt werden:

- Sollen alle medizinisch möglichen Versuche wie künstliche Beatmung, Bluttransfusionen, künstliche Ernährung unternommen werden, um das Leben zu erhalten?
- Sollen bewusstseinsdämpfende Medikamente zur Schmerzbehandlung eingesetzt werden?
- Sollen Wiederbelebungsmaßnahmen durchgeführt oder unterlassen werden?

- Welche Art der Pflege wünschen Sie sich?
- Wollen Sie zu Hause, in einem Hospiz oder im Krankenhaus sterben?
- Welche Personen, Seelsorger oder Einrichtungen (z. B. Hospizdienst) sollen bei Ihrem Tod anwesend sein und Ihnen Beistand leisten?

## Anforderungen

Die Verfügung muss schriftlich verfasst werden. Es gibt viele Vordrucke, die bereits die gängigen medizinischen Behandlungsformen und Therapien enthalten, denen nur noch zugestimmt werden muss oder die abgelehnt werden müssen. Allerdings können diese Vordrucke nicht alle Wünsche auflisten. Sprechen Sie mit dem Hausarzt, denn viele Musterverfügungen sind für medizinische Laien unverständlich und evtl. auch unvollständig. Er kann erklären, was hinter den Formulierungen steckt, und die Konsequenzen erläutern. Außerdem kann er Sie dahingehend beraten, welche individuell für Sie zutreffenden Punkte unbedingt aufgeführt werden sollten.

Es ist sinnvoll, die Patientenverfügung regelmäßig zu prüfen, vielleicht haben sich die gesundheitliche Situation oder die Wertvorstellungen geändert, auch die Medizin macht Fortschritte in den Behandlungsmethoden. Sie kann jederzeit geändert oder widerrufen werden.

## Geltungsdauer

Eine Patientenverfügung wird wirksam, wenn der Betroffene nicht mehr in der Lage ist, seine notwendige Zustimmung oder Ablehnung zu einer Behandlung direkt zu äußern. Ohne diese Verfügung haben Angehörige eine schwere Aufgabe, den mutmaßlichen Willen des Betroffenen wirksam gegenüber den Ärzten zu erklären.

Eine Patientenverfügung gilt nicht nur für das Lebensende, sondern für alle Lebensphasen, daher ist es sinnvoll, verschiedene Lebenssituationen in der Verfügung zu behandeln, beispielsweise können Sie festlegen, dass Sie im Alter von 40 Jahren eine Wiederbelebung, im Alter von 80 Jahren keine künstliche Ernährung mehr wünschen. Sie gilt immer dann, wenn der Patient seinen Willen nicht mehr selbst äußern kann wie im Koma.

## Widerrufen der Patientenverfügung

Eine Patientenverfügung kann jederzeit schriftlich, mündlich oder durch schlüssiges Handeln – wie ein Kopfschütteln – widerrufen werden. Ebenso können Sie einige Punkte ändern, beispielsweise aufgrund einer geänderten Lebenseinstellung. Allerdings muss der Betroffene zum Zeitpunkt des Widerrufs entscheidungsfähig sein, also die Tragweite erkennen können.

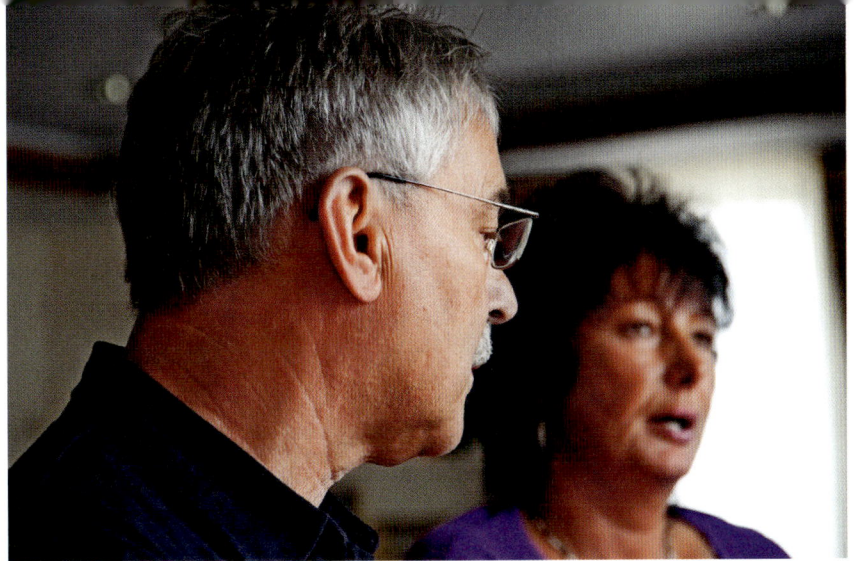

Verschiedene Verfügungen erleichtern den Angehörigen das Leben.

# Die Betreuungsverfügung

Mit einer Betreuungsverfügung teilt der Betroffene mit, von wem und wie er betreut werden möchte, wenn der Betreuungsfall eintritt und er selbst keine Entscheidungen mehr treffen kann. Er kann auch festlegen, wer nicht Betreuer werden soll. Darin ähnelt sie im Wesen der Vorsorgevollmacht. Anders als bei der Vollmacht darf die mit der Betreuung beauftragte Person erst dann tätig werden, wenn der Betreuungsfall vom Vormundschaftsgericht auch festgestellt wurde. Außerdem stellen die aufgelisteten Punkte in einer Betreuungsverfügung – im Gegensatz zu denen in der Vorsorgevollmacht – nur Wünsche und keine verbindlichen Anordnungen des Betroffenen dar.

## Inhalte einer Betreuungsverfügung

Hier können Sie beispielsweise auch Wünsche zur Verwaltung des Vermögens machen. Dies ist vor allem dann wichtig, wenn keine Vorsorgevollmacht oder Patientenverfügung besteht. Folgende Punkte können zum Beispiel in einer Betreuungsverfügung geregelt werden:

- Wer soll Betreuer sein, wenn es nötig ist? Wer auf keinen Fall?
- In welchem Heim möchten Sie wohnen, wenn eine Heimunterbringung notwendig sein sollte? Und in welches Heim möchten Sie auf keinen Fall aufgenommen werden?
- Welche medizinischen Behandlungen lehnen Sie ab, welche kommen infrage?
- Wie soll der Betreuer mit den Geldgeschäften umgehen?
- Soll Ihr bisheriger Lebensstandard aufrechterhalten und dazu notfalls das Vermögen aufgebraucht werden?

- Was soll mit dem Haustier geschehen, wenn Sie sich nicht mehr darum kümmern können?

Sowohl Gerichte als auch der bestellte Betreuer müssen sich an die Wünsche und Aussagen der Betreuungsverfügung halten, außer sie schaden dem Betreuten.

## Anforderungen

Eine Betreuungsverfügung kann jeder erstellen, unabhängig von seiner Geschäftsfähigkeit. Sie muss schriftlich verfasst werden und den Namen und das Geburtsdatum des Verfassers enthalten, weiter sollte sie mit Angabe des Datums unterschrieben werden. Wer keine Person als Betreuer festlegen möchte, kann dennoch seine Wünsche ohne Nennung von Namen festhalten. In diesem Fall entscheidet das Betreuungsgericht über eine Betreuung.

## Geltungsdauer

Eine erteilte Betreuungsverfügung gilt ab dem Tag ihrer Ausstellung. Eine Betreuung endet automatisch mit dem Tod des Betreuten, oder der Betreuer wird durch das Betreuungsgericht bereits vorher entlassen. Dafür sind mehrere Gründe möglich:

- Die Voraussetzungen der Betreuung entfallen, weil sich z. B. der Zustand gebessert hat, oder
- der Betreuer ist ungeeignet, da er ein Mitarbeiter des Heims ist, in dem der Betroffene untergebracht ist, oder
- der Betreuer ist für den Betreuten unzumutbar, weil er gegen die Interessen des Betroffenen handelt.

## Widerrufen der Betreuungsverfügung

Grundsätzlich kann der Betroffene zu jeder Zeit die in der Betreuungsverfügung niedergelegten Wünsche abändern oder widerrufen. Selbst wenn der Betreuungsfall eingetreten ist und die Angelegenheit vom Erkrankten nicht mehr selbst besorgt werden können, ist ein Widerruf möglich. Es wird dann vom Vormundschaftsgericht eine andere Person zum Betreuer bestimmt. Änderung und Widerruf sollten auf jeden Fall den entsprechenden Personen bzw. Institutionen mitgeteilt werden, die als Betreuer vorgesehen waren.

### kurz + knapp

Mithilfe einer Betreuungsverfügung können viele Dinge vorab geregelt werden, an die sich der Betreuer halten muss.

# Wann braucht man eine rechtliche Betreuung?

Ist der demente Vater oder die erkrankte Ehefrau nicht mehr in der Lage, eigene Entscheidungen zu treffen (oder können eine bereits erteilte Vorsorgevollmacht oder andere Maßnahmen dies nicht auffangen), weil er oder sie Umfang und Tragweite einer Situation nicht mehr einschätzen und beurteilen kann, ist eine Betreuung notwendig. Allerdings ist diese nicht gerechtfertigt, wenn der Haushalt nicht mehr geführt werden kann, die Körperhygiene nicht mehr allein möglich ist oder Formulare nicht mehr sofort verstanden werden. Hier greift man auf praktische Hilfen (Putzfrau, Pflegedienst oder Unterstützung durch die Familie) zurück. Reicht auch diese Hilfe nicht mehr und kommen in anderen Bereichen Probleme hinzu, ist eine Betreuung notwendig.

## Das Verfahren

Wenn der Betroffene oder die Angehörigen der Überzeugung sind, dass eine Betreuungsperson zur Unterstützung notwendig wird, weil beispielsweise die Pflege nicht mehr gewährleistet ist, kann ein Antrag gestellt werden – sowohl vom Betroffenen selbst als auch von den Angehörigen. Ebenso können auch Nachbarn, Krankenhaus, Polizei oder diverse Behörden eine Mitteilung an das Gericht machen, dass eine Betreuung notwendig ist, da der Betroffene in seiner Wohnung verwahrlost oder orientierungslos auf der Straße angetroffen wurde.

Eine Betreuung wird vom Betreuungsgericht an den Amtsgerichten eingerichtet. Zuständig ist das Amtsgericht am Wohnort des Betroffenen. Der Richter wird ein Gutachten erstellen lassen über Notwendigkeit, Umfang und Dauer der Betreuung. Er muss sich einen persönlichen Eindruck von dem Betroffenen machen – notfalls muss er ihn zu Hause oder in der Klinik aufsuchen. Nahe Verwandte oder andere Bezugspersonen können ebenfalls nach ihrer Meinung befragt werden. Anschließend wird der Richter einen Betreuer nach Vorschlag der Betreuungsbehörde benennen. Wenn Angehörige damit nicht einverstanden sind, kann Beschwerde eingelegt werden.

## Der Betreuer

Der Betreuer soll den Betroffenen als gesetzlichen Vertreter bei der Führung seines Lebens unterstützen und muss für die ihm übertragenen Aufgaben geeignet sein, deshalb sollte er sorgfältig ausgewählt werden, denn er erhält viele Rechte und Pflichten. Zum Betreuer bestellt das Gericht möglichst eine Einzelperson, nur ausnahmsweise einen Betreuungsverein oder eine Behörde. Das Gericht kann für unterschiedliche Aufgabenkreise unterschiedliche Betreuer bestellen, wobei die Wünsche des Betroffenen zur Wahl des Betreuers berücksichtigt werden müssen. Schlägt der Betroffene eine bestimmte Person vor – beispielsweise den Ehepartner, die Kinder, Verwandte oder Bekannte –, die bereit und geeignet ist, die Aufgabe zu erfüllen, so ist das Gericht daran gebunden. In Einzelfällen kann allerdings auch ein Berufsbetreuer bestellt werden.

Um ein Betreuungsverfahren einzuleiten, bedarf es einiger medizinischer Voraussetzungen:

- psychische Erkrankungen wie Persönlichkeitsstörungen;
- seelische Behinderungen wie altersbedingte Demenz;
- geistige Behinderungen wie angeborene Hirnschäden;
- körperliche Behinderungen wie dauerhafte Bewegungsunfähigkeit.

## Die Aufgaben des Betreuers

Der Betreuer hat die Aufgabe, den Betreuten in dem ihm übertragenen Wirkungskreis zu vertreten, das heißt, er wird zum gesetzlichen Vertreter. Dafür erhält er einen Betreuungsausweis, mit dem er Bankgeschäfte oder Behördengänge erledigen kann. Er muss die Aufgaben so erledigen, wie es dem Wohl und den Wünschen des Betroffenen entspricht. So darf er ihm keine Sparsamkeit aufzwingen, wenn dieser bisher einen anderen Lebensstil pflegte und über die entsprechenden Mittel verfügt.

Die Betreuung muss von ihm persönlich ausgeführt werden, er darf also keinen Vertreter beauftragen. Allerdings können Aufgaben, die er nicht allein bewerkstelligen kann, beispielsweise an einen Pflegedienst delegiert werden. Ein wichtiger Teil der Betreuung ist der persönliche Kontakt mit

### Tipps für Angehörige

- Wenn sich Ihre Mutter jede Woche einen frischen Blumenstrauß gekauft hat, soll sie ihn weiterhin bekommen. Auch wenn der Betreuer der Meinung ist, dass Blumen zu teuer sind.
- Betreuer sollten eine Haftpflichtversicherung abschließen, um gegen Schäden, die der Betroffene verursacht, abgesichert zu sein. Für ehrenamtliche Betreuer gilt eine Sonderregel. Sie sind automatisch staatlich haftpflichtversichert.

dem Betroffenen. Der Betreuer übernimmt nur die Aufgaben, für die der
Betroffene Hilfe benötigt. Darunter
fallen folgende Bereiche:

**Vermögenssorge** Der Betreuer
in vermögensrechtlichen Angelegenheiten kümmert sich beispielsweise um
die Verwaltung des Einkommens oder
des Vermögens, um die Beantragung
von Wohngeld oder sonstige staatliche
Unterstützung. Er ist verpflichtet, zu Beginn der Betreuung ein Verzeichnis des
Betreutenvermögens zu erstellen. Darin
werden alle Immobilien, Wertpapiere
und Konten aufgelistet sowie Angaben

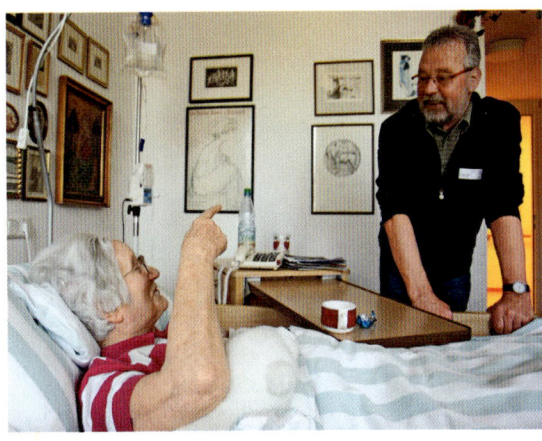

Damit die Pflege im Heim zur Zufriedenheit gerät,
ist zuvor eine Vielzahl an finanziellen und rechtlichen Fragen zu klären.

zu Haushaltsgegenständen, Sammlungen oder Schmuck gemacht. Diese
Aufstellung muss regelmäßig beim Betreuungsgericht eingereicht werden.
Sie ist, wie die Buchführung in einem Betrieb, ein Nachweis über Einnahmen
und Ausgaben.

**Aufenthaltsbestimmung** Wer als Betreuer über den Aufenthaltsort
des Betroffenen entscheiden darf, kann über einen Umzug oder die Unterbringung in einem Heim, aber auch über eine freiheitsentziehende Maßnahme bestimmen. Darunter fällt beispielsweise die Entscheidung, ob der
Demente durch Gurte am Bett fixiert werden oder durch einen Sender
im Schuh in Form einer elektronischen Fessel am Weglaufen gehindert
werden muss. Diese Maßnahmen dürfen allerdings nur dann veranlasst
werden, wenn der Betroffene zum Beispiel durch mehrmaliges desorientie-
res Herumirren auf der Straße sein Leben oder seine Gesundheit gefährdet
hat.

**Gesundheitssorge** Hierbei kann der Betreuer unter anderem über
Genehmigungen zu ärztlichen Heilbehandlungen oder über die Zustimmung zu Klinikaufenthalten entscheiden. Steht beispielsweise eine Operation an, so muss er sich über den Nutzen der Behandlung und mögliche
Alternativen ebenso kümmern, wie die behandelnden Ärzte über bisherige
Diagnosen, Allergien, aktuelle Erkrankungen oder den gesundheitlichen
Zustand des Betroffenen aufklären. Ebenso gehört zu seinen Pflichten, sich
detailliert über die Kosten der Behandlung, über eine mögliche Befreiung
von der Zuzahlungspflicht, über Zuschüsse und Beihilfen zu informieren
und die nötigen Anträge und Verträge zu erledigen.

| Finanzielle Hilfen | Wer ist zuständig? |
| --- | --- |
| Rente (bzw. Pension in der Schweiz) beantragen | D und A: Rentenversicherungsträger und evtl. private Zusatzversicherungen<br>CH: Pensionskasse |
| Pflegeantrag stellen | D: Pflegekasse (= Krankenkasse)<br>A: Pensionsversicherungsanstalt<br>CH: – |
| Schwerbehindertenausweis beantragen | D: Versorgungsamt,<br>A: Bundessozialamt<br>CH: – |
| Antrag auf Befreiung von Zuzahlungen | D und A: Krankenversicherung<br>CH: Grundversicherung/Krankenversicherung |
| Hilfe für häusliche Krankenpflege, Heil- und Hilfsmittel beantragen | D und A: Arzt, Krankenversicherung<br>CH: Grundversicherung/Krankenversicherung |
| Sozialhilfe beantragen (falls Anspruch besteht) | D: Sozialamt<br>A: Örtlich zuständiges Gemeindeamt bei der Bezirkshauptmannschaft<br>CH: Sozialdienst |
| Befreiung von Rundfunkgebühren/ Ermäßigung von Telefongebühren beantragen | D: Beitragsservice, Telekom, Mobilfunkbetreiber<br>A: GIS Gebühren Info Service<br>CH: Billag AG – Schweizerische Erhebungsstelle für Radio- und Fernsehempfangsgebühren |
| Steuererleichterungen | D und A: Finanzamt des Betroffenen und/oder des Pflegenden<br>CH: Eidgenössische Steuerverwaltung |

**Wohnungsangelegenheiten** Muss der Betroffene in ein Pflegeheim, kümmert sich der Betreuer z. B. um Mietangelegenheiten und die Auflösung der Wohnung.

**Persönliche Angelegenheiten** Ist der Betroffene nicht mehr in der Lage, beispielsweise regelmäßig Lebensmittel einzukaufen, die Wäsche zu waschen, den Hund Gassi zu führen, den Müll zu entsorgen oder die Wohnung sauber zu halten, kann er dafür einen Betreuer für die Haushaltsführung einsetzen.

**Kontrolle von Telefon und Post** Oft müssen wichtige Briefe wie Rechnungen oder Bescheide rechtzeitig geöffnet und erledigt werden. Ist der Betroffene nicht mehr in der Lage, diese Dinge zu bewältigen, kann ein Betreuer diese Aufgaben für ihn übernehmen. Dazu gehört auch, dass er Telefonate annimmt und für den Betroffenen führt.

| Rechtliche Angelegenheiten | Wer ist zuständig? |
| --- | --- |
| Information über die Diagnose Demenz | ▪ Arbeitgeber<br>▪ Freunde, Verwandte, Nachbarn<br>▪ Versicherungen |
| Vollmachten und Verfügungen verfassen | ▪ Vorsorgevollmacht: Betroffener, Notar<br>▪ Betreuungsverfügung: Betroffener, Hinterlegung beim Amtsgericht<br>▪ Patientenverfügung: Betroffener, Hinterlegung: Notar und Hausarzt |
| Vorsorge treffen für mögliche Schäden, die der Betroffene sich oder anderen zufügt | Haftpflichtversicherung |
| Vorsorge treffen für Unfälle, die dem Betroffenen passieren können | Private Unfallversicherung |
| Prüfung der Fahrtauglichkeit | Arzt (+ Betroffener) |
| Beantragung einer Betreuung (Sachwalter in Österreich; Beistand in der Schweiz) | D: Betreuungsgericht (Amtsgericht)<br>A: Bezirksgericht<br>CH: KESB Kindes- und Erwachsenenschutzbehörden |
| Geschäftsfähigkeit prüfen (bei Betreuten, die ihr Vermögen erheblich gefährden) und ggf. Einwilligungsvorbehalt beantragen | D: Betreuungsgericht (Amtsgericht)<br>A: Bezirksgericht<br>CH: KESB Kindes- und Erwachsenenschutzbehörden |
| Versorgungseinrichtungen (wie Tagespflegestätten, Heime) prüfen | Alzheimer Gesellschaften, Sozialstationen, Pflegedienste, Angehörigengruppen, Beratungsdienste |
| Geeigneten Heimaufenthalt vorbereiten | Arzt, öffentliche oder private Anbieter |

## Recht und Finanzen: Daran sollten Sie denken!

Bei der Pflege des Betroffenen gibt es eine Fülle von rechtlichen bzw. finanziellen Angelegenheiten, die Sie klären müssen. Denn zum einen sollen Sie sich dadurch selbst und den Betroffenen absichern, zum anderen geht es auch darum, finanzielle Unterstützungen und Vergünstigungen zu erhalten. Welche Unterstützung Sie in finanziellen und rechtlichen Angelegenheiten bei welcher Stelle beantragen können, können Sie den Tabellen oben entnehmen.

# Finanzielle Unterstützung

Im Rahmen der Erkrankung entstehen zahlreiche Kosten: Medikamente, Betreuungsdienste, Hilfsmittel oder Umbauten in der Wohnung. Viele davon werden von den Sozialversicherungsträgern, also der Kranken- und Pflegekasse, übernommen. Hat der Betroffene nur ein geringes Einkommen, kann auch das Sozialamt einspringen.

## Welche finanziellen Hilfen gibt es?

Die zahlreichen finanziellen Hilfen sollen den Betroffenen und Angehörigen das Leben mit der Krankheit erleichtern. Leider sind die Leistungen aus der Pflegeversicherung meist nicht ausreichend, um die tatsächlichen Kosten zu decken. Einige Kosten können durch Vergünstigungen bei einer Schwerbehinderung oder über Steuererleichterungen gemindert werden. Angehörige sollten sich möglichst schnell um finanzielle Hilfen kümmern und Anträge bei Ämtern, Kassen und Versicherungen stellen.

### Krankenversicherung

Die Krankenkassen übernehmen die direkten Krankheitskosten: Arztbesuche, spezielle Untersuchungen, Krankenhausaufenthalte, Medikamente, Ergotherapie, Massagen, Badewannenlift oder Gehhilfen werden direkt mit dem Krankenhaus, Arzt oder dem Physiotherapeuten abgerechnet. Der Betroffene muss nur eine Zuzahlung leisten. Da die Krankenkassen verschiedene Leistungskataloge haben, kann es sein, dass ein Versicherungs-

> ### Tipps für Angehörige
>
> Fragen Sie vor dem Kauf eines Hilfsmittels wie Rollator oder Treppenlift, ob dieses finanziert wird und ob Sie den Händler frei wählen können. Manche Kassen arbeiten nur mit bestimmten Partnern zusammen, die Kosten von anderen Händlern werden nicht übernommen.

unternehmen die Kosten für einen Badewannenlift übernimmt, das andere jedoch nicht. Informieren Sie sich ausführlich bei der zuständigen Versicherung über deren Leistungskatalog und Vertragspartner.

Die Krankenversicherungen in der Schweiz und in Österreich übernehmen ebenso einen Beitrag der Kosten von ärztlich angeordneten und aufgrund eines ausgewiesenen Pflegebedarfs erbrachten pflegerischen Leistungen (z.B. Puls- und Blutdruck messen, Beratung bei der Einnahme von Medikamenten und beim Gebrauch medizinischer Geräte). Darüber hinausgehende Leistungen müssen selbst finanziert werden.

## Pflegeversicherung

Die Pflegeversicherung erstattet auf Antrag einen Teil der Kosten für eine langfristige Pflege. Darüber hinaus werden teilweise die Kosten für Umbaumaßnahmen im Haus übernommen. Wenn Ihr Mann oder Ihre Mutter also zusätzliche Haltegriffe in der Badewanne benötigt, ein Treppenlift eingebaut werden muss, damit Ihr Vater die Treppe

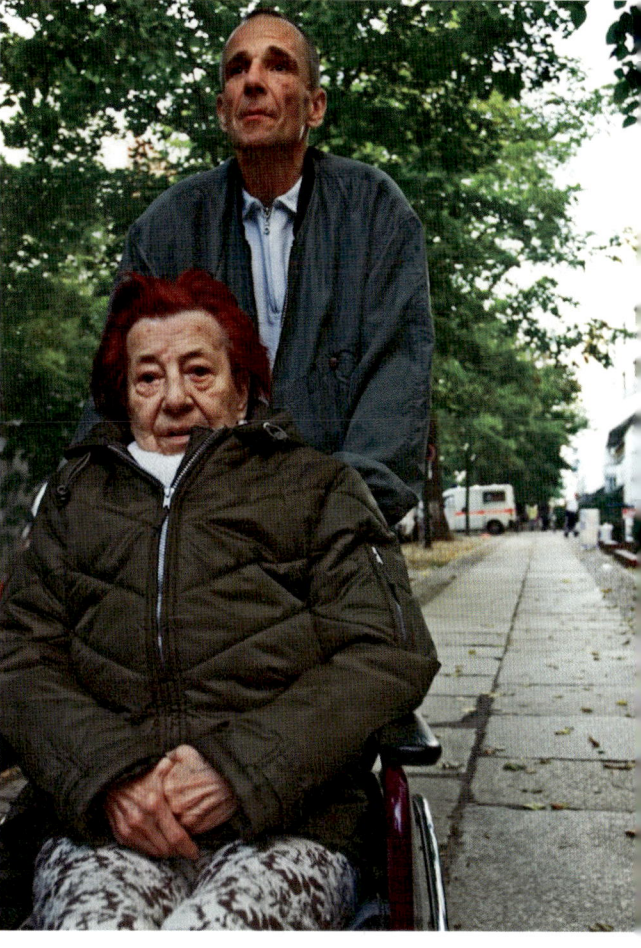

Gemeinsame Ausflüge erfordern oft kostspielige Umbauten sowie weitere Hilfen. Pflegeversicherungen können hier Leistungen übernehmen.

hinauf- und herunterkommt, oder das Badezimmer insgesamt behindertengerecht umgebaut werden muss, erstattet die Pflegeversicherung die Kosten. Voraussetzung für die Leistungen ist jedoch, dass Sie möglichst früh einen Antrag bei der zuständigen Pflegekasse stellen – schriftlich oder auch telefonisch. Wichtig ist, dass bereits ab Antragstellung (auch der Telefonanruf gilt) die Pflegekasse Leistungen bei Vorliegen der Bedürftigkeit erbringen muss.

In Österreich ist die Pflegeversicherung eine freiwillige, begünstigte Selbst- oder Weiterversicherung der Pensionsversicherung. Dabei gibt es ein staatliches Pflegegeld nach Bundespflegegeldgesetz. Das Hausbetreuungsgesetz gilt für pflegebedürftige Personen ab Pflegestufe 3 sowie für jene in Pflegestufe 1 und 2, die aufgrund einer Demenzerkrankung eine

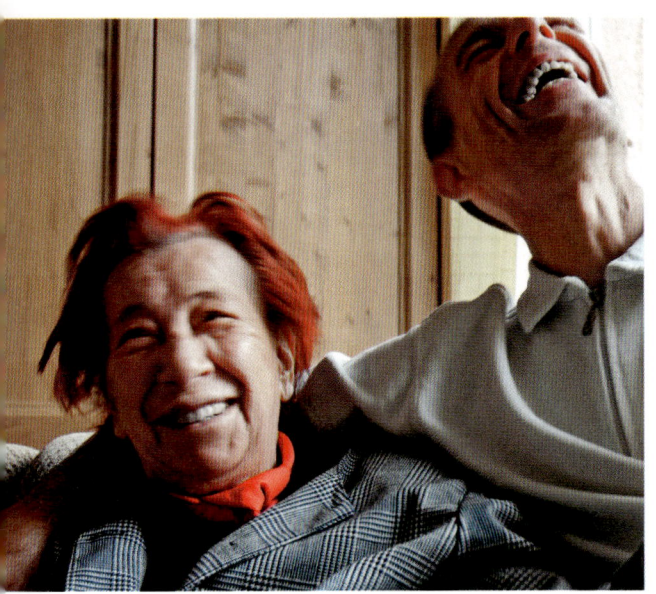

Es gibt trotz aller Einschränkungen der Betroffenen auch heitere Momente im Leben miteinander. Diese Augenblicke gilt es zu genießen.

Rund-um-die-Uhr-Betreuung durch Angehörige oder professionelle Pfleger benötigen.

In der Schweiz gibt es keine spezielle Pflegeversicherung, diese ist Bestandteil der obligatorischen Krankenversicherung. Für medizinische Behandlungen und ärztlich angeordnete Pflegeleistungen hat die obligatorische Krankenversicherung (Grundversicherung) aufzukommen. Die Kosten für Unterkunft und Verpflegung müssen selbst übernommen werden. Wer von der Spitex (Spitalexterne Hilfe und Pflege) oder in einem Pflegeheim betreut wird, hat erhebliche Kosten zu tragen, die die Krankenversicherung nicht übernimmt. Da viele Betroffene diese nicht vollständig übernehmen können, gibt es bedarfsabhängige Ergänzungsleistungen sowie kantonale und kommunale Zuschüsse – allerdings erst dann, wenn das eigene Vermögen verbraucht ist.

**Feststellung der Pflegebedürftigkeit** Damit eine Pflegebedürftigkeit festgestellt und der Patient in Pflegegrade eingestuft wird, muss die Fähigkeit, bestimmte Verrichtungen im Ablauf des täglichen Lebens auszuüben, eingeschränkt oder nicht vorhanden sein. Dies ist auch dann gegeben, wenn der Pflegebedürftige die Verrichtung zwar ausüben kann, jedoch deren Notwendigkeit nicht erkennen oder nicht in sinnvoll zielgerichtetes Handeln umsetzen kann. Beispielsweise kann Ihre Mutter durchaus körperlich in der Lage sein, sich selbst zu waschen, zu kämmen, die Tabletten zu schlucken und Nahrung zu sich zu nehmen. Durch die hirnorganischen Veränderungen bei der Demenzerkrankung vergisst sie jedoch, dass und wie sie diese alltäglichen Verrichtungen erledigen muss, oder sie sträubt sich sogar dagegen.

**Voraussetzungen** Die Pflegebedürftigkeit wird in Deutschland vom medizinischen Dienst der Krankenkassen (MDK) und in Österreich von einem ärztlichen Sachverständigen in einem Gutachten festgestellt. Je nach Umfang des Hilfsbedarfs werden die pflegebedürftigen Personen in Pflegegrade eingeteilt. Bei der Einstufung geht es vor allem um das Ausmaß der

Selbstständigkeit in der individuellen Lebensführung der Pflegebedürftigen. Dabei stehen die (noch) vorhandenen Möglichkeiten etwa des dementen Mannes oder der Mutter im Mittelpunkt der **Begutachtungen**. Die Höhe der Leistungen richtet sich ebenfalls nach den Pflegegraden.

**Einstufung** Eine gute Vorbereitung für die Einstufung in die Pflegegrade durch den MDK oder den ärztlichen Sachverständigen ist ein Pflegetagebuch. Hierin werden alle anfallenden Tätigkeiten wie Hilfestellung beim Waschen, Essen, Toilettengang oder Aufstehen und deren Dauer aufgelistet und beschrieben. Am besten führen Sie das Tagebuch über eine Woche, so haben Sie alle Besonderheiten der Woche berücksichtigt. Tätigkeiten, die mit der medizinischen Behandlungspflege zusammenhängen (wie Medikamentengabe, Wechseln von Verbänden), müssen Sie nicht aufschreiben, da sie keinen Einfluss auf die Ermittlung eines Pflegegrads haben. Auch Tätigkeiten die mit der medizinischen Behandlungspflege zusammenhängen gehören dazu. Wer in Deutschland in den **Pflegegrad 1** eingestuft wird, erhält keine regelmäßigen Geldzahlungen. Die Betroffenen können aber „**Sachleistungen**" und einige weitere Leistungen in Anspruch nehmen. Der volle Leistungsumfang der Pflegeversicherung beginnt erst ab **Pflegegrad 2**. Die Pflegeversicherung kann auch für **Umbaumaßnahmen** (zum Beispiel Treppenlifter) zahlen. Für solche Anträge gelten eigene Regeln.

Die Gutachter machen sich von der Situation ein eigenes Bild, befragen die Pflegebedürftigen und die Pflegenden und müssen auch – falls vorhanden – Arztberichte und Pflegedokumentationen (z.B. das Pflegetagebuch) brücksichtigen. Die Einschätzung zum Ausmaß der Selbstständigkeit und des Pflegebedarfs geschieht in sechs Bereichen („**Modulen**"), die jeweils wieder in „**Merkmale**" gegliedert sind. Die Teilergebnisse werden unterschiedlich **gewertet**.

## Tipps für Angehörige

Achten Sie darauf, dass der Betroffene beim Besuch des Gutachters nicht zur „Hochform" aufläuft und voller Überzeugung behauptet, alles allein zu können, nur um in einem besseren Licht zu stehen. Häufig passiert es dann, dass die Mutter sich plötzlich wieder ohne Hilfe anziehen kann oder der Ehemann immer selbstständig zum Arzt geht. Auch in diesen Fällen ist ein Pflegetagebuch sinnvoll.

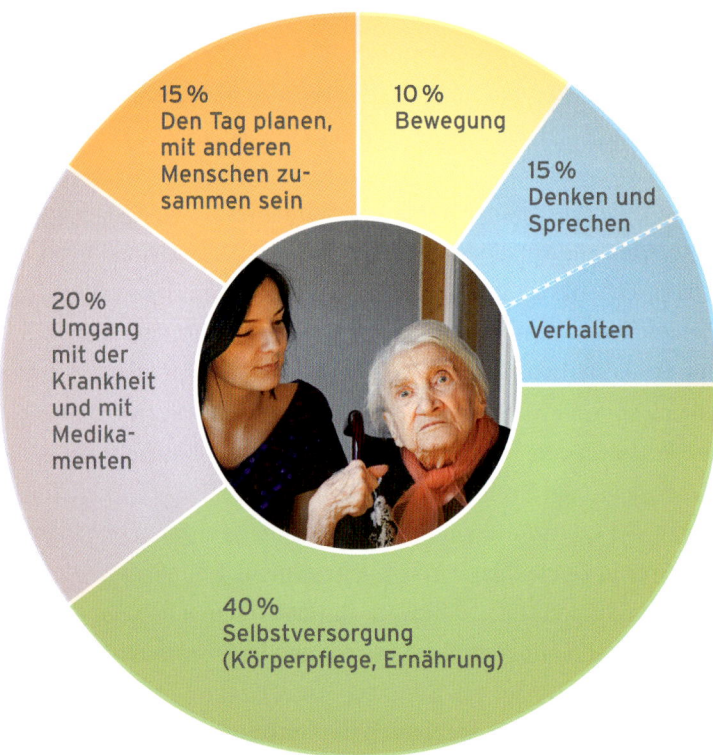

Einteilung in sechs Pflegebereiche bei der Begutachtung
durch den Medizinischen Dienst.

**Dauer der Leistung durch die Pflegeversicherung** Derzeit gibt es keine gesetzliche Vorschrift, die darüber bestimmt, wie lange Leistungen durch die Pflegeversicherung bezogen werden können. Allerdings gehen die Gesetzgeber davon aus, dass dauerhaft bzw. mindestens sechs Monate lang ein Hilfsbedarf bestehen muss, um einen Anspruch auf Zahlungen zu haben. Nur wenn konkret zu erwarten ist, dass sich der Pflegebedarf wieder verringert, können Dauer der Leistungen oder Einstufung in eine Pflegestufe zeitlich befristet werden. Bei einer Demenzerkrankung muss jedoch von einem Dauerzustand ausgegangen werden.

## Sozialhilfe

Betroffene, die ihren Lebensunterhalt nicht aus eigener Kraft und mit eigenem Vermögen finanzieren können, haben z. B. in Deutschland Anspruch auf Sozialhilfe in Form von Grundsicherung oder Hilfe zu Pflegekosten: Im Rahmen der Grundsicherung werden von den Trägern der Sozialhilfe die Kosten beispielsweise für Kleidung, Lebensmittel oder Miete

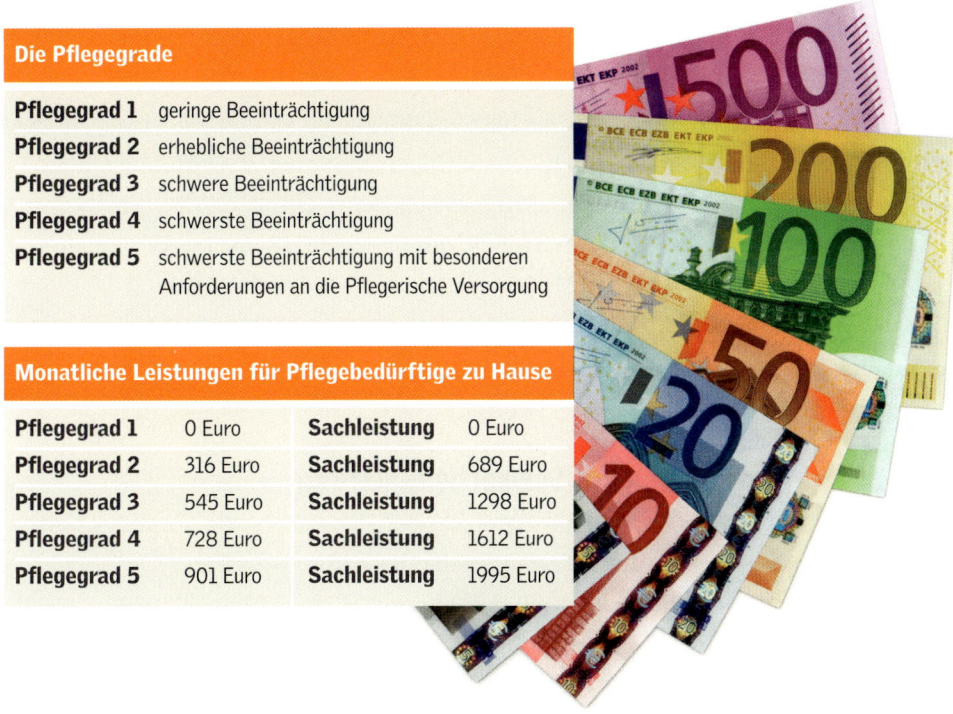

| Die Pflegegrade | |
| --- | --- |
| Pflegegrad 1 | geringe Beeinträchtigung |
| Pflegegrad 2 | erhebliche Beeinträchtigung |
| Pflegegrad 3 | schwere Beeinträchtigung |
| Pflegegrad 4 | schwerste Beeinträchtigung |
| Pflegegrad 5 | schwerste Beeinträchtigung mit besonderen Anforderungen an die Pflegerische Versorgung |

| Monatliche Leistungen für Pflegebedürftige zu Hause | | | |
| --- | --- | --- | --- |
| Pflegegrad 1 | 0 Euro | Sachleistung | 0 Euro |
| Pflegegrad 2 | 316 Euro | Sachleistung | 689 Euro |
| Pflegegrad 3 | 545 Euro | Sachleistung | 1298 Euro |
| Pflegegrad 4 | 728 Euro | Sachleistung | 1612 Euro |
| Pflegegrad 5 | 901 Euro | Sachleistung | 1995 Euro |

Die Einteilung in fünf Pflegegrade und das zugehörige Pflegegeld.

übernommen. Diese Form der Sozialhilfe soll die notwendigen Leistungen zum Lebensunterhalt abdecken. Die Hilfe zu Pflegekosten wird nicht durch andere Sozialleistungsträger (z. B. Kranken- oder Pflegekassen) finanziert, wie Zuzahlungen in der Apotheke oder Kosten für Unterkunft und Verpflegung. Sie springt erst ein, wenn andere Leistungen, auf die ein Anspruch besteht, ausgeschöpft sind.

Die Sozialhilfe in der Schweiz lässt sich in drei Gruppen gliedern:

- Die bedarfsabhängigen Sozialleistungen zur Sicherung der allgemeinen Grundversorgung, z. B. Zuschüsse zur Sozialversicherung und den Krankenkassen.
- Die bedarfsabhängigen Sozialleistungen, die ungenügende oder erschöpfte Sozialversicherungsleistungen ergänzen sollen, umfassen Beihilfen und Zuschüsse z. B. bei Krankheit und häuslicher Pflege.
- Zu den bedarfsabhängigen Sozialleistungen in Ergänzung mangelnder privater Sicherung zählen die Alimentenbevorschussung und individuelle Wohnkostenzuschüsse bzw. -beihilfen.

Art und Umfang der Leistungen variieren von Kanton zu Kanton in erheblichem Ausmaß. Ebenso unterschiedlich geregelt sind die Anspruchsvoraussetzungen, die Leistungshöhe und die Leistungsdauer.

Die Sozialhilfe in Österreich ist eine staatliche Mindestsicherung auf der untersten Ebene und soll hilfebedürftigen Menschen die Führung eines menschenwürdigen Lebens ermöglichen. Jedes der neun österreichischen Bundesländer regelt die Sozialhilfe durch ein jeweils eigenes Sozialhilfegesetz mit zum Teil erheblichen Unterschieden, üblich ist jedoch die Unterscheidung nach Geldleistungen zur Sicherung des Lebensbedarfs, Hilfe in besonderen Lebenslagen (kein Rechtsanspruch) und soziale Dienste (kein Rechtsanspruch).

## Begünstigungen bei Schwerbehinderung

Demenzkranke erfüllen mit zunehmender Erkrankung die Voraussetzungen für eine Anerkennung als Schwerbehinderte. Ihre betroffene Mutter oder Ihr dementer Ehemann erhält deshalb zahlreiche Vergünstigungen, sowohl für sich als auch für die Angehörigen oder Betreuer. Sollte Ihr dementer Ehemann oder Vater bzw. Ihre betroffene Ehefrau oder Mutter noch berufstätig sein, haben sie außerdem Vorteile durch zusätzliche fünf Urlaubstage, einen erweiterten Kündigungsschutz und die Möglichkeit, früher in Rente zu gehen.

Anträge für einen Schwerbehindertenausweis müssen Angehörige oder Betroffene beim zuständigen Amt stellen, meist ist dies das Versorgungsamt. Im Antrag müssen behandelnde Ärzte und Krankenhäuser genannt werden, vorliegende Gutachten mit einer genauen Beschreibung der Leistungseinschränkung können mit eingereicht werden. In vielen Fällen kann die Entscheidung aufgrund der Unterlagen, die der Antragsteller, Ärzte, Krankenhäuser oder Krankenkassen zur Verfügung stellen, getroffen werden. Diese Regelungen gelten ebenfalls in Österreich. In der Schweiz gibt es mit dem Invalidenausweis andere Regelungen.

## Steuererleichterungen

Zahlreiche Ausgaben, die der Betroffene selbst tragen muss, können von der Steuer abgesetzt werden. Auch pflegende Angehörige erhalten Steuererleichterungen. Hier einige Möglichkeiten:

Dienstleistungen wie Reinigungs- und Gartenarbeiten oder eine Betreuung zu Hause sind steuerlich begünstigt. Diese Tätigkeiten müssen einen engen Bezug zum Haushalt haben und im Haushalt des Steuerpflichtigen ausgeübt werden. Beauftragen Sie für Ihren dementen Vater und sein Haus eine Putzfrau oder einen Gärtner, kann Ihr Vater – allerdings nicht Sie – die Kosten bei der Steuererklärung einreichen. Für die Steuerermäßigung gelten nicht die Materialkosten, sondern nur die Arbeitskosten der Putzfrau beziehungsweise des Gärtners.

Wer seinen Ehegatten oder die Eltern, also eine hilflose Person unentgeltlich pflegt, kann bei der Einkommensteuererklärung außergewöhnliche Belastungen geltend machen, die dann steuermindernd berücksichtigt werden. Hierbei sind jedoch strenge Voraussetzungen zu erfüllen. Der Gesetzgeber unterscheidet bei diesen Voraussetzungen zwischen außergewöhnlichen Belastungen besonderer Art, also Fälle, die **ausdrücklich im Einkommensteuergesetz definiert** sind, sowie außergewöhnlichen Belastungen allgemeiner Art, die nicht im Gesetz genannt sind und **einzeln nachgewiesen** werden müssen. Hier ist es sicher hilfreich, sich an einen Lohnsteuerhilfeverein oder den Steuerberater zu wenden.

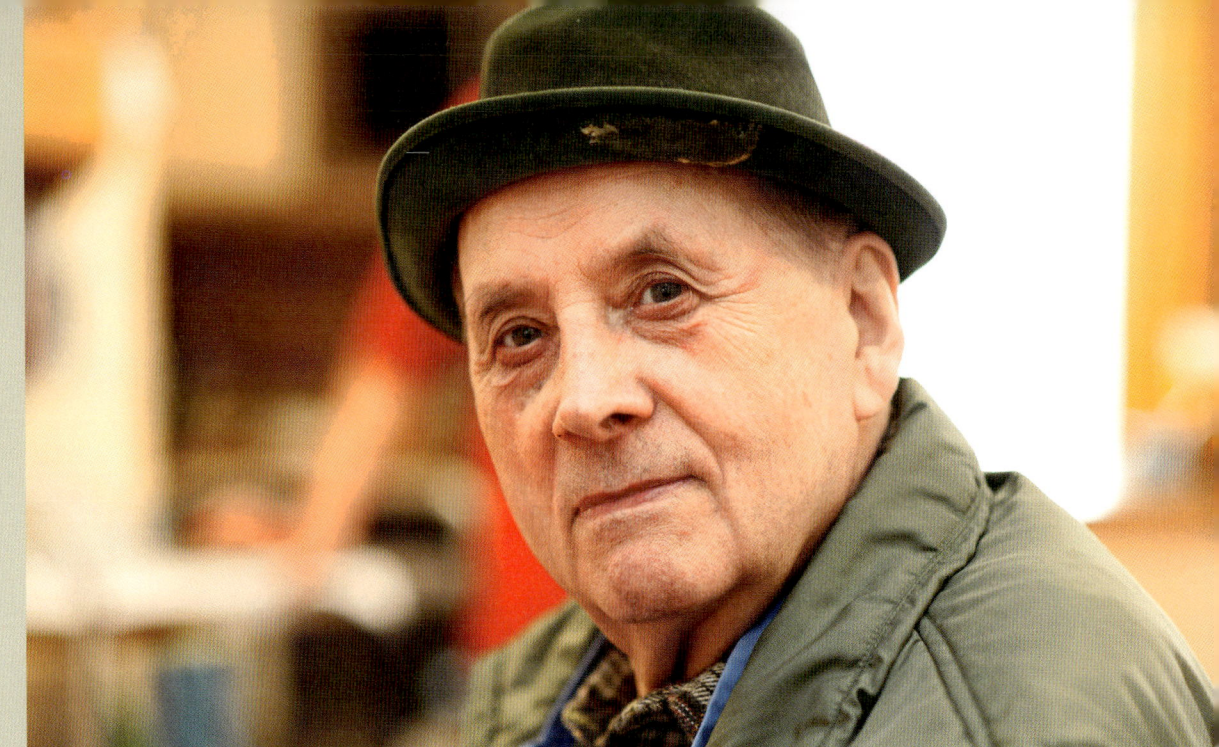

# Fragen und Antworten

Bei der Betreuung von Demenzkranken werden die pflegenden Angehörigen oder Betreuer mit vielen Fragen rund um die Finanzierung der Pflege sowie um die Rechte und Pflichten, die im Rahmen der Betreuung entstehen, konfrontiert.

**? Welche Informationen muss ich dem Gutachter des MDK bzw. dem ärztlichen Sachverständigen geben?**

Informieren Sie ihn vor allem über den Zeitbedarf bei den Verrichtungen des täglichen Lebens. Hierbei hilft ein Pflegetagebuch. Der Hilfsbedarf sollte nicht verharmlost oder beschönigt werden. Besser ist es, wenn Sie eine wahrheitsgemäße Schilderung geben.

**? Welche Auswirkungen hat die Demenzerkrankung auf die Kranken- und Pflegeversicherung?**

Für die Kranken- und Pflegeversicherung hat die Diagnose keine Auswirkungen, sie bleibt weiterhin unverändert bestehen, da sie für einen solchen Krankheitsfall abgeschlossen worden ist.

**? Meine demente Mutter lebt im Pflegeheim. Dürfen die Pfleger sie zeitweise im Bett angurten, wenn sie sehr unruhig ist?**

Wer an einer fortgeschrittenen Demenz leidet, kann oft sehr unruhig und aggressiv werden. Trotzdem dürfen Pflegekräfte nur in Ausnahmefällen gegen den Willen des Betroffenen handeln. Für freiheitsentziehende Maßnahmen, die nicht nur kurzfristig erfolgen, beispielsweise das Fixieren im Bett per Gurt, ist die Erlaubnis des Betreuungsgerichts notwendig. Bevollmächtigte und Betreuer sollten die Pflegedokumentation einsehen, um festzustellen, wann und warum der Betroffene angebunden wurde.

**? Wo erhalte ich Informationen zu finanziellen und rechtlichen Fragen?**

Die Alzheimer Gesellschaften sowie Selbsthilfegruppen helfen Ihnen gern, die Fäden von rechtlichen und finanziellen Problemen zu entwirren. Diese Hilfen sind kostenlos, und Fragen werden unbürokratisch beantwortet.

**? Bei meinem Mann wurde Demenz festgestellt. Welche rechtlichen Probleme können auftreten?**

Die häufigsten rechtlichen Probleme im Zusammenhang mit der Demenzkrankheit entstehen daraus, dass die Patienten es immer weniger schaffen, persönliche Angelegenheiten zu besorgen, Rechtsgeschäfte abzuschließen und Willenserklärungen abzugeben, während gleichzeitig ihre Fähigkeit schwindet, die eigenen Leistungsgrenzen zu erkennen.

Rechtliche Dokumente, in denen die Wünsche und die Entscheidungen des Demenzkranken dargelegt werden, sind äußerst wichtig. Hierdurch können Angehörige Gesundheits- und finanzielle Fragen im Sinn des Betroffenen regeln.

Solange der Betroffene noch seinen Willen äußern kann, sollte er aktiv in Entscheidungsprozesse eingebunden werden und die entsprechenden Verfügungen bestimmen.

**? Mein Vater will keine Medikamente mehr einnehmen. Kann der bestellte Betreuer ihn dazu zwingen?**

Ärzte haben nur dann das Recht, jemanden zu behandeln, wenn sie den Patienten über die Krankheit, die notwendige Behandlung, deren Risiken und mögliche Gefahren bei Unterlassung der Behandlung aufgeklärt haben und dieser dann zustimmt. Wenn Ihr Vater dazu nicht mehr in der Lage ist, muss der Betreuer das Gericht bitten, eine Zwangsbehandlung zu genehmigen. Das bedeutet, dass Ihr Vater auch gegen seinen Willen ein Medikament einnehmen muss.

# Adressen

## Organisationen, Verbände, Gesellschaften Deutschland (alphabetisch sortiert)

**Deutsche Alzheimer Gesellschaft e.V.**
**Selbsthilfe Demenz**
Friedrichstraße 236
D-10969 Berlin
Telefon: +49 (0) 30 259379514
info@deutsche-alzheimer.de
www.deutsche-alzheimer.de

**Deutsche Gesellschaft für Geriatrie e.V.**
Romy Laurisch
Geschäftsstelle
Seumestr. 8
10245 Berlin
Tel.: +49 (0) 30 52137275
Telefax: +49 (0) 30 52137272
geschaeftsstelle@dggeriatrie.de
www.dggeriatrie.de

**Deutsche Gesellschaft**
**für Gerontopsychiatrie und**
**-psychotherapie e.V. (DGGPP)**
Postfach 1366
D-51675 Wiehl
Telefon: +49 (0) 2262 797683
Telefax: +49 (0) 2262 9999916
GS@dggpp.de
www.dggpp.de

**Deutsche Seniorenliga e.V.**
Heilsbachstraße 32
D-53123 Bonn
Telefon: +49 (0) 228  367930
Telefax: +49 (0) 228  3679390
info@deutsche-seniorenliga.de
www.dsl-alzheimer.de

**Hans und Ilse Breuer-Stiftung**
Goethestraße 26
D-60313 Frankfurt am Main
Telefon: +49 (0) 69 29801940
Telefax: +49 (0) 69 29801941
info@breuerstiftung.de
www.breuerstiftung.de

**Hirnliga e.V.**
Postfach 1366
D-51657 Wiehl
Telefon: +49 (0) 2262 9999917
buero@hirnliga.de
www.hirnliga.de

**Institut für Qualität und Wirtschaftlich-**
**keit im Gesundheitswesen (IQWiG)**
Im Mediapark 8
D-50670 Köln
Telefon: +49 (0) 221 356850
Telefax: +49 (0) 221 356851
info@iqwig.de
www.gesundheitsinformation.de

**Klinik für Neurodegenerative**
**Erkrankungen und**
**Gerontopsychiatrie/Psychiatrie**
Prof. Dr. Anja Schneider
Universitätsklinikum Bonn
Telefon: +49 (0) 228 28715715
Anja.Schneider@ukbonn.de

**Kuratorium Deutsche Altershilfe**
**Wilhelmine-Lübke-Stiftung e.V.**
An der Pauluskirche 3
D-50677 Köln
Telefon: +49 (0) 221 9318470
Telefax: +49 (0) 221 9318476
kontakt@kda.de
www.kda.de

**Wegweiser Demenz**
c/o Bundesministerium für Familie,
Senioren, Frauen und Jugend
Glinkastraße 24
D-10117 Berlin
Telefon: +49 (0) 30 18 5550
Telefax: +49 (0) 30 18 5551145
info@bmfsfjservice.bund.de
www.wegweiser-demenz.de

## Organisationen, Verbände, Gesellschaften, Selbsthilfe Österreich (alphabetisch sortiert)

**Alzheimer Austria Selbsthilfe**
Obere Augartenstrasse 26–28
A-1020 Wien
Telefon/Telefax: +43 (0) 1 3325166
alzheimeraustria@aon.at
www.alzheimer-selbsthilfe.at/

**M.A.S Alzheimer Hilfe**
Lindaustraße 28
Eingang A – 2. Stock
A-4820 Bad Ischl
Telefon: +43 (0) 6132 21410
Telefax: +43 (0) 6132 2141010
verein@mas.or.at
www.mas.or.at

**Österreichische Alzheimer Gesellschaft**
Tanja Weinhart
Hermanngasse 18/1/4
A-1070 Wien
Telefon: +43 (0) 1 8903474
Telefax: +43 (0) 1 890347425
wt@studio12.co.at
oeag@admicos.com
www.alzheimer-gesellschaft.at

**Österreichisches Institut für Validation**
Leben mit Alzheimer
Jägerweg 11
A-9201 Krumpendorf
Telefon/Telefax: +43 (0) 4229 3844
office@leben-mit-alzheimerkranken.at
www.leben-mit-alzheimerkranken.at

## Organisationen, Verbände, Gesellschaften, Selbsthilfe Schweiz (alphabetisch sortiert)

**Dachverband Schweizer Patientenstelle**
Hofwiesenstrasse 3
CH-8042 Zürich
dvsp@patientenstelle.ch
www.patientenstelle.ch

**Alzheimer Schweiz**
Gurtengasse 3
CH-3011 Bern
Telefon: +41 (0) 58 0588020
info@alz.ch
www.alz.ch

**Spitex Verband Schweiz**
Sulgenauweg 38
CH-3000 Bern 23
Telefon: + 31 (0) 381 2281
Telefax: +31 (0) 381 2228
admin@spitex.ch
www.spitex.ch

## Selbsthilfegruppen allgemein

**Aktion Demenz e.V.**
Karl-Glöckner-Straße 21 E
D-35394 Gießen
Telefon: +49 (0) 641 9923206
Telefax: +49 (0) 641 9923219
E-Mail: info@aktion-demenz.de
www.aktion-demenz.de

**Alzheimer Angehörigen-Initiative e.V.**
Reinickendorfer Straße 61
D-13347 Berlin
Telefon: +49 (0) 30 47378995
Telefax: +49 (0) 30 47378997
E-Mail: AAI@AlzheimerForum.de
www.alzheimer-Organisation.de
www.alzheimerforum.de

# Register

# Impressum

**Autoren:** Claudia Ehrenfreuchter, Angelika Fallert-Müller, Dagmar Fernholz, Dr. Gudrun Hoffmann, Dr. med. Susanne Meinrenken, Tamara Rose
**Producing:** bering*kopal Kommunikation
**Layout und Satz:** Ariane Sohn, Stuttgart

**Reader's Digest**
Redaktion: Anne Diener-Steinherr (Projektleitung)
Grafik: Gabriele Stammer-Nowack
Bildredaktion: Sabine Schlumberger
Prepress: Frank Bodenheimer
Redaktionsleiter: Michael Kallinger
Chefredakteurin Buch:
Dr. Renate Mangold
Art Director: Susanne Hauser

**Produktion**
arvato print management: Thomas Kurz

**Druckvorstufe**
BORN London Limited

**Druck und Binden**
Mohn Media Mohndruck GmbH, Gütersloh

Aktualisierte Ausgabe 2018
© 2018, 2013 Reader's Digest,
Deutschland, Schweiz, Österreich
Verlag Das Beste GmbH, Stuttgart, Zürich, Wien
GR 2013/C

Die in diesem Buch enthaltenen medizinischen Informationen sind kein Ersatz für eine ärztliche Diagnose und Behandlung. Der Verlag empfiehlt allen Patienten mit Krankheits- bzw. Schmerzsymptomen, sich an einen Arzt zu wenden. Das vorliegende Buch ist sorgfältig erarbeitet worden. Dennoch erfolgen alle Angaben ohne Gewähr. Weder Autoren noch Verlag übernehmen eine Haftung für eventuelle Nachteile oder Schäden, die aus den im Buch enthaltenen praktischen Hinweisen resultieren.

Printed in Germany
ISBN 978-3-96211-014-7

Besuchen Sie uns im Internet

readersdigest-verlag.de
readersdigest-verlag.ch
readersdigest-verlag.at

# Bildnachweis

GI = Getty Images; iSt = iStockphoto.com; sh = shutterstock.com; UHL = Michael Uhlmann Fotographie

Cover, 3 iSt/guvendemir. 6 – 9 UHL. 11 Ariane Sohn. 12 Wikipedia. 13 UHL. 14 – 17 UHL. 19 UHL. 21 sh/Dudarev Mikhail. 22 UHL. 24 sh/Dmitriy Shironosov. 25 sh/Digital Storm. 27 sh/Paul Prescott. 28 sh/Yuri Arcurs. 30 o.l.: sh/trekandshoot; M.r.: sh/marekuliasz. 31 UHL. 32 UHL. 33 UHL. 35 UHL. 36/37 UHL. 38 UHL. 42 sh/jcjgphotography. 43 UHL. 45 sh/Joe Belanger. 46 sh/Tomislav Pinter. 47 sh/Monkey Business Images. 49 UHL. 50 UHL. 54 UHL. 56 Ariane Sohn 59 SPL . 61 UHL. 64 UHL. 65 A. Sohn. 66 UHL. 69 sh/ruzanna. 72 UHL. 76 UHL. 77 UHL. 78 UHL. 79 UHL. 81 UHL. 83 sh/illustrart. 84 UHL. 85 o.r.: sh/Garsya; u.M.: sh/Jo Ann Snover. 88 sh/Angelo Gilardelli. 89 iSt/stochnshares. 91 sh/ncn 18. 93 UHL. 94/95 UHL. 97 sh/NotarYes. 98 UHL. 100 Wahl GmbH. 102 UHL. 104 UHL. 106 DAlzG. 108 UHL. 110 UHL. 112 sh/Borys Shevchuk. 115 iSt/36clicks. 116 o.l.: iSt/perets; o.r.: sh/vlad09; M.l.: sh/kostrez; u.r.: iSt/Olena Mykhaylova. 117 o.r.: sh/Vitaly Korovin; M.r.: sh/Swapan; u.l.: sh/54613. 118 GI/Jon Feingersh. 120 sh/Martina Osmy. 121 sh/ChipPix. 122 UHL. 124 sh/Vadim Ponomarenko. 126 UHL. 128 UHL. 132/133 UHL. 134 UHL. 136 sh/Vladislav Gajic. 138 sh/Dhoxax. 140 sh/Peter Baxter. 142 UHL. 144 coloplast. 147 UHL. 149 UHL. 152 UHL. 155 UHL. 156 UHL. 159 sh/Pell Studio 162 GI/Martin Sandberg. 163 iSt/davelogan. 165 UHL. 168 iSt/kali9. 171 UHL. 174 UHL. 178/179 UHL. 180 UHL. 182 sh/Yuri Arcurs. 184 sh/Mandy Godbehear. 186 sh/Magone. 188 iSt/kizilkayaphotos. 189 sh/Ingvar Bjork. 190 sh/wavebreakmedia ltd. 191 UHL. 192 UHL. 195 UHL. 197 sh/by Paul. 199 sh/piotrwzk. 203 UHL. 204 Ariane Sohn. 206 UHL. 209 sh/luckyraccoon. 211 sh/Tyler Olson. 214 sh/sukiyaki. 216 UHL. 220 UHL. 222 sh/mangostock. 225 UHL. 226 UHL. 228/229 UHL. 231 UHL. 235 UHL. 239 UHL. 243 UHL. 244 UHL. 246 UHL/Ariane Sohn. 247 sh/vinz89 250 UHL.